RUEDIGER DAHLKE

Kurzzeitfasten

GOLDMANN

Buch

Der Mensch ist zum zeitweisen Fasten geboren. Das zeigt sich einerseits an den enormen gesundheitlichen Vorteilen, die das sogenannte »Kurzzeit-« oder auch »Intervallfasten« mit sich bringt. Herz und Darm werden entlastet, Krebszellen ausgehungert, Entzündungen eingedämmt, Depressionen gemildert und körpereigene Zellen verjüngt. Es zeigt sich aber auch ganz unmittelbar an unserem Gewicht. Denn es gibt kaum eine einfachere und effektivere Art, dauerhaft schlank zu werden – ohne Kalorienzählen, ohne Jo-Jo-Effekt, ja, sogar ohne Sport. Der bekannte Arzt und Fastenexperte Ruediger Dahlke beschreibt in seinem Buch die verschiedenen Arten des Kurzzeitfastens und ihre Vorteile. Er zeigt, wie man sich ganz praktisch und Schritt für Schritt an das Kurzzeitfasten annähert, wie man es in seinen Alltag integriert, was man je nach Lebenssituation und Fastenzweck beachten sollte und welche Fasten-Strategien in bestimmten Situationen hilfreich sind, wie beispielsweise auf Reisen oder am Arbeitsplatz.

Autor

Dr. med. Ruediger Dahlke arbeitet seit über 40 Jahren als Arzt, Autor und Seminarleiter. Mit Büchern von »Krankheit als Weg« bis »Krankheit als Symbol« begründete er seine ganzheitliche Psychosomatik, die bis in mythische und spirituelle Dimensionen reicht. Die Buch-Trilogie »Die Schicksalsgesetze«, »Das Schatten-Prinzip« und »Die Lebensprinzipien« bildet die philosophische und praktische Grundlage seiner Arbeit. Seine »Peace Food«-Buchreihe half dabei, den pflanzlich-vollwertigen Lebensstil populär zu machen. Ruediger Dahlke nutzt Live- und Online-Veranstaltungen, um die Welt der Seelenbilder zu beleben und zu eigenverantwortlichen Lebensstrategien anzuregen. Über seine Plattform Dahlke4you bietet er Fasten-, Detox- und Abnehm-Kuren an.

Eine Veröffentlichungsliste von Ruediger Dahlke finden Sie auf Seite 295.

RUEDIGER
DAHLKE

KURZZEIT FASTEN

Mit Esspausen gesünder, länger und schlanker leben

GOLDMANN

Alle Ratschläge in diesem Buch wurden vom Autor und vom Verlag sorgfältig erwogen und geprüft. Eine Garantie kann dennoch nicht übernommen werden. Eine Haftung des Autors beziehungsweise des Verlags und seiner Beauftragten für Personen-, Sach- und Vermögensschäden ist daher ausgeschlossen.

MIX
Papier | Fördert gute Waldnutzung
FSC® C014496

Penguin Random House Verlagsgruppe FSC® N001967

1. Auflage
Vollständige aktualisierte Taschenbuchausgabe Dezember 2025

Neumarkter Straße 28, 81673 München
produktsicherheit@penguinrandomhouse.de
(Vorstehende Angaben sind zugleich Pflichtinformationen nach GPSR.)
Umschlag: UNO Werbeagentur, München
Umschlagmotiv: iStock/DeusNoxious
Satz: Satzwerk Huber, Germering
Druck und Bindung: GGP Media GmbH, Pößneck
Printed in Germany
LG · CB
ISBN 978-3-442-22431-9

www.goldmann-verlag.de

Inhalt

Vorwort zur Neuerscheinung 2025

Seit der Erstveröffentlichung von *Kurzzeitfasten* ist viel Zeit vergangen und eine regelrechte Intervallfastenwelle hat das Land erfasst. Unter diesem Namen nämlich wurde das Thema in Workshops, Seminaren und Büchern übernommen. Selbst die im Buch nur angedeutete Warrior-Diät ist in den USA zu einem Hit geworden. Persönlich faste ich inzwischen seit über 50 Jahren und lebe seit 45 Jahren mit Kurzzeitfasten. Die Erfahrungen damit haben enorm zugenommen und einiges Neues ist Thema geworden, was diese Überarbeitung rechtfertigt.

Die Übergewichts-Welle nimmt ständig dramatischere Ausmaße an. Neben ausgesprochen gesunden Möglichkeiten kamen von schulmedizinischer Seite teure Pharmaka, die ursprünglich als Antidiabetika gedacht waren, auf den Markt, die das Abnehmen zwar etwas erleichtern, aber nur solange sie eingenommen werden und ohne Wissen um ihre Langzeitwirkungen.

Von der gesunden Seite kam vor allem die pflanzlich-vollwertige Ketokur hinzu, die Abnehmen sehr deutlich und angenehm leicht ermöglicht. Vor allem aber hat sie enorme Vorteile zusätzlich bei dem zur Haupttodesursache aufgestiegenen Krebs, bei neurodegenerativen Krankheitsbildern wie Alzheimer, Parkinson oder MS, aber auch bei allen drei Diabetes-Typen. Im Zusammenhang mit *»Kurzzeitfasten«* ergibt sich hier auch der eleganteste Weg zum Abnehmen zum *Individualgewicht*. Wer nur zweimal am Tag isst, reduziert schon gleich alle Fehlerquellen um ein Drittel. Wird nur einmal pro Tag gegessen, natürlich um zwei Drittel. Allerdings eignet sich diese Kriegerdiät weniger für die Kriegerinnen, da sie häufig die Periode durcheinanderbringt. Inzwischen gibt es auch endlich ein Ketopulver, mit dem sich dieses Regime ungleich leichter und angenehmer aufrechterhalten lässt. Dieses Ketomax ist wirksamer, deutlich günstiger und vor allem viel angenehmer im Geschmack, der sanft zu Vanille tendiert. Wer mit einer Mahlzeit aus der ketogenen Stoffwechsellage gefallen ist, kann sie durch einen Messbecher Ketomax einfach zurückholen.

Darüber hinaus hat sich die schon damals reiche Studienlage noch sehr zugunsten des Fastens verbessert. Inzwischen wurde sogar der Medizin-Nobelpreis für die Entdeckung der Autophagie verliehen. Übersetzt heißt das Selbst-Fressen und ist ziemlich peinlich, denn Fasten ist seit Jahrtausenden bekannt und gut erprobt und braucht keinen derart geschwollenen griechischen Namen. Seit dieser Zeit heißt auch die gute alte Darmflora Mikrobiom.

Ursprüngliche Einführung

Warum dieses Buch zum Fasten und obendrein von mir, da ich doch schon einige Bücher zum Thema geschrieben habe? Dafür sprechen mehrere Gründe: Fasten ist in den letzten Jahren durch bahnbrechende Studien wissenschaftlicherseits immer mehr ins Interesse einer breiten Öffentlichkeit gerückt. Das Jahrzehnte währende schulmedizinische Sperrfeuer dagegen hat sich weitgehend gelegt, und Millionen bekommen nun Zugang zu einer der wirksamsten, günstigsten und einfachsten Therapien, die sich als wahrer Segen für viele Probleme unserer Zeit erweisen wird. Fasten kann in unseren von geradezu unerträglichem Luxus belasteten Zeiten immer mehr zu einer Art Panaceum, einem Allheilmittel, werden. Es ist mir ein Anliegen, dazu weiter beizutragen.

Mit Intervall- und Kurzzeitfasten ist eine ganz andere Dimension von Fasten in den Fokus der Aufmerksamkeit geraten, deren Wirksamkeit inzwischen wissenschaftlich bewiesen ist, sozusagen Teilzeit-Fasten. Ähnlich wie Teilzeit-Arbeit im Vergleich zu Nonstop-Arbeit fällt es den meisten leichter. Und Teilzeit-Fasten bietet verblüffende Chancen: vom enorm verbesserten Lebensgefühl bis zu verbesserten Laborwerten, die selbst Schulmediziner nicht leugnen können. Das klingt fast unglaublich: Die Wirkungen reichen vom besseren Blutbild über sinkende Entzündungsmarker, niedrigere Zucker- und Insulinwerte bis zur effektiven Vorbeugung gegen Diabetes, Herzattacken, Krebs, Alzheimer usw. Sogar die Gene des Erbguts lassen sich – wissenschaftlich nachweisbar – positiv beeinflussen. Laut der Epigenetik, die der Genetik zunehmend den Rang abläuft, lassen sich Gene durch äußere Faktoren an- und abschalten, so zum Beispiel auch durch Fasten und gesunde Kost. All das macht Kurzzeitfasten zu einem zauberhaften Weg der Epigenetik und obendrein zu einer unvergleichlich einfachen, leichten und angenehmen Methode.

Es gibt inzwischen viele Namen für das Phänomen kürzerer, das heißt unter einer Woche liegender Fastenzeiten. Intervall- oder intermittierendes Fasten ist die bekannteste Methode alternierenden Fastens, bei dem jeden zweiten Tag gefastet wird. Mir erscheint »Kurzzeitfasten« im Gegensatz zu »Langzeitfasten« ein angemessener Begriff, die verschiedenen Varianten dieser Richtung zusammenzufassen. Dabei sind sie durchaus nicht neu. Der amerikanische Arzt Edward Dewey Hooker (1837–1904) propagierte diese Fastenart schon im 19. und der französische Arzt Guillaume Guelpa (1850–1930) im 20. Jahrhundert. Aber erst heute ist Kurzzeitfasten durch viele wissenschaftliche Belege und den Ernst unserer gesellschaftlichen Situation so ungemein populär geworden.

Kurzzeitfasten ist auch eine Fastenart, die ich in verschiedenen Varianten schon seit Jahrzehnten das ganze Jahr über selbst lebe und so von ganzem Herzen und mit bestem Gewissen weiterempfehle. Die Leidenschaft fürs Essen teile ich mit vielen, habe aber seit meiner Jugend auch eine fürs Fasten entwickelt, die mir sehr geholfen hat und die ich als Arzt engagiert und gern weitergebe.

Fast 50 Jahre als Arzt verschafften mir einen guten Überblick über die Fastentraditionen vom alten klassischen Heilfasten, das ich noch beim heute über 90-jährigen Hellmut Lützner erlebt und nach Otto Buchinger so oft praktiziert habe, bis hin zu diesen neuen raffinierten Fastenarten, die weder Seminare noch Sanatorien brauchen, sondern in fast jeden Alltag leicht zu integrieren sind und so wundervoll greifen. Damit kann und sollte aus meiner Sicht auch fast jede(r) fasten, da es keine bessere und obendrein einfachere Methode gibt, sich bis ins hohe Alter gesund und fit zu halten. Denn tatsächlich erlauben die verschiedenen Formen des Fastens nicht nur ein besseres, sondern auch ein längeres Leben. Dafür sprechen alle wissenschaftlichen Daten aus den Versuchen mit Tieren. Wäre das bei Menschen anders, wären wir jedenfalls die einzige Ausnahme auf unserem Planeten.

Wissenschaftlich betrachtet ist Fasten die einzige wirklich belegte Methode, das Lebensalter zu erhöhen, und die leicht in den Alltag zu integrierenden Arten des Kurzzeitfastens dürften diese Chance noch erheblich vergrößern. Vor allem aber verfügen sie über das Potenzial, nicht nur für Quantität, sondern auch für (Lebens-)Qualität zu sorgen.

Schon oft habe ich beim Aufkommen einer neuen Idee und eines neuen Verfahrens zu hören bekommen: Jetzt gehen Sie aber wirklich zu weit! Alles ist psychosomatisch – das sei übertrieben. Jeder soll genug gutes unbehandeltes Quellwasser trinken – da gebe es doch so viel Besseres! Pflanzlich-vollwertige Ernährung ist für alle Menschen auf dieser Erde die bessere Lösung – das sei nun wirklich zu viel des Guten. Tatsächlich hat es sich in meinem Leben bewährt, sehr weit zu gehen, für mich und meine Patientinnen und Patienten. Und wir sind damit auch sehr weit gekommen.

Die Lebensqualität zu verbessern, ist heute für so viele so wichtig, und es ist mit Kurzzeitfasten so leicht möglich. Und ja, ich gehe gern wieder so weit, allen Patientinnen und Patienten beides zu raten: Kurzzeitfasten jeden Tag und längeres Fasten zweimal im Jahr – am besten im Frühjahr und Herbst. Das mache ich seit Jahrzehnten selbst, und es bekommt mir blendend. Wer sich dann zwischen den täglichen und jährlichen Fastenzeiten noch *anständig*, das heißt für mich: pflanzlich-vollwertig und bewusst (ethisch), ernährt, wird sich und anderen so viel ersparen. In Bezug auf so Wesentliches wie körperliche und seelische Gesundheit hat man schon beinahe ausgesorgt, denn auf dieser Basis wird sich auch der Geist entwickeln.

Besseressen und Besserwissen haben einiges gemein, auch die gemeinsame Schattenseite in Form von Arroganz, vor der Hildegard von Bingen Fastende schon warnte. Beide haben aber auch eine wundervolle Lichtseite, um die es mir hier besonders geht. Wer es besser weiß, wird besser fasten, und wer besser essen möchte, hat es nach dem Fasten so leicht. Wer dieses Buch gelesen hat, wird zu alldem vieles besser wissen. Dabei kann uns die Wissenschaft, die reichlich zu Wort kommt, helfen, sie ist aber gar nicht zwingend notwendig. Wer mag, kann die seitlich mit blauen Punkten markierten Textstellen einfach überblättern und wird trotzdem das Wesentliche mitbekommen und mitnehmen.

Wie sagte Mark Twain so wundervoll: *Es gibt unendlich viele schwere Sorgen, aber die meisten von ihnen treten nie ein.* Mit beiden Arten des Fastens wird seine Hoffnung tägliche Realität. Die Sorgen zu minimieren, ohne der Arroganz zu verfallen, ist eine der Aufgaben dieses Buches auf dem Weg zu einem gesünderen, längeren und schlankeren Leben.

Meine persönliche Fastengeschichte

Meine eigenen ersten Fastenerfahrungen waren der Neugierde geschuldet. Wenn etwas von der Schulmedizin strikt abgelehnt wird, haben mich vierzig Jahre als Arzt gelehrt und darin bestätigt, dem jeweiligen Thema erst recht meine Aufmerksamkeit zu schenken. Dieses Gefühl hatte ich schon zu Beginn meiner Auseinandersetzung mit Medizin, eigentlich von Anfang an. In der Schulzeit befreundete ich mich schon deshalb mit einem Jungen, weil ihn wegen seiner roten Haare sonst niemand mochte, und wir wurden beste Freunde.

Anfangs machte ich noch viele Fehler bei meinen Fastenversuchen, bis ich auf das Buch des deutschen Arztes Hellmut Lützner stieß und zum ersten Mal eine Fastenzeit so richtig genießen konnte. Ich fühlte mich – wie es der Titel seines Fastens-Bestsellers verspricht – wirklich *Wie neugeboren durch Fasten.*

Ich merkte, wie meine Meditationen dadurch an Tiefe und Stille gewannen, was mir in meinen Teenagerjahren schon vorrangig wichtig war. Bald stellte ich auch fest, dass sich meine Konzentration fastend noch erhöhen ließ, sich mein Abstraktionsniveau beim Denken ohne Essen verbesserte und ich überhaupt noch lieber und fundierter dachte.

Versuche, Erklärungen dafür in der Schulmedizin zu finden, scheiterten an der damals üblichen strikten Ablehnung des Fastens durch die klassische Heilkunde. Dieser spürbar irrationale

Widerwillen aber machte mich – wie gesagt – nur noch heißer darauf. Wie konnte etwas, das es in jeder Kultur, Religion und Tradition gab, völlig falsch und gefährlich sein? Wie konnte man etwas überhaupt für so falsch halten, wenn man doch gar nichts darüber wusste, wie ich es immer wieder erstaunt bei Schulmedizinern erlebt habe? Sie setzten herab, was sie tatsächlich nicht kannten, weder aus Erfahrung noch aus wissenschaftlichen Studien. Eine Haltung, die ich bis heute bemerkenswert finde.

So einhellig die schulmedizinische Ablehnung, so positiv war die Meinung aller Religionsstifter von Jesus Christus über Buddha bis zu Mohammed sowie der Propheten der Bibel und der weisen Rishis des Hinduismus. Auch diesen uralten Spuren will ich hier nachgehen. Zumal die altehrwürdigen Erkenntnisse nun plötzlich mit denen jener mutigen Wissenschaftler übereinstimmen, die sich des Fastens – trotz Widerstands seitens der Schulmedizin – forschend annahmen und seine Vorteile ihrerseits bestätigten. Diese sich anbahnende Synergie zwischen alter Tradition und neuer Wissenschaft empfinde ich als großes Geschenk und späte Genugtuung.

So empfehle ich Fasten jetzt – nach fast vierzig Jahren als Fastenarzt – noch lieber, zumal es auch den wundervollsten Einstieg in den Umstieg bei der Ernährung bietet. Keine andere Therapieform macht es so leicht, von alten Gewohnheiten und sogar Abhängigkeiten loszukommen, wie Fasten, und das gilt selbst für schwerste Suchtformen. Mit einer Fastenwoche als Einstieg wird es zum Kinderspiel, sich von ungesunden Essgewohnheiten zu lösen und in eine gesunde, entwicklungsfördernde pflanzlich-vollwertige Ernährung umzusteigen. Pflanzlich-vollwertige Ernährung ist für das Kurzzeitfasten gar nicht zwingend, kann aber schon von Anfang an sehr dabei helfen, und auch später noch, wenn sie sich aus den Fastenerfahrungen wie von selbst ergibt. Persönlich merkte ich schon zu Beginn meiner inzwischen ein halbes Jahrhundert umfassenden Fastenerfahrung, wie viel leichter und einfacher mein Leben damit wurde. Ich konnte nach einigen Fastenzeiten beliebig Mahlzeiten auslassen, da sich mein Körper immer fließender und bereiter auf den Fettstoffwechsel umstellte.

Gerne und engagiert habe ich mich folglich in all meinen Arztjahren für die Anerkennung der Methode des Fastens eingesetzt, bilde seit vielen Jahren Fastenberater aus und möchte das auch noch (m)eine Zeit lang machen.

Online-Kurse setzen Impulse

2012 weihten wir unser Fasten- und Seminar-Zentrum TamanGa in der Südsteiermark ein, und seitdem kann ich hier in einer für diese wundervolle Therapieform idealen Umgebung meine verschiedenen Fastenseminare in Frühjahr, Sommer und Herbst anbieten.

Den größten Impuls konnte ich der Fastenbewegung aber wohl mit dem ersten Online-Fasten geben. Um auch Müttern mit kleinen Kindern die Erfahrung des begleiteten Fastens zu ermöglichen und auch sonst allen, für die – aus welchen Gründen auch immer – der an sich empfehlenswerte Komplett-Ausstieg für eine (Fasten-)Woche nicht infrage kam, ersannen wir ein inzwischen sehr bewährtes Online-Fasten-Programm. Alle meine Vorträge einer klassischen Fastenwoche werden auf Video aufgezeichnet zur Verfügung gestellt. Allabendlich gibt es eine Live-Fragestunde zur Klärung aller Fragen vom Tag. Zusätzlich besteht die Möglichkeit, Yoga- und andere Bewegungsprogramme wie Tai-Chi und Bewusstseinsgymnastik in Anspruch zu nehmen sowie meine geführten Fastenmeditationen, Mandala-Übungen usw. zu integrieren. So ergibt sich die Chance einer begleiteten Fastenwoche von zu Hause aus mit anschließendem Aufbau- und Umstiegsprogramm in ein Leben auf pflanzlich-vollwertiger *Peace-Food*-Basis. Da wir die zusätzlichen Begleitprogramme ständig erweitern, lässt sich das Fastenprogramm immer individueller abstimmen, sodass es fast jedem Anspruch gerecht wird und auch anschließendes weiterführendes Kurzzeitfasten nahelegt. Zeitlich kann jeder das Programm völlig auf seine eigenen individuellen Bedürfnisse zuschneiden, weil selbst die tägliche Live-Fragestunde aufgezeichnet und später angesehen werden kann – einschließlich eigener schon vorher per E-Mail gestellter Fragen-Beantwortung.

Zudem entsteht eine mit jedem weiteren Online-Fasten immer größere Frage- und Antwortsammlung, die allen – auch den neu hinzukommenden – Fastenden jederzeit zur Verfügung steht. Mithilfe unserer Website ist Online-Fasten auch zu jeder Jahreszeit und an jedem Ort mit Internetempfang möglich. Daraus ergeben sich ungeahnte Möglichkeiten, die das Fastenfeld geradezu haben explodieren lassen.

Schon bei der ersten Fastenwoche hatten wir 560 Teilnehmer und beim letzten Mal schon knapp 4000. Von Anfang an ist Online-Fasten im Frühjahr und Herbst bei dahlke4you, dem inneren Kreis meiner Arbeit, miteingeschlossen. Aber es steht natürlich allen Interessierten zur Verfügung – ganz ohne Hotel- und Reisekosten und weit unter üblichen Seminarpreisen. Diese neue Möglichkeit macht mich glücklich. Sie bietet nebenher einen idealen Einstieg in eine der vielen Kurzzeitfasten-Arten bis hin zu dessen täglicher Variante, die ich wirklich jedem empfehlen kann.

Die neueste Erweiterung ist die Online-Idealgewicht-Challenge, die beide Arten des Fastens, also das Langzeit- und Kurzzeitfasten, vereint. Auf eine Detox-Woche, die in eine Fastenwoche übergeht, folgt eine Woche Aufbau und Einführung ins Kurzzeitfasten, die jedem die Chance eröffnet, endlich sein Idealgewicht zu verwirklichen (www.dahlke4you.com).

Trotz alldem hat das Erlebnis in der Gruppe in idealer Umgebung wie in TamanGa natürlich noch eine andere Qualität und ist für den Einstieg in den Umstieg in ein gesünderes Leben am besten geeignet.

Fastenzeiten sind natürlich

Wer schon mit den in diesem Buch angeführten Kurzzeitfasten-Methoden Erfahrungen gemacht hat, wird eine längere Fastenzeit als Heimspiel genießen. Denn sein Körper ist jederzeit auf die Umstellung auf ketogenen oder Fettstoffwechsel geeicht (siehe Seite 52) – eine Stoffwechsel-Situation, die wir aus der Evolution bestens kennen und können und ohne die wir nie so weit gekommen wären.

Heute ist mir – rückwirkend betrachtet – hinsichtlich meiner eigenen, aber auch der verblüffenden Heilerfolge, die Patienten fastend erlebten, vieles klarer. Zum einen ist die Umstellung auf den ketogenen Stoffwechsel im Fasten, die unsere Vorfahren ständig, sobald ihnen die Nahrung ausging, vollziehen mussten, überaus natürlich und seit Jahrmillionen eingeübt. Zum anderen ist Fasten auch immer eine Zeit glutenfreier ketogener, also kohlenhydratarmer und fettreicher »Ernährung«, denn wir leben tatsächlich von eigenem Gewebe- und zwar überwiegend von Speicherfett. Deshalb spricht Prof. Frank Madeo von der Universität Graz im Hinblick auf Fasten von Autophagie, also davon, sich selbst aufzu(fr)essen.

Persönlich möchte ich Fasten nicht mehr missen, mache es selbst seit beinahe fünfzig Jahren, inzwischen in acht Seminarwochen im Jahr. Daneben praktiziere ich seit nun über 40 Jahren Kurzzeitfasten – jeden Tag! Wann immer es geht, frühstücke ich spät, am liebsten erst nach 12 Uhr, und esse früh, sehr gern vor 17 Uhr, zu Abend. Jedenfalls bin ich gern vor 19 Uhr damit fertig. In TamanGa gibt es um 11 Uhr Brunch und um 18:30 Abendessen, woraus eine tägliche Fastenzeit von 16 Stunden resultiert, die ich bewusst nicht unterbreche – etwa mit Snacks genannten Zwischenmahlzeiten.

Und natürlich gibt es viele weitere Kurzzeitfasten-Modelle, die alle ihre Vorteile haben und oftmals noch besser in den individuellen Lebensfahrplan passen. Auf sie werde ich im zweiten Kapitel ausführlich eingehen.

VOM ESSEN UND NICHT-ESSEN

Zum Essen, das wir zunehmend übertreiben, ist Fasten der notwendige Gegenpol, den wir bisher immer noch zu wenig schätzen und nutzen. Wir essen stattdessen zunehmend mehr und minderwertiger. Nach dem Krieg gaben Deutsche noch 50% ihres Einkommens für Nahrung aus, heute sind es unter 10%. Das Essen der Mehrheit der Bevölkerung wird ständig billiger – und dabei offensichtlich nicht besser. Die Nahrungsmittelindustrie dafür anzuklagen, ist insofern unangemessen, als sie lediglich ein Bedürfnis bedient. Die Mehrzahl der Menschen will immer mehr für immer weniger Geld. Das ist auch in anderen Bereichen so. In einer kurzen Phase der Berufsver(w)irrung als Hotelier erstaunte mich, wie viele Menschen Jugendherbergspreise für Top-Qualität zahlen wollen.

Wer oder was dafür Verantwortung trägt, lässt sich leicht klären. Es gab historisch und vor allem prähistorisch gesehen wohl ziemlich sicher viel zu wenig Futter für die Allermeisten. So versuchten wir im wahrsten Sinne des Wortes ganz *natür*lich, möglichst viel mit möglichst wenig Einsatz zu ergattern. Eine so gepolte Mehrheit prägte die Lebensumstände und – gemäß der Epigenetik – wohl nicht unsere Gene, aber unser Leben. Die verschwindende Minderheit der (Kirchen-)Fürsten und Notabeln konnte sich durch ihre geringe Zahl (epi)genetisch kaum durchsetzen, auch wenn patriarchale »Helden« wie August der Starke ihr Möglichstes getan haben sollen. Die Lebensmittelindustrie hat sich diesem Bedürfnis angepasst und damit finanziell – wenn auch keineswegs gesundheitlich – enormen Erfolg. Die längste Zeit unserer Entwicklung ging es um Quantität, weil es an ihr so mangelte, die meisten bekamen zu wenig (ab). Die Zeit, seit wir *genug haben* und nun sogar schon im Gegenpol materiellen Überflusses gelandet sind und uns auf Qualität zurückbesinnen könnten, ist noch viel zu kurz, um sich (epi)genetisch niederzuschlagen. Vom Erbgut ganz zu schweigen, ist dieser Wandel noch nicht in Gänze bis zu uns durchgedrungen. Auch wenn wir hier an dem Bewusstsein dafür arbeiten wollen, indem wir uns auch dem Essen zwischen den Fastenzeiten widmen, ist diese Entwicklungsphase noch zu frisch, um prägend zu wirken. Da braucht es in Zukunft noch Ideen und Impulse.

Dick, dicker, Deutschland

2012 litten in Deutschland bereits 53 % der Frauen und 67 % der Männer an Übergewicht. Diese be*schwer*liche Zustands- oder eher Missstandsbeschreibung hat ihre, wenn auch noch kurze, Entwicklungsgeschichte. Sie ist wohl vor allem dem an sich wunderbaren Wirtschaftswunder zuzuschreiben. Weil er noch nicht lange besteht, ist dieser Trend glücklicherweise noch leicht umkehrbar. Die Bedürfnisse der Menschen haben sich ursprünglich ihre (Nahrungsmittel-)Industrie geschaffen. Heute hat sich das längst umgekehrt, und die Industrie schafft Bedürfnisse, um immer mehr Geld zu verdienen, allerdings ohne dabei der Gesundheit zu dienen.

Jetzt ginge es darum, sich die veränderte Bedürfnislage bewusst zu machen und eine neuerliche nachhaltige Umkehrung ins Auge zu fassen. Durch ein der Überflusssituation angepasstes Essverhalten ließen sich ganz andere, heute für alle bessere Lebensbedingungen schaffen, die das Fasten integrieren und der Nahrung einen neuen Stellenwert geben. Einerseits betrifft das die Nahrungsherstellung, die sich – im Sinne biologischer Landwirtschaft – umstellen müsste, und andererseits auch den Vertrieb, der sich auf regionale und saisonale Ware fokussieren sollte, um notwendige Frische zu gewährleisten. Deren überragende Bedeutung ist im Buch *Das Geheimnis der Lebensenergie in unserer Nahrung* beschrieben. Obendrein bräuchten wir ein Ess- (und Fasten-)Verhalten, das Verantwortung für die Schöpfung und all ihre Wesen übernimmt. Das ist offenbar leichter gesagt und geschrieben als getan.

Und selbstverständlich haben wir es hier nicht nur mit einem deutschen oder europäischen Problem zu tun. In der Welt gibt es heute schon doppelt so viele Übergewichtige wie Hungernde: zwei Milliarden gegenüber einer Milliarde.

Weniger Essen würde längst mehr Leben ermöglichen. Hier kann Fasten und insbesondere Kurzzeitfasten enorm helfen. Denn während des Fastens werden wir sensibler und feinfühliger für unsere natürlichen Bedürfnisse, die Sinneswahrnehmungen werden feiner und deutlicher, und wir spüren besser, was uns (und anderen) wirklich guttut und was wir brauchen, um gut zu leben, klar zu denken und glücklich zu werden.

Die Lösung der Gewichtsprobleme auf vielen Ebenen

Zur längst überfälligen, langfristigen und nachhaltigen Gewichtsreduktion sind die verschiedenen Varianten des Kurzzeitfastens wie geschaffen und sogar deutlich besser geeignet als längere Fastenphasen von einer Woche und mehr. So wie sich Übergewicht meist langsam ansammelt, kann es mit Kurzzeitfasten auch entsprechend allmählich abgebaut werden, was insgesamt nachhaltiger wirkt und deutlich gesünder ist.

Für durch erhebliches Übergewicht überlastetes Gewebe ist Kurzzeitfasten der organischere Weg, um sich »gesundzuschrumpfen«. Es vermeidet die Entstehung von Hautlappen und Fettschürzen, die bei rascher Gewichtsreduktion manchmal auftreten können. Diesbezüglich sicher geht, wer geeignete Bewegungsprogramme hinzunimmt.

Ideal ist die Verbindung beider Fastenarten, denn eine Fasten-Einstiegs-Woche wird von den Kurzzeitfasten-Varianten in idealer Weise fortgeführt wie etwa bei der Online-Idealgewicht-Challenge im Frühjahr und Herbst bei dahlke4you.

Solch bewusster Gewichtsabbau wird auf dem Gegenpol zur Bewusstseinserweiterung führen. Beim Fasten ist die größte Chance vertan, wenn nur der Gürtel weiter wird und nicht auch das Bewusstsein. Kommt Letzteres mit, fällt es ungleich leichter, die Kost zwischen den täglichen, wöchentlichen oder jährlichen Fastenzeiten anständig und verantwortlich zu gestalten. Vor allem gilt es auch, sich vom Gefühl zu verabschieden, wir wären die Herren der Welt und könnten es uns leisten, die Menschen in ärmeren Ländern hungern, die Tiere leiden und die Umwelt untergehen zu lassen.

Zivilisationskrankheiten auf dem Vormarsch

Das wachsende Übergewicht hat eine Fülle moderner Krankheitsbilder heraufbeschworen. Schlanksein ist bei Weitem nicht nur eine Frage der Ästhetik, sondern längst auch der Gesundheit. J. E. Manson et al. belegten schon 1995 in einer Untersuchung an über 100 000 amerikanischen Frauen, wie signifikant Übergewicht das Leben verkürzt. Ein gesunder Lebensstil bringt nachweislich Vorteile für die Gesundheit, Idealgewicht belegbar auch für die Lebenslänge. Wir können also Morbidität (Krankheitsanfälligkeit) wie Mortalität (Sterblichkeit) mit Kurzzeitfasten und der daraus folgenden Gewichtsregulierung positiv beeinflussen.

Der Name »Zivilisationskrankheiten« sagt schon alles: Sie sind Kinder unserer modernen Lebens*art*, die weiter weg von Kunst (engl. art) nicht sein könnte. Wir leiden und erkranken an der modernen Zivilisation. Viel zu viel falsches Essen bei viel zu wenig natürlicher Bewegung haben die beiden Haupttodesursachen in allen modernen Industrienationen enorm gefördert: Herzprobleme und Krebs. Die gute Nachricht ist: Mit der ganzheitlichen Psychosomatik, wie ich sie in *Krankheit als Symbol* beschrieben habe, und einer pflanzlich-vollwertigen Ernährung à la *Peace Food* ist den Herz- und Krebsproblemen der Stachel zu nehmen, zumal bei fastender Unterstützung. Das gilt sowohl für die Behandlung als auch für die Vorbeugung.

Aber selbst Volkskrankheiten wie Infektionen, die Fülle neuer Allergien und das alte Rheuma sind über diese drei Schritte in den Griff zu bekommen: Wer sich in psychosomatischer Hinsicht mit seinen (Auto-)Aggressionsproblemen auseinandersetzt und mit einer Fastenzeit seine Ernährung auf pflanzlich-vollwertige Kost im Sinne von *Peace Food* (siehe Kasten) umstellt, hat beste Chancen, mit diesen Krankheitsbildern nachhaltig fertigzuwerden und Schluss zu machen. Das ist für Fasten und eine pflanzenbasierte, vollwertige Ernährung sogar wissenschaftlich belegt, da beides den maßgeblichen Entzündungsmarker (CRP-Wert) senkt, was dokumentiert, wie die Entzündungsbereitschaft nachlässt. Für Fasten hat das Prof. Andreas Michalsen von der Charité Berlin bewiesen.

INFO: HEILSAME ERNÄHRUNG

Peace Food ist eine Ernährungsweise, die – wie ich es in meinen Büchern zum Thema beschreibe – auf vollwertigen Kohlenhydraten und pflanzlichen Eiweißen und Fetten basiert und auf Fleisch, Fisch und Milchprodukte verzichtet. Wer Fleisch isst, nimmt damit auch das Leid zu sich, das Tieren in Massentierhaltung, auf Viehtransporten und in Schlachthöfen angetan wird. Und Milch ist eigentlich zweckentfremdete Muttermilch, die eigens dazu gedacht ist, den Nachwuchs mit allem Nötigen zu versorgen, also nicht für erwachsene Menschen vorgesehen ist. »Peace« steht dabei auch für eine ethische Lebensweise, die sich am Wohle aller – auch der Tiere – orientiert und sich der Umwelt verpflichtet fühlt. Neueste wissenschaftliche Erkenntnisse bestätigen, dass der Konsum von tierischem Eiweiß in Form von Fleisch und Milchprodukten westliche Zivilisationskrankheiten wie Herzerkrankungen, Krebs, Alzheimer oder Allergien fördert, während eine pflanzlich-vollwertige Kost gut für die Gesundheit und die körperliche Fitness ist und für innere Ruhe und Ausgeglichenheit sorgt. Kurz: *Peace Food* ist Nahrung für Körper, Seele, Geist und Frieden.

Auch die beiden laut Weltgesundheitsorganisation (WHO) drohenden Seuchen der Zukunft – und in den Industrieländern schon der Gegenwart – sind der modernen Lebensart geschuldet: Übergewicht und Diabetes Typ 2. Beide sind – wie vielfach wissenschaftlich belegt – mit Kurzzeitfasten vorbeugend zu verhindern, aber auch noch therapeutisch in den Griff zu bekommen.

Noch viele weitere bedrohliche Krankheitsbilder gehen auf unsere moderne Lebens(un)art zurück. Mit jedem Zentimeter Bauchumfang wächst die Wahrscheinlichkeit, an Alzheimer-Demenz zu erkranken, aber auch mit jeder weiteren täglichen Fernsehstunde. Jede Zigarettenschachtel täglich erhöht das Alzheimer-Risiko statistisch gesehen um 34 %. Inzwischen spricht man dabei vielfach von Diabetes Typ 3, dem ebenfalls mit (Kurzzeit-) Fasten und einer gesunden Ernährung gemäß *Peace Food* vorzubeugen ist. Die Umstellung auf pflanzlich-vollwertige Ernährung würde jedes Fasten ideal ergänzen.

Warum Diäten scheitern

Diäten sind praktisch alle gut gemeint, aber wie der Volksmund weiß, ist das Gegenteil von gut nicht böse, sondern gut gemeint. Ihr Ziel ist, das Gewicht auf möglichst angenehme Weise zu reduzieren, aber weise ist das deswegen noch lange nicht. Manche Diäten sind sogar richtiggehend gefährlich wie etwa sogenannte Manager-Diäten, die Eiweißmast mit Steaks und Salat propagieren. Damit nahmen die Manager, die früher wie die typische Karikatur des Kapitalisten aus ihren Nadelstreifenanzügen quollen, tatsächlich rasch ab, aber ihre Arteriosklerose nahm aufgrund der Tierprotein- und Fettmast entsprechend zu.

Eine Diät wie die Hay'sche Trennkost ist wirksam, weil sie enorme Bewusstheit auf das Essen lenkt, aber sicher nicht, weil es möglich wäre, Eiweiß, Kohlenhydrate und Fett voneinander zu trennen. In jedem Korn sind die drei Hauptnahrungsbestandteile untrennbar verbunden und selbst mit einer großen Chemiefabrik nicht auseinanderzudividieren.

Das Hauptproblem von Diäten aber ist die fehlende Nachhaltigkeit. 60% in Deutschland Befragter gaben an, schon Jo-Jo-Effekte nach Diäten erlebt zu haben. Beim Kurzzeitfasten sind wir davor sicher, denn tatsächlich steigt in den ersten drei Fastentagen der Grundumsatz – wie C. Zauner et al. im Jahr 2000 wissenschaftlich nachweisen konnten –, und länger als drei Tage am Stück wird beim Kurzzeitfasten nicht gefastet.

Erst anschließend kommt es zu einem Rückgang der Stoffwechselrate, und der Organismus passt sich daran an. Er lernt, weniger zu verbrennen, also genügsamer zu werden, was den anschließenden Jo-Jo-Effekt bewirkt. Denn wer weniger Energie verbraucht, wird anschließend bei weniger Nahrung noch rascher zunehmen.

Verschiedenste Diäten ermöglichen, fast jedes Gewicht zu erreichen, aber nicht, es zu halten. Der Spruch einer Journalistin mag das erläutern: »Diät geht immer und funktioniert nie.« Damit wollte sie zum Ausdruck bringen, dass die Zeitschrift mit der neuen Diät sich wieder sehr gut verkaufen wird, weil die letzte Diät eben auch nicht funktioniert hat, jedenfalls nicht langfristig.

Diäten legen den Schwerpunkt fast immer auf das Wieviel an Nahrung, Kurzzeitfasten legt ihn ganz anders und für viele ganz neu auf das Wann – und erreicht damit Unglaubliches. Da man beim Kurzzeitfasten so viel essen darf, wie man möchte, nur nicht immer, fällt es vielen so viel leichter. Wie viel wichtiger das Wann als das Wieviel ist, zeigte eine Studie an Muslimen beim Ramadan-Fasten. Obwohl sie kalorisch gesehen während dieses Fastens sogar mehr aßen als sonst, aber eben nicht, solange die Sonne am Himmel stand, normalisierte sich ihr Cholesterinspiegel, das heißt, der Stress des Organismus nahm ab (Lamri-Senhadji et al. 2009).

Bei meinen fünf Ws beim Abnehmen steht Wann? denn auch an erster Stelle, vor Wie? und Welche Reihenfolge? Erst danach an vierter Stelle folgt Was? und zuletzt Wie viel? (Siehe *»(Er)leichter(t) abnehmen«*, bei dahlke4you)

Allerdings braucht es auch beim Kurzzeitfasten einige Disziplin für die wirklich großen Erfolge: Zwischen den Essenszeiten gibt es, kalorisch gesehen, rein gar nichts. Zu den Mahlzeiten ist es dafür aber erlaubt, so viel zu essen, wie gewünscht, und grundsätzlich alles, was man mag – jedenfalls nach Bernhard Ludwigs »Intervall-Fasten«. Orientieren wir uns an einer Ernährungsweise à la *Peace Food*, können wir daran jedoch noch vieles optimieren, um uns die Möglichkeiten wundervoller Synergien zu erschließen. Mit dem befreundeten Bernhard Ludwig habe ich darüber viel diskutiert, und leider Recht behalten. Seine eigene Kost hat ihn nicht lange getragen. Die anderen vier Ws sind auch wichtig, aber das Wann ist mit Recht an erster Stelle.

Dass Diäten aber so wenig nachhaltig wirken, hat damit zu tun, dass unser Organismus genau wie einen Temperaturregler offensichtlich auch einen Gewichtsregler besitzt. Ersterer sorgt in der Hitze der Sauna durch Schwitzen, in der Kälte durch Zittern dafür, dass die Körperkerntemperatur erhalten bleibt. Kommt es aber zu einem Einbruch von Pneumokokken, den Erregern der Lungenentzündung, erlaubt der Temperaturregler durchaus einen Temperaturanstieg in Gestalt von Fieber, um mit jedem Grad die Abwehrleistung mehr als zu verdoppeln. Sind die Pneumokokken erledigt, regelt er die Körpertemperatur von selbst wieder herunter. So schlau ist unser Organismus, bzw. so intelligent, geregelt.

So ähnlich können wir uns den von der Wissenschaft noch nicht gefundenen, aber sicher vorhandenen Gewichtsregler vorstellen. Er hält das Gewicht stabil beziehungsweise im Gleichgewicht. Aber wenn etwa aufgrund von (Liebes-)Kummer die Gefahr droht, jemand könnte sich oder anderen aus Verzweiflung etwas antun, Essen in diesem Fall also als Trost und Kompensation dient, nimmt der Gewichtsregler Kummerspeck auch auf Dauer in Kauf – und rettet damit letztlich Leben. So wird er in der Not auch ein »dickes Fell« akzeptieren, wenn jemand sich nicht anders schützen und wehren kann. Der Gewichtsregler wird zum Beispiel auch »Belohnungsspeck« hinnehmen, wenn Anerkennung ausbleibt und jemand sonst in Verzweiflung versinken würde. Insofern ist es immer am besten, sich bei Gewichtsproblemen zuerst um das zugrunde liegende Programm zu kümmern. Zu diesem Thema gibt es *Mein Idealgewicht,* ein Programm mit drei CDs und sieben geführten Meditationen und die Online-Idealgewicht-Challenge bei dahlke4you, wie auch das Taschenbuch »Mein Individualgewicht«.

Wer sich an die seelischen Hintergründe noch nicht heranwagt, kann sein Lebensschiff auch mit einer Veränderung des Lebensstils in gesündere und leichtere Gewässer manövrieren. So konnte ich bei vielen Menschen erleben, wie ihre Umstellung auf *Peace Food* zu allmählichen und auch nachhaltigen Figur-Korrekturen in eine gesundheitlich und ästhetisch deutlich ansprechendere Richtung führte. Kurzzeitfasten bietet solche Chancen ebenfalls und hat diesbezüglich schon vielen sehr geholfen. Die Vielfalt der Methoden macht es jedem möglich, den eigenen ganz individuellen Weg zu finden, wie Erfahrungen mit meinem Einstiegsbuch in die Fastenwelt *Das große Buch vom Fasten* gezeigt haben.

Ideal ist es dabei natürlich, für Synergien zu sorgen, also im Sinne der Psychosomatik mit der Seele »vorauszugehen« und den Körper mittels Kurzzeitfasten und Ernährungsumstellung gleich bewusst mit auf den Weg zu nehmen. Das Ganze ist immer mehr als die Summe seiner Teile. Das macht die Psychosomatik besonders ein- und nachdrücklich deutlich. Wer sich seelen- und körperbewusst auf die Reise begibt, kann viel erwarten und kaum enttäuscht werden. Jede Hausfrau weiß, dass die Treppe besser von oben nach unten zu fegen ist statt umgekehrt. Das Wort »Psychosomatik« bringt die Seele (»Psyche«) nicht zufällig vor dem Körper (»Soma«) ins Spiel (des Lebens). Dennoch sind beide wichtig, und werden sie gemeinsam ins Auge gefasst, ist viel mehr möglich, als die moderne Medizin den Patienten heute zutraut und zumutet.

Unsere Vorfahren: zwischen Essen, Hungern und viel Bewegung

Früher war nicht alles besser, wie man oft denkt und sagt. Im Gegenteil, das meiste war sogar schlechter oder jedenfalls schwieriger, und das Leben viel karger, unbequemer, herausfordernder und kürzer. In diesen schweren alten Zeiten mag das bis heute gültige gutbürgerliche deutsche Mantra »Hoffentlich geschieht nichts« seinen Ursprung haben. Ständig konnte einem etwas Schlimmes passieren, das Leben war unentwegt bedroht und entsprechend kurz. Unsere Vorfahren litten unter äußeren Gefahren und vor allem unter ständiger Unterversorgung in Gestalt von schrecklichem Hunger und erbärmlicher Kälte.

Etwas wie Versicherungen gab es natürlich noch nicht; sie waren den Natur- und Schicksalsgewalten weitgehend ungeschützt und hilflos ausgeliefert. Ganz früher war alles statt besser eher anstrengender und schwerer und jedenfalls extrem unbequem. So viel Elend hat aber natürlich auch noch eine andere Seite, und die ist in diesem Fall gar nicht schlecht, sondern nach dem *Schattenprinzip* (siehe Kasten) eher licht und hell.

INFO: UNSERE VERBORGENEN SEITEN

Der Schweizer Psychiater C. G. Jung verstand unter »Schatten« das gesamte Un- und Unterbewusste. Die Schatten sind jene Aspekte unseres Wesens, die wir an uns nicht mögen und deswegen lieber verleugnen. Diese dunklen Seiten an uns stoßen uns einerseits ab, gleichzeitig faszinieren sie uns.

Die Arbeit am Schatten dient dazu, uns diese Aspekte bewusst zu machen und ans Tageslicht zu befördern, um die darin geblockte Energie wieder zurück ins Leben fließen zu lassen. Schattenarbeit ist insofern im wahrsten Sinne des Wortes Energie- oder Lichtarbeit. Im Buch *Das Schattenprinzip* zeige ich, wie wir den eigenen Schatten aufspüren, um ihn annehmen und integrieren zu können und auf diese Weise letztlich Ganzheit im Energie-Überfluss zu erlangen. Und: Wo Licht ist, da ist auch Schatten – und umgekehrt. Jeder vermeintliche Schatten birgt auch eine lichtvolle Seite in sich, die es zu entdecken gilt. Wer sich auf diese Arbeit einlässt, wird schon bald feststellen, wie viel offener, freundlicher und toleranter er wird – sich selbst und anderen gegenüber.

Was das Essen anbelangt, war es zwar zu wenig und jedenfalls immer knapp – oft fehlte es ganz; aber wenn es etwas gab, war das immer vollwertig und über die Jahrmillionen der frühen Sammler-Zeiten hinweg auch überwiegend pflanzlich. Selbstverständlich war es unbelastet von Herbi-, Pesti- und Fungiziden, weil es diese noch nicht gab. Mangels Konservierungsmethoden dürfte die meiste Nahrung auch frisch oder getrocknet gewesen sein und in den ganz frühen und sehr langen Zeiten noch vor der Beherrschung des Feuers auch immer rohköstlich. Das ergab, wenn wir davon absehen, dass viele unserer Urahnen am Mangel verhungerten und die allermeisten nicht annähernd so alt wurden wie wir heute, eine ziemlich gesunde bunte Mischung. Kombinieren wir diese mit den Vorteilen der Moderne wie der Beseitigung des Mangels an Kalorien und Wärme, kommt etwas Wundervolles dabei heraus, sozusagen eine Synergie zwischen den Vorteilen alter und neuer Zeiten unter Vermeidung der Defizite und Fehler beider. Es ist ein so entscheidender Pluspunkt für uns heute, genug Energie in Gestalt von Kalorien zu bekommen, sowohl aus der Nahrung als auch aus wärmespendenden Heizmethoden. Aber es hat auch Vorteile, manche Selbstverständlichkeiten alter Ernährungsweisen heute neu zu entdecken.

Eine knappe Ernährung mit vielen Fastenzeiten ist – wie schon erwähnt – tatsächlich heute die einzige, inzwischen sogar wissenschaftlich vielfach bestätigte Methode, um deutlich älter zu werden. Das gilt für Säugetiere als bewiesen, zu denen wir bekanntlich bio*logisch* gehören. *Natür*liche Fastenperioden waren in früheren Zeiten zu zahlreich, aber heute werden sie uns im Kurzzeitfasten und einzelnen Fastenwochen zur wahren Wohltat. Auch einfache, vergleichsweise karge Ernährung wäre heute von großem Vorteil und vor allem die Rückkehr zu pflanzlich-vollwertiger und giftfreier Kost. Inzwischen treiben wir es viel zu bunt, überall, nur nicht bei Gemüsen und Früchten, wo es so gesund wäre.

Was wie ein Widerspruch aussieht, ist bei näherer Betrachtung keiner. Unsere Vorfahren sind an extremem Mangel und vielen Gefahren früh zugrunde gegangen – an Problemen, die wir heute weitestgehend im Griff haben. Ihre Ernährung war viel zu spärlich, und Entbehrung gehörte zum Alltag. Das hinter uns zu haben, ist ein großer Segen und könnte uns mit Dankbarkeit erfüllen. Es besteht also absolut kein Anlass, die Vergangenheit zu glorifizieren. Im Gegenteil müssten wir dem Erfinder des Kunstdüngers, dem deutschen Chemiker und Humanisten Justus von Liebig, sehr dankbar für seine Entdeckung sein. Ebenso dem Züchter des modernen Hartweizens. Beide haben im großen Stil Hunger gestillt. Sogar den frühen Jägern, die halfen, den entsetzlichen Hunger zu stillen, schulden wir Anerkennung.

Aber heute haben wir eine neue Wahl, und wenn sie auf die erwähnte Synergie hinausläuft und Körper und Seele berücksichtigt, kann sie uns reich beschenken – mit viel mehr Lebensjahren voller Gesundheit und Erfüllung.

Das heißt, wir modernen Menschen sollten unseren Urahnen ernährungsmäßig in manchem wieder ähnlicher werden und ihre positiven Lebensaspekte neuerlich schätzen lernen, andererseits aber die Vorteile der Moderne bewahren, statt sie zu verteufeln. Weder ist das Kind mit dem Bade auszuschütten, noch ist es im schmutzig gewordenen Badewasser sitzen zu lassen. Es muss da raus, aber geschickt und vorausschauend im Sinne einer achtsamen, bewussten und vorbeugenden Vorgehensweise.

In dieser Hinsicht bietet Kurzzeitfasten ganz wesentliche Möglichkeiten. Entscheidend dabei ist, dass wir heute bewusst fasten und nicht mehr gezwungenermaßen hungern. Das Bewusstsein macht auch in diesem Fall den riesengroßen Unterschied. Freiwillige Beschränkung auf das Wesentliche, das, zumal es viel weniger davon braucht, auch von viel besserer Qualität sein kann, ist ein so großer Vorteil. Er kann aus der Verbindung von früherem Mangel und modernem Überfluss erwachsen. Schaffen wir diese Entwicklung hin zur Synergie in vielen Bereichen, wird vieles möglich, und Gesundheit ist dabei nur ein – wenn auch so wichtiger – Nebengewinn.

Natürlich waren unsere Urahnen zu sehr viel und oft auch zu anstrengender Bewegung gezwungen. Heute hingegen bewegen wir uns viel zu wenig, nicht nur körperlich, sondern auch geistig. Vieles ist und viele sind auf vielen Ebenen viel zu bequem geworden. Insofern täte uns erheblich mehr gesunde Bewegung im Sauerstoffgleichgewicht gut und inzwischen auch not. Stattdessen werden heute eher aus Gründen der Ästhetik Muskeln antrainiert, dabei wäre die Stärkung des Herz-Kreislauf-Systems notwendiger. Denn in seiner Schwäche liegt unsere. Die Bizepsstärke ist dagegen gesundheitlich irrelevant und erscheint mir als Kriterium bei der Partnerwahl ziemlich überschätzt.

Die moderne Frage, wie häufig man sich denn eine halbe Stunde im Sauerstoffgleichgewicht bewegen solle, ist leicht zu beantworten: An allen Tagen, an denen man is(s)t.

Und gerade beim Fasten macht Bewegung Freude und ist so empfehlenswert. Und das trifft sich wieder gut mit der gesundheitlich besten Ernährungsform, der pflanzlich-vollwertigen *Peace-Food*-Kost. Wissenschaftlich in einem – ausnahmsweise harmlosen – Tierversuch nachgewiesen, steigt bei dieser Ernährung die Bewegungslust von Nagetieren. Mäuse strampeln sich dann messbar mehr in entsprechenden Laufrädern ab. Das gilt für Menschen offenbar gleichermaßen, wobei es ja nicht die heute von der Gesellschaft so reichlich angebotenen »Hamsterräder« sein müssen, es kommen auch letzte in unseren Breiten noch vorhandene Wiesen und Wälder dafür infrage. Selbst wenn diese schon in Parks umgewandelt sind, bieten sie auch in dieser kastrierten Form immer noch Bewegungsspielraum.

Der Mensch ist zum Fasten geboren

Die Überschrift mag sehr übertrieben klingen, ist es aber durchaus nicht. Wie gesehen, haben unsere Vorfahren notgedrungen lange intensive und immer wieder viele kurze Fastenzeiten hinter sich gebracht und sind daran gewachsen. Das heißt, ihr Stoffwechsel hat sich darauf eingestellt und an diese Notwendigkeit angepasst. Wir als ihre Nachkommen tragen immer noch ihre Gene in uns – und wohl auch die Ernährungsmuster, die sie im Laufe langer Zeiten erworben haben. Tatsächlich haben ihre Erfahrungen »Felder« geprägt, die in unsere Muster übergegangen sind. Ohne hier näher auf Rupert Sheldrakes Entdeckung der sogenannten Morphogenetischen Felder einzugehen, können wir wohl voraussetzen, uns in solchen uns zumeist unbewussten Feldern zu bewegen.

Nach dem britischen Wissenschaftler sind diese Felder wie ein kollektives Gedächtnis, das seit dem Anbeginn der Zeit alles Wissen speichert und die Entwicklung aller Lebensformen organisiert. Solche Felder existieren in jeder Familie, Sippe und Gesellschaft und beherrschen diese mehr, als den meisten bewusst ist. Wir haben das Fasten sozusagen in unseren Genen, und wenn nicht in den Genen, so doch in unserem mitgebrachten Muster oder Feld.

In meiner Familie zum Beispiel wurden wir als Kinder nie gefragt, ob wir studieren wollten, sondern gleich, welches Fach und an welcher Uni. Das funktionierte bei uns beiden älteren

Geschwistern ganz im Sinne meiner Eltern. Wir kamen auf gar keine andere Idee und studierten einiges und mindestens ein respektables Fach auch zu Ende. Wir gingen sogar auch ein wenig aufs College in den USA. Das lag im Feld und sollte sich später gut in der Vita machen. Mein Vater hatte es auch schon ausprobiert. Erst meine beiden jüngeren Geschwister probten den Aufstand und hatten es viel schwerer, das über Generationen gewobene, natürlich unsichtbare und auch unausgesprochene Feld zu durchbrechen. Meine kleine Schwester studierte nicht, mein Bruder vermied sogar mit Riesenaufwand das Abitur. Respekt!

Wir leben in einem großen uralten Feld, zu dem Hungerzeiten immer gehörten. Unser Organismus kann also gut auf Nahrung verzichten, täglich und auch manchmal viel länger. Zu viel bekommt ihm genauso wenig wie zu wenig. Das weiß auch der Volksmund, wenn er sagt: *Zu wenig und zu viel sind der Narren Ziel.* Ein Riesenschritt wäre es allerdings, unfreiwilligen Hunger in bewusstes Fasten zu verwandeln – in fast beliebiger Länge zu beliebigen Zeiten. Dazu will dieses Buch gleichsam die Steigbügel halten.

Wir Menschen sind tatsächlich zum Fasten geboren. Aber den Schritt vom Hungern zum Fasten, der so eindeutig auf der Bewusstseinsebene ansteht, müssen wir uns erarbeiten. Eigentlich ist das aber keine Arbeit, es würde reichen, ihn zu erleben oder sich sogar zu erspielen. Im Deutschen machen wir allerdings nicht nur sprachlich rasch aus allem Arbeit, etwa »Beziehungsarbeit« oder »Wasserarbeit«. Besonders Letzteres ist lächerlich, denn es gibt wenig Schöneres und Spielerischeres, als miteinander Erfahrungen im körperwarmen Seelenelement Wasser wie Delfinschwimmen unter Wasser zu teilen.

Motivation und Ausreden

So lebt der Schritt vom Hungern zum Fasten von bewusster Motivation. *If you can dream it, you can do it,* sagte Walt Disney: *Wenn du es träumen kannst, kannst du es auch tun.* Jedenfalls kannst du es nicht tun, wenn du es nicht träumen und dir vorstellen kannst. Folglich ist die Fähigkeit zu träumen, sich seine Ideale und Wunschbilder vorzustellen, auch eine wichtige Voraussetzung für bewusstes Fasten. Im Wort *Motiv*ation steckt der Begriff *Motiv,* das innere Bild, um das es uns geht. Innere Bilder sind also eine entscheidende Hilfe. Sie zum Fasten zu entwickeln und zu fördern, ist folglich eines unserer Hauptziele.

Träumen und Fantasieren, Herumspin(tisier)en und – wenn es langweilig wird – Abschalten und Schlafen sind alles Möglichkeiten, die man uns in der Schule – hoffentlich vergeblich – austreiben wollte. Sie sind wundervolle Mittel zur Motivation. Wir können und dürfen sie wieder lernen und nutzen – und Fastenzeiten sind sogar ideal dafür. Wir können uns genussvoll unser Idealgewicht erträumen oder die Unabhängigkeit von Nahrung und die daraus resultierende Freiheit, die Leichtigkeit eines beschwingten Lebens, das Gefühl, in der Form unseres Lebens zu sein und dieses in Bestform und erfüllt zu genießen. Christen könnten sich erinnern, dass Jesus uns genau das empfohlen hat: ein »erfülltes Leben«.

Auf der Gegenseite stehen die Ausreden. Wo sie vom Ausmaß und energetisch die *Motiv*ation überragen, wird nichts passieren. Dann bleiben wir im Feld des alten bürgerlichen Mantras *Hoffentlich geschieht nichts* gefangen, und unser Leben erstarrt in abgesicherten Routinen, (Rück-)Versicherungen und eben Ausreden. Jede Ausrede ist also für unser Unterfangen mindestens genauso gefährlich, wie jedes positive Wunschbild für unsere Motivation hilfreich.

In allen Ausreden begegnen wir unserem inneren Schweinehund. Auf die Frage *Haben Sie einen Hund?* antworten viele mit *Nein* und übersehen diesen wichtigsten hündischen Begleiter, den fast jeder hat und viel zu wenig beachtet. Manche verwöhnen ihn geradezu mit beachtlicher Freizügigkeit, andere kennen ihn schon und nehmen ihn an die kurze Leine. Er ist es auch, der anfangs meist mit uns spricht, wenn wir uns vermeintlich unserer »inneren Stimme« oder unserem »inneren Arzt« zuwenden. Es mag dauern, bis wir zu unserer inneren Stimme, der unseres Schutzengels, der Großen Mutter oder gar Gottes Zugang finden. Tatsächlich können wir diese Verbindung auch herstellen, indem wir aktiv üben. Das ist möglich, und Fasten und Kurzzeitfasten können uns darin wesentlich unterstützen. In den Ausreden begegnen wir auch dem *Schattenprinzip*. Die Begegnung mit unserem Schatten wäre auch ein schönes Thema für eine längere Fastenzeit, letztlich das wichtigste für ein gelingendes Leben.

Das Verhältnis von Motivation und Motiven einerseits zu den Ausreden andererseits bestimmt nicht nur die Fastenerfolge, sondern alle Erfolge im Leben. Wenn wir unseren Träumen und Motiven folgen, resultiert daraus Erfolg und oft auch Erfüllung.

Wo die Ausreden siegen, geschieht nichts oder nicht viel oder nur das, was ein gnädiges Schicksal durch Krankheitsbilder, Unfälle, Probleme oder Katastrophen dann doch noch erzwingt. So ganz wollte uns die Schöpfung (oder Gott) unserem eigenen Willen dann doch nicht überlassen; das wäre zu gnadenlos gewesen. Vergegenwärtigen wir uns also unsere Motive, überwinden wir unseren inneren Schweinehund und – noch wichtiger – setzen wir unsere Träume auch in die Tat um!

KURZZEITFASTEN IN DER THEORIE

Eine anerkannte allgemeine Definition von Kurzzeitfasten gibt es nicht. Kurzzeitfasten ist eine Form intelligenten Essens, das einem eigenen Rhythmus folgt und den Organismus sehr weitgehend entlastet. Man isst dabei einerseits und fastet andererseits, wodurch der Körper gesünder und widerstandsfähiger wird. Außerdem nähern wir uns unserem Idealgewicht, reduzieren die Risiken altersbedingter Krankheiten wie Alzheimer, aber auch Krebs und leben obendrein länger.

Bei Kurzzeitfasten in seiner bescheidensten Interpretation geht es darum, nicht den ganzen Tag einfach durchzuessen, wie es uns die Werbung – aus durchschaubarem Eigennutz – empfiehlt, sondern zwischen den Essensphasen längere Pausen zu machen, sprich: nichts zu essen und eben zu fasten.

Die einfachste Form ist das nächtliche Fasten. Das Frühstück ist bei den Angelsachsen das »Breakfast«, also das »Fastenbrechen«. Auch im Deutschen ist die erste Mahlzeit am Tag nur ein »Stück«, das das nächtliche Fasten beendet.

Eine andere gute Möglichkeit ist es, das nächtliche Fasten beliebig zu verlängern, wofür es viele Muster gibt. Das ist sogar eine besonders gesunde Art des Fastens, weil sie im Laufe der Evolution erprobt und integriert wurde. Je länger wir dieses nächtliche Fasten ausdehnen, desto besser ist das für unsere Gesundheit.

Eine weitere Version ist es, einzelne Tage zu fasten, was natürlich ebenfalls in beliebig vielen Mustern möglich ist. Man kann einen, zwei, drei, vier, fünf, sechs oder alle sieben Tage der Woche fasten und ist dann bei einer Fastenwoche, was den fließenden Übergang zwischen Langzeit- und Kurzzeitfasten offenbart. Wir können aber auch jeden zweiten (Intervall-Fasten), dritten, vierten, fünften, sechsten oder siebten Tag der Woche fasten, also einen Fastentag pro Woche einlegen. Selbst dieser kleine Schritt geht in die richtige Richtung und ist inzwischen wissenschaftlich als gesund anerkannt.

So ließe sich natürlich auch jeder Monat strukturieren, ebenso das ganze Jahr und Leben. Entscheidend sind hier nicht die vielfältigen Möglichkeiten der Fastenmuster – sie stehen auch in keinerlei Konkurrenz zueinander –, sondern es geht einzig und allein darum, das eigene individuell optimale Muster zu entdecken. Das mündet dann ganz von selbst in ein erfüllteres Leben im eigenen Körperhaus, das – vom Idealgewicht geprägt – der Seele optimale Möglichkeiten der Entwicklung und Entfaltung bietet.

Vieles spricht auch dafür, verschiedene Fastenmuster auszuprobieren – jedes vielleicht einen Monat lang, würde ich vorschlagen – und sich erst dann für die persönlich beste Variante zu entscheiden, wobei sich diese natürlich auch noch flexibel gestalten lässt.

Der Fastenrhythmus

Der Rhythmus des Essens, das heißt, das Wann, ist für unsere Gewichtsentwicklung und für unsere Gesundheit deutlich wichtiger als das Wieviel und möglicherweise sogar als das Was. Dafür gibt es inzwischen wissenschaftliche Belege. Wir haben das (viel zu) lange ignoriert. Rudolf Steiner lehrte bereits, alles Leben sei Rhythmus, und sogar schon der Vorsokratiker Heraklit wusste, dass alles (in seinem Rhythmus) fließt: *Panta rhei. Alles Leben ist Tanz,* sagt der Harvard-Professor Richard Alpert, der spätere spirituelle Lehrer Ram Dass. Die moderne Physik weiß, dass alles Schwingung ist und im eigenen Rhythmus schwingt bis hin zu jedem einzelnen Atom.

Insofern ist Rhythmus natürlich auch für die Nahrungsaufnahme wichtig. Tatsächlich stellt sich der Organismus auf eingefahrene Rhythmen ein und entwickelt bedingte Reflexe, wie die Pawlowschen Hunde zeigen. Deren Speichelfluss trat bald auf ein Glockenzeichen ein, selbst wenn das erwartete bis dato gewohnte Futter nicht kam.

Andererseits sind wir aber wohl von unseren Vorfahren auf hohe Flexibilität geprägt und geradezu getrimmt, da sie den Launen der Natur und des Sammler- und Jägerglücks unterworfen waren. Letztlich ist es für die meisten von uns wohl am geschicktesten und gesündesten, sich an natürliche Rhythmen wie den von Tag und Nacht zu halten und sich gleichzeitig große Offenheit dafür zu bewahren, eingefahrene Muster bewusst wieder zu durchbrechen, wenn es der Augenblick oder die Zeitqualität erfordert. Mithilfe des Kurzzeitfastens gelingt es leicht, Essen als Automatismus und Gewohnheit zu überwinden, viel wacher und bewusster damit umzugehen und zwischen Appetit und Hunger immer besser unterscheiden zu lernen.

Für die Vielzahl und das Ausmaß der zu erwartenden Geschenke sind die Fastenzeiten wirklich kurz. Was in der Theorie nach viel klingt, ist es in der Praxis dann gar nicht, weil wir viel von dieser Zeit (ver)schlafen. Schlaf ist nicht nur eine wundervolle und absolut unverzichtbare Zeit der Ruhe und Regeneration für den Körper. Während wir schlafen, fasten wir auch, ohne es zu merken. Das regeneriert unsere Organsysteme in einem erst allmählich deutlich werdenden Ausmaß und macht uns – wie neue Forschungen zeigen – obendrein glücklich. Hier bekommt das Motto *Schlank im Schlaf* tatsächlich eine neue Bedeutung und diesmal auch eine große Wirksamkeit.

Kalorien und Flüssigkeit

Was für viele so verlockend und deshalb auch gut am Kurzzeitfasten ist: Zu den Mahlzeiten kann man essen, was und so viel man will. Allerdings gibt es hier – je nach Engagement und Bedürfnislage – erhebliche Optimierungsmöglichkeiten, wenn man etwa seine Ernährung auf pflanzlich-vollwertige Kost umstellt, wird das zum Segen.

Auch wenn bei wissenschaftlichen Studien an den Fastentagen oft nur eine Einschränkung der Kalorien vorgenommen wird, würde ich dringend ein komplettes Kalorienfasten empfehlen. Das ist für die Erfolge sehr wichtig und eigentlich Voraussetzung. Ich bin vollkommen davon überzeugt, dass die Studien damit noch viel deutlicher zugunsten des (Kurzzeit-)Fastens ausfielen. Meine langjährige Erfahrung mit mir selbst und mit so vielen Patienten macht mich darin sehr sicher.

US-Varianten des Kurzzeitfastens, die wissenschaftlich am besten erforscht sind, erlauben in den Fastenzeiten meist 500 bis 600 Kalorien pro »Fastentag«. Noch viel wirksamer wird das Fasten, wie gesagt, wenn wir tatsächlich Ernst machen, also wirklich fasten und sämtliche Kalorien ganz entschieden weglassen.

Nicht nur erlaubt, sondern wichtig ist dagegen die Aufnahme von Flüssigkeit in Form von Wasser und Tee, in Maßen sogar von grünem Tee oder Kaffee, um morgens besser in die Gänge zu kommen. Das ist besonders hilfreich, wenn man das Frühstück auslässt, allerdings vertragen Kaffee auf nüchternen Magen nicht alle. »Beim klassischen Heilfasten lässt man zwar alle Genussmittel weg, Rauchen und Kaffee zum Beispiel. Beim Intervall-Fasten ist Kaffee aber vollkommen okay, solange er keine zusätzlichen Kalorien durch Milch und Zucker enthält«, rät Prof. Andreas Michalsen vom Immanuel Krankenhaus der Berliner Charité. Kalorienhaltiges wie Softdrinks oder mit Zucker Gesüßtes kommen nicht infrage, in Maßen zugelassen sind nur verdünnte Fruchtsäfte und leicht mit Obst gesüßte Smoothies. Ein wundervolles Süßungsmittel ist Eryfree (www.heilkundeinstitut.at), das wie Zucker schmeckt und aussieht und aus vergorener Glukose besteht. Es ist seit fast 40 Jahren in Japan erprobt und nimmt gar nicht am Stoffwechsel teil, fällt also mit einem glykämischen Index von 0 und ebenso wenigen Kalorien tatsächlich in des Wortes Doppelsinn gar nicht *ins Gewicht*. Süß wie Zucker, ist Eryfree sogar gesund für die Zähne. Die Erfolge damit in Japan sind seit Jahrzehnten unübersehbar, wenn auch die europäische Zuckerindustrie und -lobby sich mit allen Mitteln, selbst Studien dagegen wehrt.

Wo kommt Kurzzeitfasten her?

Auf den englischen Arzt Edward Dewey Hooker aus dem 19. Jahrhundert und den französischen Arzt Guillaume Guelpa aus dem 20. Jahrhundert, wurde schon verwiesen. Aber wieso taucht Kurzzeitfasten jetzt plötzlich in diesem Ausmaß bei uns auf? In einem Interview mit der Wissenschaftsredakteurin Lea Wolz im Magazin »Stern« erklärt dazu Prof. Andreas Michalsen, Experte für Ernährung und Naturheilkunde an der Berliner Charité, der an seiner Universitätsklinik fasten lässt und das Fasten wie kein anderer Wissenschaftler in Deutschland erforscht hat: »Der Trend kommt aus den USA, letztlich haben es die Tierforscher erfunden. Bekommen Tiere weniger zu essen, leben sie länger und werden seltener krank. Im Tierexperiment treten vor allem die großen chronischen Krankheiten seltener auf oder werden, wenn sie bereits da sind, in ihrer Schwere vermindert.« Von positiven Ergebnissen des Fastens bei Diabetes Typ 2 und Bluthochdruck als Folgen von Übergewicht und sogar bei multipler Sklerose (MS) hat mir Prof. Michalsen in einem persönlichen Gespräch berichtet.

Auch wenn die ersten bahnbrechenden Ergebnisse mit Heilfasten, nicht mit Kurzzeitfasten erreicht wurden, ist der deutsche »Fastenprofessor« auch dafür offen: »Studien zeigen, dass auch wenige Fastentage bereits einen positiven Effekt haben. Blutdruck, Blutzucker, Cholesterin- und Entzündungswerte verbessern sich, das Gewicht geht runter, und die Stimmung hellt sich auf.«

Wie wirkt Fasten auf den Körper?

Fasten scheint unseren Stoffwechsel auf der ganzen Linie zu regulieren. Nur so lässt sich die breite Wirkung erklären. Prof. Michalsen dazu: »Körpereigene Hormonsysteme, die bei der Regulation von Hunger oder Sattheit eine Rolle spielen, tendieren dazu, bei regelmäßigem Essen chronisch zu übersteuern.« Er erklärt dieses Phänomen am Beispiel der Insulin-Überreaktion auf die moderne Zuckerflut: »Fasten kann das System wieder ins Lot bringen und die Empfindlichkeit der Zellen gegenüber Insulin erhöhen.« Da Blutzuckerschwankungen an so vielen Problemen beteiligt sind, wie Hormonstörungen, Depressionen, chronischen Entzündungen, Krebs, sogar Akne und vielen mehr, hat das hier regulierend eingreifende Kurzzeitfasten solch einen ungeheuren Einfluss auf die Wiedergewinnung unserer Gesundheit.

Aber auch für die meisten anderen Regelkreise im Organismus scheint das zu gelten, auch wenn sie noch nicht so genau erforscht sind. Was für die Fastenpäpste und ihre Nachfolger schon lange galt und der Wissenschaftler Valter Longo, Professor für Geriatrie an der Universität von Kalifornien in Los Angeles (UCLA), für die Zukunft erwartet, liegt in der Luft: Fasten als erste Therapiewahl.

Und was darüber hinaus so viele Menschen so viel mehr als alles Bisherige zum Thema Ernährung, Gewicht und Gesundheit begeistert: Nach sechs bis acht Stunden Fasten beginnt unser Organismus Wachstumshormon auszuschütten. Früher »somatotropes Hormon« (STH) genannt, heißt es heute neudeutsch »HGH« für »Human Growth Hormone«. Dieses Hormon allein bringt schon geradezu magische Wirkungen ins Spiel (unseres Lebens). Es sorgt etwa für die aufgeräumte Fastenstimmung und das seelische Bedürfnis nach Ordnung im eigenen Körperfeld, aber auch im häuslichen, familiären und sozialen Umfeld. Darüber hinaus ist es für viele notwendige und oft überfällige Regenerations- und Reparaturvorgänge im Organismus zuständig. Es wird heute auch schon im großen Stil und recht teuer ver- und gekauft, um Alterungsvorgänge im Zaum zu halten und generell für Zellerneuerung zu sorgen. Die meisten dieser Kunst*stücke* und -produkte moderner Medizinforschung bleiben im Hinblick auf Verjüngung bisher jedoch Stückwerk, wie der Volksmund so schön ehrlich sagt.

Mit den natürlicherweise beim Fasten bereits nach kurzer Zeit auftretenden Wirkungen können die Präparate es keinesfalls aufnehmen: Bereits nach 24-stündigem Fasten zeigte sich – laut einem Artikel der Forscherin Tara Parker-Pope, der 2011 in der New York Times erschien – bei Frauen ein Anstieg von HGH auf das 13-Fache und bei Männern sogar auf das 20-Fache des HGH-Ausgangswertes vor dem Fasten.

Schon wer einfach spät frühstückt und früh zu Abend isst, landet bereits mittendrin im Kurzzeitfasten und kann die zauberhaften Stimmungen und Wirkungen erleben. Bei diesem Essrhythmus ist es allerdings entscheidend, alles Naschen zwischendurch zu unterlassen. Wenn man die Zeit des Nicht-Essens über 8 Stunden ausdehnt, erlebt man von HGH-Seite bereits erste zarte Effekte. Wer die tägliche Fastenzeit – wie ich – weiter erhöht bis auf 18 Stunden kann Wundervolles erleben.

Für wen ist Kurzzeitfasten geeignet?

Die Antwort ist einfach: für praktisch alle. Jedem tut es gut, seinen Lebensrhythmus zu finden, sich an Essenszeiten zu halten und mindestens nachts – bestenfalls auch etwas länger in den Tag hinein – zu fasten oder sein *Breakfast* zu verschieben und so seinem Verdauungstrakt – im Sinne der chinesischen Organuhr – Ruhe und Regeneration zu gönnen und Fettstoffwechsel, die körperliche Basis des Fastens, zu üben. Fastenstoffwechsel (siehe Kasten) ist tatsächlich ketogener oder im Wesentlichen Fettstoffwechsel.

INFO: DER FASTENSTOFFWECHSEL

Im Laufe der Entwicklungsgeschichte mussten unsere Urahnen immer wieder Hungerphasen wechselnder Dauer und Intensität überstehen und ihren Stoffwechsel an diese unfreiwilligen Fastenzeiten anpassen. Fasten ist also für unseren Körper nichts Neues, sondern ein uraltes bewährtes Programm, um Zeiten des Mangels zu überdauern und von den angelegten Reserven zu zehren.

Normalerweise nutzt der Körper Glukose als Energielieferant. Beim Fasten steht er vor der Aufgabe, um weiterhin genügend Energie zur Verfügung zu haben, seinen Stoffwechsel von der eher kohlenhydratreichen Ernährung auf die Versorgung aus den körpereigenen Fettdepots umzustellen. Dabei ist ein Vorgang besonders kennzeichnend: die Ketogenese, bei der Fettsäuren in der Leber in sogenannte Ketonkörper oder Ketone umgewandelt werden, die den Körperzellen während des Fastens als Energiequelle dienen. Dieses Umschalten vom Zucker- auf den Fettstoffwechsel dauert abhängig von Alter, Ernährungsgewohnheiten und körperlicher Verfassung bis zu drei Tage, kann aber auch bei viel Erfahrung mit der Umstellung sehr rasch erfolgen …

Die inzwischen gut belegte Appetit dämpfende Wirkung der Ketone (siehe Kasten), die von fettreicher Ernährung allgemein bekannt ist, dürfte beim Fasten dazu führen, dass der Hunger genauso rasch verschwindet, wie die Umstellung auf den Fettstoffwechsel gelingt – allerspätestens nach drei Tagen, bald aber schon nach Stunden. Im Kurzzeitfasten wird dieses Umschalten ständig geübt, insofern spielt Hunger nur eine untergeordnete Rolle.

Bei regelmäßig Fastenden wie mir hat der Organismus das Umschalten gelernt und kann sich jederzeit auf Fettverbrennung bzw. ketogenen Stoffwechsel, auch »Ketose« genannt, umstellen.

Diese Überlegungen werden heute durch viele wissenschaftliche Studien untermauert, sodass auch die Anhänger der augenblicklich größten Religion beim Kurzzeitfasten mitmachen können: die Wissenschaftsgläubigen.

Da Fasten selbst bei Krebs nicht mehr ausgeschlossen wird, wie es die Schulmedizin so lange getan hat, sondern dabei sogar hilfreich ist, zeigen US-amerikanische Forschungsergebnisse, die es nahelegen, selbst während Chemotherapie-Behandlungen zu fasten, weil die gesunden Zellen fastend ungleich besser geschützt sind, während die kranken Zellen anfälliger für die Zellgifte sind. Dass gesunde Zellen von dieser reinen Fettdiät profitieren, spricht bei Krebs-Patienten natürlich auch im Normalleben für eine ketogene Diät und untermauert generell die Forschungsergebnisse, nach denen gute Fette förderlich für unsere Gesundheit sind. Außerdem zeigt die Tatsache, dass kranke Zellen beim Fasten leichter ausschaltbar sind, dass Fetternährung und auch Keton-Ernährung den Organismus darin unterstützen, kranke und gefährliche Zellen auszumustern. Obendrein können einzig auf Glukose eingeschworene Krebszellen mit Fett nichts anfangen und hungern dabei (aus).

Natürlich findet Fasten bei auf den Tod erkrankten, ausgezehrten Patienten seine Grenzen, die keinerlei Fettreserven mehr haben oder aufbauen können. Bei ihnen empfehlen es – selbst nach den bahnbrechenden Forschungen von Prof. Valter Longo – auch US-Ärzte nicht oder jedenfalls nicht in jedem Stadium.

Fastend ist der Körper auf einer fast reinen Fettdiät und dass diese – vor allem für das Gehirn – sehr gesund ist, zeigen nicht nur die Erfahrungen russischer Fastenärzte mit ihrer Langzeit-Fasten-Behandlung schwer psychiatrisch Kranker.

Allerdings gibt cs auch Einschränkungen: Dicke Kinder und Patienten mit Essstörung sollten parallel zum (Kurzzeit-)Fasten unbedingt eine wirksame Psychotherapie besuchen. Patienten mit Bluthochdruck und entsprechender Medikamenteneinnahme müssen ihre Werte sorgfältig kontrollieren und die Dosis der Medikamente anpassen, sobald das Fasten seine Wirkung entfaltet und der Blutdruck sinkt.

Schwangeren und Stillenden würde ich aus noch zu beschreibenden Gründen vom Fasten – auch in der Kurzzeitform – abraten, wobei allerdings auch sie von einem 12 : 12-, 14 : 10- oder sogar 16 : 8-System und vom Weglassen vieler Zwischenmahlzeiten profitieren können.

Ganz wichtig ist es, sich beim Fasten nicht zu viel vorzunehmen, aber trotzdem den Anfangsschwung zu nutzen, denn im Anfang liegt – entsprechend dem dritten der *Schicksalsgesetze* – schon alles. Für die meisten ist es einfach, das Frühstück nach hinten zu schieben und das Abendessen vorzuziehen, um sich so dem 16 : 8-Rhythmus zu nähern – also während einer Phase von 16 Stunden zu fasten und nur innerhalb einer Zeitspanne von 8 Stunden zu essen. Auf dem Weg dorthin sind noch keine Gewichtsabstriche und großen Leistungsgewinne zu erwarten. Diese können früher eintreten, wenn man auch gleich die Qualität der Nahrung auf pflanzlich-vollwertige Kost à la *Peace Food* umstellt. Darauf lässt sich aber auch gut warten, denn tatsächlich kommt das Bedürfnis nach besseren, frischeren Lebensmitteln nach einiger Zeit ganz von selbst. Was von allein kommt, braucht keine Disziplin und wird wie ein Geschenk erscheinen.

Ganz ähnlich folgt ein zweites Geschenk. Wer schon auf pflanzlich-vollwertige Ernährung umgestiegen ist, wird wie von selbst ein wachsendes Bewegungsbedürfnis bei sich bemerken, was sogar wissenschaftlich belegt ist. So wird der eine Schritt zum Kurzzeitfasten zwei Geschenke nach sich ziehen. Je nach Wesensart kann ich mir diese Geschenke gleich nehmen oder darauf warten, bis sie sich mir von selbst schenken.

Wie lange ist Kurzzeitfasten sinnvoll?

Persönlich folge ich – wie beschrieben – schon seit vier Jahrzehnten überwiegend dem 16 : 8-Muster und fühle mich sehr wohl und fit dabei. Auch die zusätzlichen ca. 8 Fastenwochen im Jahr bekommen mir sehr gut. Trotzdem würde ich dieses Muster nicht jedem empfehlen. Ein Muster, das dem täglichen 16 : 8-Rhythmus nahekommt, sowie jeweils eine Fastenwoche im Frühjahr und im Herbst ist allerdings für alle gesund, wie mir die Erfahrungen meiner 48-jährigen Tätigkeit als Fastenarzt zeigten. »Beim Intervall-Fasten gibt es keine zeitliche Begrenzung, im Prinzip lässt sich das ein Leben lang durchhalten«, sagt auch Prof. Michalsen im oben erwähnten Interview. Statt »durchhalten« würde ich es allerdings angesichts all der Vorteile lieber »genießen« nennen.

Verschiedene Arten des Kurzzeitfastens

Besonders alltagstauglich: der 16 : 8-Rhythmus

Wie schon erwähnt, ist dieses Kurzzeitfasten-Arrangement – wie wir es auch in unserem Fasten- und Seminar-Zentrum TamanGa in der Südsteiermark anbieten – sicher der einfachste Einstieg ins Kurzzeitfasten. TamanGa stellt an sich den Anspruch eines Heilungs-Biotops. Das ist ein Ort, der heilsam wirkt und durch seine Beschaffenheit, seine Atmosphäre und natürlich auch sein Essen gleichsam Regeneration und sogar Therapie bietet. Unser langfristiger Traum ist es, ein völlig autarkes kleines Dorf zu entwickeln, das seine pflanzlich-vollwertige Kost wie auch seine Energie selbst produziert.

Zwei Mahlzeiten in einer: Brunchen

Morgens gibt es in TamanGa um 11 Uhr einen Brunch, der uns in der Frühe ein langes nahrungsfreies Intervall im Fettstoffwechsel ermöglicht und die nächtliche Fastenzeit deutlich verlängert. Sie beginnt um ca. 19 Uhr mit dem Ende des Abendessens. Daraus ergibt sich eine tägliche Fastenzeit von 16 Stunden. Dieser Rhythmus reduziert den Essensgenuss, der uns zu Recht auch wichtig ist, nicht im Geringsten – vielleicht sogar im Gegenteil. Diese moderate Variante des Kurzzeitfastens, die obendrein der chinesischen Organuhr gut entspricht, ist ein idealer Einstieg in diese Ernährungsform und wird von Hausgästen und Seminarteilnehmern gleichermaßen geschätzt und genossen. Das in der Anfangszeit zusätzlich angebotene frühe Frühstück war sehr reduziert und wurde nur wenig genutzt. Natürlich ist es immer noch möglich, in den frühen Morgenstunden einen Smoothie zu trinken und etwas Obstsalat – richtig gut zu Fruchtsaft zerkaut – zu sich zu nehmen und dann beim Brunch richtig zu essen. Auf diese Weise lässt sich die Fastenzeit von 16 Stunden dennoch fast beibehalten.

Auch zu Hause ist es – zum Beispiel an Feiertagen – ein idealer Einstieg ins Kurzzeitfasten, spät zu brunchen und zur gewohnten Zeit zu Abend zu essen. Nach genüsslichem Ausschlafen bleibt man gemütlich noch lange im Bett liegen – lesend oder spielend –, um sich dann einen einladenden und kulinarisch verführerischen Brunch zu zaubern, den man ausgiebig bis zur Sättigung genießt, natürlich am besten frisch, vollwertig und schön anzusehen.

Zwar besteht ein Brunch, wie das Wort schon sagt, aus zwei Mahlzeiten in einer, aber natürlich bezieht sich diese Fusion aus spätem *Br*eakfast und frühem L*unch* nicht unbedingt auf die Mengen, sondern eher darauf, beide Mahlzeiten bei vollem Genuss in einer aufgehen zu lassen. Der Genuss hängt ja wissenschaftlich nachgewiesen nicht vom (vielen) Schlucken ab – im Rachenbereich gibt es gar keine Geschmacksknospen –, sondern von der ansprechenden Optik, vom Schauen also, und natürlich vom Aroma, das heißt von unserem mehr oder weniger guten Riecher. In dem Maße, in dem wir ein Näschen für Gutes entwickeln – Fasten ist auch dafür ideal –, bereitet Essen immer mehr sinnliche Freude, denn Sinnlichkeit ist ja beileibe nicht nur eine

»Sache« von Erotik, sondern einer Beteiligung aller Sinne. Seine Sinne zum Essen einzuladen, ist eine wundervolle Idee nicht nur, aber auch für den Brunch.

Also lohnt es sich, auch noch eine (Duft-)Kerze oder ein Räucherstäbchen anzuzünden oder das passende Aromaöl in die Duftlampe zu geben. Auch die richtige feierliche oder gar sinnliche Musik kann den Genuss fördern. Die alten Römer um Lukull hatten den Dreh heraus und zelebrierten lukullische Ge*lage* eben im Liegen – wobei sie allerdings die Mengen schlecht dosierten. Es ist keineswegs nötig, seinen Geschmackssinn und den Magen bis zum Erbrechen herauszufordern. Und dennoch: Beim Brunch die Mengen von Frühstück und Mittagessen zusammen zu verdrücken, mag drücken, tut aber den heilsamen Kurzzeitfasten-Effekten keinen Abbruch.

Grundsätzlich hängt die Essensmenge natürlich auch von den verfolgten Absichten bezüglich eigenen Gewichts ab. Ansonsten ist also nur darauf zu achten, die 16-stündige Fastenphase snackfrei zu halten, was anfangs etwas Disziplin erfordern mag. Entscheidend dabei ist das Wechselspiel aus *Motiv*ation, also eigenen Motiven und inneren (Traum-)Bildern, und Ausreden samt ihrer Tendenz zu faulen Kompromissen. Letztlich bieten sich den ganzen Tag über Chancen der Begegnung zwischen Charakter und innerem Schweinehund. Das ist eine völlig kostenlose, fast psychotherapeutische Zugabe zu den vielen Kurzzeitfasten-Varianten. Bei längeren Fastenperioden verschwindet dieser innere Zwiespalt weitgehend mit dem absolvierten dritten Tag, der dem Hunger und meist auch der (Nasch-)Lust zwar nicht endgültig, aber doch bis zum nächsten *Breakfast* in einigen Tagen den Garaus macht.

Wer zunehmen möchte, sollte natürlich auch mehr essen. Dazu gibt es allerdings mit einzelnen Fastentagen noch viel bessere Möglichkeiten. Wobei vor einer Ausdehnung des Magens bis zur Größe einer Schweinsblase, wie in modernen Anatomie-Atlanten auch schon dargestellt, generell zu warnen ist. Einer der Vorteile des Fastens ist, damit den Magen »gesundschrumpfen« zu lassen und ihm die Form eines Sichelmondes zurückzugeben – kaum dicker als sein Zufluss, die Speiseröhre, und sein Abfluss, der Zwölffingerdarm. Sich auch diesbezüglich »in Form« zu bringen und zu halten, ist jedenfalls eine große Chance für alle Abnehmwilligen.

Früher, in den mehr an Verzicht gewöhnten Epochen, rieten Fastenärzte, immer nur bis zur Zweidrittel-Sättigung zu essen, was mit Sicherheit Völlegefühle verhinderte. Gesund wäre das auch heute noch – und hielte uns hungrig aufs Leben mit seinen vielen Herausforderungen. Und wenn dabei Lohnendes herauskommt, hilft es bestimmt sehr. Die durch Kurzzeitfasten so reichlich einsparbare Zeit produktiv zu nutzen, ist jedenfalls eine gute Idee und sogar eine wundervolle Möglichkeit.

Die Zweidrittel-Regel hat aber nicht einmal die Wissenschaft auf ihrer Seite, und wenn sie zu ständigem Hungrigbleiben führt, kann ich nicht dazu raten. Mir persönlich fällt es viel leichter, mich selten richtig satt zu essen, als oft von zu wenig hungrig zu bleiben. Warum so viele Ernährungsberater diese Ratschläge bis heute weitergeben, ist mir ein Rätsel. Ein kleinerer Magen hat für diejenigen, die abnehmen wollen, natürlich den Vorteil, den Punkt der Sättigung viel rascher zu erreichen. Wie man den Punkt der Zweidrittel-Sättigung erspüren soll, weiß ich allerdings bis heute nicht. Es erscheint mir ebenso schwer wie unbefriedigend.

Der 18 : 6-Rhythmus

Noch etwas günstiger als das 16 : 8-Fastenmuster wirkt sich ein 18 : 6-Rhythmus auf den Stoffwechsel aus. Das bedeutet, dass man seine Nahrung innerhalb einer Phase von sechs Stunden zu sich nimmt und während insgesamt 18 aufeinanderfolgenden Stunden fastet. Das erreicht man zum Beispiel, indem man um 13 Uhr zu Mittag und um 18 Uhr zu Abend isst. Oder auch indem man um 8 Uhr frühstückt und um 13 Uhr sein Mittagessen zu sich nimmt. Bei diesem Rhythmus lässt man also eine Mahlzeit aus. Auf die Essensphase folgt eine 18-stündige Fastenzeit, und da der Körper nach sechs bis acht Stunden Fasten das Wachstumshormon HGH ausschüttet, befindet man sich mindestens zehn, möglicherweise sogar bis zu zwölf Stunden im Wachstumshormon-Paradies. Und das ist noch vorsichtig gerechnet, denn in aller Regel dauern moderne Essen keine Stunde mehr, schon gar nicht in zunehmend populäreren Single-Haushalten.

INFO: ÜBERBLICK ÜBER DIE FASTENRHYTHMEN

Täglicher Rhythmus

16 : 8	16 Stunden Fastenphase, 8 Stunden Essensphase Beispiel: Brunchen
18 : 6	18 Stunden Fastenphase, 6 Stunden Essensphase Beispiel: Dinner-Cancelling, Frühstücks-Fasten
12 : 12	12 Stunden Fastenphase, 12 Stunden Essensphase
23 : 1	23 Stunden Fastenphase, 1 Stunde Essensphase

Wöchentlicher Rhythmus

1 : 6 1 Tag Fasten, 6 Tage Essen

2 : 5 2 Tage Fasten, 5 Tage Essen

3 : 4 3 Tage Fasten, 4 Tage Essen

Intermittierendes oder Intervall-Fasten Mischformen

Diese Varianten entsprechen *natür*lich den uralten Essmustern ernährungsknapper Vorzeiten. Aber »natürlich« meint natürlich schon längst nicht mehr *natür*lich! *Natür*lich wäre es, in den kurzen Essensphasen auf höchste biologische, eben natürliche Qualität, statt auf ökonomisches Kalkül zu setzen. Wer so viel weniger isst, könnte das frühere Budget – seiner Gesundheit zuliebe – beibehalten und sich und seinem Leben einen großen Dienst erweisen, indem er eingespartes Geld in die beiden verbleibenden Mahlzeiten investiert und für biologisch-vollwertige Kost ausgibt. Damit werden diese beiden Mahlzeiten nicht nur sättigender, weil sie alles Notwendige enthalten, sondern obendrein auch ungleich gesünder.

Allerdings ist das Ausfallenlassen einer Mahlzeit für viele viel schwieriger und gegen den Gewinn von zwei weiteren Fastenstunden aufzurechnen. Also vielleicht besser erst einmal beim 16 : 8-Muster ohne jedes Verzichtgefühl bleiben.

Dinner-Cancelling

Die wohl bekannteste Form des Kurzzeitfastens ist das Auslassen des Abendessens, neudeutsch »Dinner-Cancelling«, das sogar wissenschaftlich abgesichert zur vermehrten Ausschüttung des Wachstumshormons HGH führt und von dem österreichischen Theologen und Mediziner Prof. Dr. Dr. Johannes Huber als Verjüngungskur angepriesen wird. Mit Abendfasten hat auch Johannes Heesters ein stattliches Lebensalter erreicht. Er brachte es auf weit über 100 Jahre und war dafür bekannt, wenn ihm nachmittags etwas zu essen angeboten wurde, zu antworten: »Diese Lippen sind nach 14 Uhr nur noch zum Küssen da.« Meine Mutter aß, solange ich mich erinnere, nach 16 Uhr nichts mehr und wurde damit bei verblüffend klarem Geist auch fast 90 Jahre alt.

Frühstücks-Fasten

Persönlich ist mir das Abendessen sozial zu wichtig, gerade in meiner relativ freien Zeit des Schreibens, und so lasse ich viel lieber das Frühstück aus und habe morgens von Sonnenaufgang bis Mittag eine wundervolle Zeit im fastenden Fettstoffwechsel. In diesem Modus funktionieren – laut dem US-Neurologen David Perlmutter – sowohl Herz als auch Hirn um 25 % besser. Das Gehirn und das komplette Nervensystem können obendrein ohne Gluten und damit ohne »Kleister« ungleich freier und erfolgreicher arbeiten – wobei mir Schreiben keinesfalls Arbeit, sondern viel eher Meditation ist.

Ob TamanGa-Gäste den 11-Uhr-Brunch als solchen nutzen oder nur Obst- und Gartensalat wählen, entscheiden sie natürlich selbst. Wer es so mir in diesen Wochen, in denen ich in TamanGa arbeite, nachmacht, bleibt praktisch von einem Abendessen bis zum nächsten im Fasten- beziehungsweise Fettstoffwechsel – vorausgesetzt, er kaut das Obst langsam und nachhaltig zu Fruchtsaft und den Salat zu Gemüsesaft und übertreibt es mit Ersterem nicht …

Selbst wer noch eine Gemüsesuppe dazunimmt, bleibt in diesem Modus. Solch eine Zeit kann auf Regenerationsebene viel bewegen und entlastet den Darm spürbar. Die noch aufzuzeigenden wissenschaftlich belegten gesundheitlichen Vorteile des Kurzzeitfastens kommen dabei voll zur Geltung.

INFO: WAS GUTES KAUEN BEWIRKT

Intensives Kauen bringt einen weiteren Vorteil und damit einen Synergieeffekt ins Spiel. Beim Essen ist eben neben dem Was und dem Wann auch das Wie wichtig. Wer sich die Kunst gründlichen Kauens erschließt, leistet nicht nur seinem Verdauungstrakt einen wundervollen Dienst, sondern unterstützt auch die Weiterverarbeitung der Nahrung. Der österreichische Fastenarzt F. X. Mayr, bekannt für die nach ihm benannte Kur, hat eine richtiggehende Kau-Schule hinterlassen. Wer lernt, jeden Bissen gründlich einzuspeicheln und so lange zu kauen, bis er flüssig ist, wird mit der Zeit auch das Leben besser verdauen, gleichsam »Welt-Essen« oder »Bhoga« üben, wie die Buddhisten das nennen, und seine »Karmafrüchte« besser verarbeiten, wie Hindus sagen.

INFO: DIE *PEACE-FOOD*-KETO-KUR ALS FASTENZEIT

Eine sehr schmackhafte und eigentlich nur noch sehr entfernt an Fasten erinnernde Möglichkeit ist die *Peace-Food*-Keto-Kur, die es ohne zu fasten – im Sinne von Nicht-Essen – erlaubt, den Fastenstoffwechsel trotzdem aufrechtzuerhalten. Bei dieser Kur werden überwiegend Fette und Proteine ausschließlich vollwertiger pflanzlicher Herkunft gegessen und nur wenige vollwertige Kohlenhydrate mit geringem glykämischem Index, also komplexe, vergleichsweise langsam und aufwendig zu verdauende Kohlenhydrate, die den Blutzuckerspiegel kaum beeinflussen. So bleibt der Organismus weitestgehend im Fettstoffwechsel, den wir auch bereits als Fastenstoffwechsel ausgemacht haben. Wer zusätzlich zwischen seinen drei oder zwei Mahlzeiten auf Naschen und Knabbern verzichtet, ist schon auf einem in vieler Hinsicht gesünderen Weg.

Wird diese Möglichkeit mit Frühstücks- oder Dinner-Fasten verbunden, tut das dem Organismus doppelt gut: Die schon so vertrauten Synergien wirken auch in diesem Fall. Und wieder wird damit eine uralte Methode imitiert, denn unsere Urahnen mussten ebenso *natür*lich wie selbstverständlich sehr oft vom eigenen Fett leben, nur hatten sie nicht so viel davon wie wir – in der Worte Doppelsinn. Weder hatten sie so viel konkretes Fett wie wir modernen Menschen, noch hatten sie die Bewusstheit, die den großen und so entscheidenden Unterschied zwischen Hungern und Fasten ausmacht.

Natürlich ist die *Peace-Food*-Keto-Kost mit allen hier vorgestellten Kurzzeitfasten-Varianten kombinierbar, was zu durchgängigem Fasten- beziehungsweise Fettstoffwechsel führt. Diese Ernährungsform ist für Krebs-Patienten und solche mit neurodegenerativen Erkrankungen wie MS, Parkinson, Epilepsie, Alzheimer und sogar bei ALS auf Dauer empfehlenswert; außerdem bei allen Formen von Diabetes und zur Gewichtsreduktion. Obendrein ist sie in der Lage, diesen und auch anderen Krankheitsbildern vorzubeugen.

Der 12 : 12-Rhythmus

Bei diesem Rhythmus schließt sich an eine 12-stündige Fastenphase ein ebenfalls 12-stündiger Zeitraum an, in dem man essen darf. Diese Fastenvariante ist die einfachste Form des Kurzzeitfastens, die jedem ohne allzu große Anstrengung möglich sein sollte. Dabei bringt sie immer noch Ruhe ins Verdauungssystem und belohnt mit ein wenig aufgeräumter HGH-Stimmung.

Wer noch bescheidener beginnen möchte, könnte auch einfach erst einmal auf alles Zwischendurch-Futtern verzichten, sich also von Häppchen und Snacks verabschieden und zwischen den Mahlzeiten einen Abstand von mindestens vier Stunden einhalten. Und vor allem gilt es, nach dem möglichst frühen Abendessen nichts Kalorisches mehr zu sich zu nehmen. Hier empfiehlt sich die abgemilderte Heesters-Methode: Dessen Lippen waren nach dem Abendessen nur noch zum Küssen da.

Der 23 : 1-Rhythmus: die Krieger-Diät

Was ich während der Wintermonate lange Jahre in Asien lebte, nannte ein Amerikaner »Krieger-Diät«. Es lief auf nur eine richtige Mahlzeit am Tag, bei mir am Abend, hinaus. Mittags genoss ich gern nur einen bunten Früchteteller und kaute das Obst so lange, bis es Saft war. Das machte es mir möglich, die Fastenzeit mit ihrem Fettstoffwechsel noch weiter aufrechtzuhalten und mit meinem endgültigen *Breakfast* sogar bis zum Abend(essen) zu warten. So kam ich auf eine Essensstunde bei 23 Fastenstunden am Tag, was mir und meinen kreativen Tätigkeiten ausgezeichnet bekam.

Dieses Fastenmuster ist in bester Übereinstimmung mit dem menschlichen Tagesrhythmus, dem circadianen Rhythmus, und mündet in gute Gesundheit, während es Gifte und Schlacken verlässlich aus dem Organismus leitet. Dazu gibt es eine Studie von Stote et al. (2007), bei der Teilnehmer mit Normalgewicht acht Wochen lang eine angemessene Kalorienmenge in nur einer Mahlzeit pro Tag aßen – im Vergleich zur Kontrollgruppe mit drei Mahlzeiten pro Tag. Obwohl sie die gleiche Kalorienmenge aufnahmen, verloren die Teilnehmer mit nur einer Mahlzeit gegenüber der Kontrollgruppe deutlich an Gewicht. Tatsächlich wurde die Fettmasse auf hohem Signifikanzniveau reduziert ($p < 0{,}001$), und die schlanke Körpermasse, also Muskeln und Organe, tendierte zur Zunahme ($p = 0{,}06$). Der Hunger nahm bei diesen Teilnehmern jedoch während der acht Wochen stetig zu, was den Verdacht nahelegt, dass sich appetitanregende Hormone wie das Ghrelin nicht anpassten.

Bei mir persönlich funktioniert auch diese Fastenvariante ohne Hungerprobleme. Und ich empfehle sie auch etwa bei unserer Online-Idealgewicht-Challenge vor allem Männern, um sich nachhaltig und rascher ihrem Figurideal zu nähern. Aber mit der geringen wissenschaftlichen Absicherung von nur einer Studie würde ich die Krieger-Diät – in den USA »Warrior Diet« genannt – nicht generell empfehlen, schon gar nicht zu Beginn des Fastens. Es sei denn, jemand kommt persönlich sehr gut damit zurecht. Bei Frauen besteht auch die große Gefahr, dass die Periode durcheinandergerät oder ganz ausbliebt.

SPECIAL: K(l)eine Zwischenmahlzeiten

Am krassesten ist für mich der moderne Essenswahnsinn auf amerikanischen Kreuzfahrtschiffen zu beobachten. Hier lässt sich live miterleben, wie sich die moderne Menschheit und insbesondere ihre US-Vorreiter vom frühen Frühstück durch die verschiedensten Restaurantebenen über den Tag bis zum Mitternachtsbuffet durch- und frühzeitig ins Grab (fr)essen. Aber selbst da ist meine persönliche Essensstrategie bei der reichen Auswahl gut durchhaltbar und eine tägliche Fastenzeit von 16 bis 17 Stunden immer noch machbar. Das gelingt auch den Kreuzfahrtteilnehmern spielend, wenn sie motiviert sind und nicht zu viele Ausreden mit sich durchs Leben schleppen.

Aber zugegebenermaßen lassen sich auch einige Teilnehmer meiner Seminare selbst nach Spätveranstaltungen bis Mitternacht noch an der Bar zu kleinen Snacks verleiten. Das ist einfach menschlich und dem (ur)alten Muster geschuldet. Dabei fällt es in Hotels natürlich leichter, Zwischenmahlzeiten, Naschereien und dergleichen Fastenbetrug zu unterlassen. Schließlich muss man sie extra bestellen, und dabei wird der Vorsatz der Selbstschädigung mehr als deutlich. Zu Hause kann man sich viel rascher *vergreifen* und sozusagen *übergriffig* werden – beides Worte, die schon anzeigen, worum es geht. Insofern braucht es da schon mehr Disziplin, wobei solche Snacks in der Essenszeit nicht so sehr ins Gewicht fallen. Einzelne Früchte etwa sind auch in der Fastenphase nicht *einmal* das Problem, sondern nur mehrmals und nur insofern sie im Mund nicht schön langsam in Saft verwandelt werden. Dann ist es eben ein kurzes Saftfasten.

Sobald in TamanGa die Him- oder Brombeeren, die Erd- oder Johannisbeeren reif werden, sind solche Herausforderungen in geringem Umfang nicht bedrohlich für das Fastenprogramm. Aber tatsächlich wäre es besser, auch damit bis zu den Mahlzeiten zu warten, damit der Verdauungstrakt entsprechend Ruhe findet und in die Regenerations- und Heilungsphase eingeschlossen werden kann.

Wenn es kein Dauerphänomen wird, ist Naschen kein Problem. Wer allerdings nur noch Ausnahmen macht und ab und zu einmal einen veganen Tag fürs eigene schlechte Gewissen einlegt, verkennt die großen Chancen sowohl der Ernährung als auch des Fastens und wird es – irgendwann – in seinem Körperhaus zu spüren bekommen. Und selbst dann ist meist immer noch Zeit, mit einem viel fröhlicheren und humorvolleren fließenden Leben Ernst zu machen. Und das ist wörtlicher gemeint, als es auf den ersten Blick erscheint.

*Humor*alpathologie hieß die alte Lehre von den Körpersäften. Tatsächlich fließt bei pflanzlicher Ernährung das Blut besser, wie die Dunkelfeld-Mikroskopie enthüllt. Die roten Blutkörperchen, Vermittler unseres (Lebens-)Energieflusses, müssen sich dann nicht mehr in der für die moderne Gesellschaft typischen Geldrollenform durch ihnen zu eng gewordene Gefäße quälen. Stattdessen fließen sie wieder problemlos leicht und geschickt und überwinden auch Engstellen spielend.

Ich bin davon überzeugt, dass ein Leben im Fluss nicht nur gesünder, sondern auch humorvoller und glücklicher gelingt. Letzteres ist im Übrigen von Glücksforscher Mihály Csíkszentmihályi, dem Begründer der Flow-Theorie, längst belegt. Wer mit gesunder pflanzlich-vollwertiger Ernährung lebt, dessen Blut ist als Ausdruck der Lebensenergie in fließenderem und nicht nur weniger gefährlichem, sondern auch gesünderem *Zustand*. Weil es gerade nicht mehr so viel steht und stockt, sondern eben fließt. Deshalb brauchen *Peace-Food*-Esser in der Regel auch keine chemischen Blutverdünner und -verflüssiger. Insofern ist jedenfalls etwas dran an der alten Lehre der *Humor*alpathologie. Auch im Hinblick auf das Fasten. Ist dieses doch letztlich eine pflanzlich-vollwertige Ernährungsform der minimalistischen Art, wenn wir an die Kräutertees denken, die es bei unserem Fasten schon immer gab, und die Smoothies, die es seit einigen Jahren gibt. Wer (Kurzzeit-)Fasten mit Humor nimmt, hat jedenfalls mehr davon, und es geht ihm viel besser dabei. Übrigens riet auch Christus schon zu dieser Strategie, wenn er die Juden ermahnte, ihr Fasten nicht an die große Glocke zu hängen, sondern still für sich zu genießen.

Die 1 : 6-Diät: wöchentliches 24-Stunden-Fasten

Ein Fastentag pro Woche entspricht einer alten Disziplin, die ihre Vorteile und Chancen hat, aber auch leicht – dem *Schattenprinzip* folgend – ins Gegenteil der eigenen guten Absicht kippen kann. Wer schon viel Fastenerfahrung hat und sich darauf verlassen kann, dass sein Organismus rasch und problemlos auf Fettstoffwechsel umstellt, kann davon natürlich sehr profitieren. Wer nicht einfach nur 24 Stunden nichts isst, sondern einen echten Fastentag einschiebt, isst in Wirklichkeit viel länger nichts. Nehmen wir an, wir legen uns auf einen festen Fastentag pro Woche fest und wählen dafür den Montag. Dann essen wir also am Sonntagabend zum letzten Ma(h)l und haben am Montagmorgen schon ca. 12 Stunden Fasten hinter uns, jetzt folgen die 24 Stunden bis zum Dienstagmorgen. Wir fasten also insgesamt 36 Stunden und verbringen mindestens 28 Stunden in der aufgeräumten Stimmung unter Einfluss des Wachstumshormons HGH. So kann dieser Tag eine ganz besondere Qualität von Aufmerksamkeit und Achtsamkeit gewinnen und diesem oft wenig geliebten Wochentag ganz neuen Charme verleihen.

Ein einzelner Fastentag kann aber auch das Gegenteil bewirken: wenn jemand nämlich sehr unter (Lebens-)Hunger leidet und dieser jetzt besonders hochdrängt. Dann sinkt die Stimmung oft – trotz körperlich mehr anfallendem HGH – noch unter das Ausgangsniveau. Denn es ist natürlich die Seele, die weit überwiegend unsere (Lebens-)Stimmung bestimmt und in der Regel den Körper nach- und manchmal auch herunterzieht.

Natürlich kann ein einzelner Fastentag, wie besonders der Montag, auch positiv genutzt werden, ein am Wochenende möglicherweise eingetretenes Übermaß und damit Ungleichgewicht wieder ins Lot zu bringen. Aber genauso gut beziehungsweise schlecht kann ein einzelner Fastentag auch dazu führen, sich damit herauszureden, und das wäre schon wieder ein Übergang zum *Schattenprinzip*. Denn sich ein Wochenende lang vollzustopfen, weil man am Montag sowieso wieder fastet, ist nicht gesund und wäre ein Sieg des inneren Schweinehundes, der das Fasten gleichsam unterwandert, um doch an der (alleinigen) Macht zu bleiben.

Ein Gewichts-Auf-und-Ab ist nicht einmal innerhalb einer Woche gesund, während eines Jahres ist es sogar gefährlich, vor allem wenn es mit absurden Methoden wie appetitzügelnden Drogen wie Kokain und Medikamenten erreicht wird. In solch einem Drama dürfte das tragisch frühe Ende von Elvis Presley begründet liegen.

Eine Schattenerfahrung wäre es auch, wenn wir noch nicht sicher und rasch auf Fett- und Fastenstoffwechsel umstellen und am Montag an zunehmendem Hunger leiden. Dann mag es passieren, sich am Dienstag entsprechend mengenmäßig schadlos zu halten. Das kann sogar zum Zunehmen führen und ist – falls beabsichtigt – sogar diesbezüglich nutzbar, kann aber natürlich auch unangenehm werden. Dann wäre es besser, für einige Zeit die 16 : 8-Methode zu wählen oder Frühstücks- oder Dinner-Cancelling zu nutzen, um erst einmal die sichere rasche Umstellung auf den Fettstoffwechsel zu üben.

Bei einzelnen isolierten Fastentagen zeigen sich also relativ viele Schattenvarianten, die nicht zu unterschätzen sind. *Wo viel Licht, da auch viel Schatten,* gilt natürlich auch beim Kurzzeitfasten. Insofern ist es wichtig, wirklich mit der individuellen, zum momentanen persönlichen Lebensrhythmus passenden Fastenvariante einzusteigen und nichts »auf Teufel komm raus« zu erzwingen. Denn er könnte wirklich herauskommen und das ganze Unterfangen – etwa was Stimmung oder Gewicht angeht – ins Gegenteil verkehren. Das ist sein Lieblingsspiel, immerhin ist er der Chef des *Schattenprinzips.*

Die 2 : 5-Diät: 2 Tage fasten, 5 Tage schlemmen

2 : 5-Fasten ist eine US-amerikanische Idee und bedeutet dort, fünf Tage in der Woche ohne Einschränkung zu essen und an den beiden Fastentagen die Nahrung auf 500 bis 600 Kilokalorien zu begrenzen. Raffinierte Kohlenhydrate wie in Brot, Nudeln und Zucker sind an den Fastentagen ganz zu meiden. Zwischen allen Mahlzeiten ist eine (Ess-)Pause von wenigstens vier Stunden nötig. Die beiden »Fastentage« sind nicht unbedingt hintereinander zu absolvieren, um es zu erleichtern. Empfehlen kann ich diese legere Fastenstrategie aus meiner Erfahrung nicht, auch wenn wissenschaftliche Studien sie als gesundheitlich hilfreich ausweisen. Viel effektiver wird diese typische US-Variante, wenn an den Fastentagen wirklich gefastet und nichts gegessen, nur viel gutes Wasser getrunken wird.

Auch das ist eine Variante, die nur Sinn ergibt, falls der Wechsel auf Fettstoffwechsel rasch und vor allem problemlos erfolgt. Dann können die beiden Fastentage geradezu voller Euphorie und Begeisterung sein und in der aufgeräumten Stimmung des Wachstumshormons zu Höhepunkten der Woche werden. Wer sie auf das Wochenende verlegt, etwa auf Freitag und Sonntag, spart enorm Zeit und kann die so vermehrte Freizeit umso mehr und in besonderem Maße genießen.

Verfechter dieser Kurzzeitfasten-Methode schwören darauf, für andere kann sie wiederum zur Schattenerfahrung werden. Wessen Seele zwei Tage Hunger leidet, der wird sich an diesen weder gut noch satt fühlen und sich in den fünf folgenden Schlemmertagen so bedienen, dass er anschließend entsprechend *bedient* ist. Hier kann also das *Schattenprinzip* zuschlagen und den Fastenden entsprechend zuschlagen lassen. So kann Kurzzeitfasten sogar zum Zunehmen führen, was, wo es tatsächlich beabsichtigt ist, sogar nutzbar ist (siehe Kasten).

Und natürlich hängt auch viel von der Qualität des Gewebes ab, das fastend verstoffwechselt wird. Da gibt es erhebliche Unterschiede zwischen Fastenden, die sich bisher überwiegend gesund und vollwertig, und solchen, die sich eher minderwertig ernährt haben. Industriemüll, wie er unsere Welt immer mehr verheert, ist auch im Körper kein Genuss, denn er wird beim Fasten wieder ausgegraben. Jeder weiß selbst, wie sein Körperhaus diesbezüglich beschaffen ist, und kann entsprechend die für ihn passendste Methode auswählen.

Es ist Naturell abhängig, ob man mit einer Fastenwoche als Einstieg in den Umstieg mutig und rasch loslegen möchte – fühle es sich an, wie es wolle – oder doch lieber einen sanften Weg nach der 2 : 5-Diät oder dem 18 : 6-Muster wählt.

SPECIAL: Zunehmen mittels Kurzzeitfasten

Auch wenn es noch so paradox erscheinen mag, kann Kurzzeitfasten auch zum Zunehmen genutzt werden. Gerade wo ein rascher Wechsel auf Fettstoffwechsel noch nicht gelernt ist, kann der nach einem, zwei, drei oder vier Fastentagen in Folge auftretende Hunger zu entsprechenden (Über-)Essreaktionen führen.

Kommt noch hinzu, dass der Organismus rasch lernt, sich dieser Minimalernährung anzupassen. Entsprechend wird die Nahrung auch noch besser verwertet. Mit mehrmaligem viertägigen Fasten ist dieser Effekt relativ sicher erreichbar. Das ist nichts anderes als der bekannte Jo-Jo-Effekt, den wir uns jetzt lediglich zunutze machen, um anschließend an das Fasten so richtig zu genießen, zu schlemmen und zuzunehmen.

Zu diesem Zweck sind kalorisch ergiebige Sättigungsbeilagen zu bevorzugen, die es selbstverständlich auch in der pflanzlich-vollwertigen glutenfreien Küche gibt, wie etwa Bratkartoffeln, Polenta und Pasta. Letztere schmeckt glutenfrei vielen sogar noch besser. Wichtig ist auch, sich entsprechend zu bewegen, um nicht nur an Fett, sondern auch an Muskulatur zuzunehmen: also statt Herz-Kreislauf-Training, was eher zehrend wirkt, Krafttraining zu gezieltem Muskelaufbau.

Die Ein-Tage- oder Zwei-Tage-Fasten-Methode ist vorteilhaft, um wachsenden Hunger zu nutzen. Der hört spätestens nach drei Tagen auf, wenn nicht immenser Lebenshunger den Effekt überlagert. Nach vier Tagen können wir uns dagegen den Jo-Jo-Effekt zunutze machen. Viele eher kurze Fastenzeiten wirken jedenfalls besser als eine längere, in der der gewichtszehrende Effekt leichter überwiegt.

Allerdings hat diese Methode auch ihre Grenzen. Ein Pykniker mit eher gedrungenem Körperbau kann damit beliebig zunehmen, wer aber eine leptosome Konstitution und einen eher zarten Körperbau hat, tut sich schwerer damit. Letzteren gelingt eine Gewichtszunahme vor allem durch körperliches Training. Geforderte Muskeln wachsen in der anschließenden Ruhephase, also vor allem über Nacht im Schlaf. Auf das Training sollte schon deshalb eine ausgiebige Regeneration folgen.

Muskelberge kann man sich durch beharrliches Training aufbauen, auch bei pflanzlich-vollwertiger und sogar glutenfreier Kost. Bodybuilder wie der Arzt Alexander Dargatz, der Diplompsychologe und Extremkraftsportler Patrik Baboumian oder der Modell-Athlet Karl Ess bieten – jeder auf seine Weise – ganz offensichtliche Belege dafür.

Die 3 : 4-Diät

Natürlich lässt sich auch drei Tage fasten und vier Tage schlemmen. Hier gelten die bei der 2 : 5-Variante angeführten Vor- und Nachteile in gleichem Maße. Wer abnehmen möchte und wessen Stoffwechsel damit gut klarkommt, ist damit noch etwas rascher unterwegs. Bei der 4 : 3- oder gar 5 : 2-Methode erfolgt die Gewichtsreduktion natürlich sogar noch rasanter.

Allerdings ist bezüglich des Wachstumshormons HGH bei solchen Ambitionen besser auf die folgende Methode des intermittierenden Fastens zu setzen. Einziger Vorteil der 4 : 3- oder 5 : 2-Variante ist die Wahrung des Wochenrhythmus, die beim strengen Intervall-Fasten auf der Strecke bleibt. Aber auch das bewusste Brechen solch uralter Muster, die sogar die Französische Revolution trotz Androhung der Guillotine überlebt haben, hat natürlich seine Reize.

Intermittierendes oder Intervall-Fasten: jeden 2. Tag fasten

Bei dieser Fastenmethode wird im Wechsel je ein Tag gefastet und ein Tag gegessen. Dabei folgen auf längstens 12 Stunden Essenszeit – wie schon beim einzelnen Fastentag beschrieben – immer mindestens 36 Stunden Fastenzeit, obwohl die Nutzer natürlich subjektiv das Gefühl haben, gleich lang zu fasten wie zu essen. Diese Relation lässt sich noch beinahe beliebig verbessern, ist die Methode doch mit den eingangs beschriebenen Varianten des Kurzzeitfastens wie spätem Frühstück oder Dinner-Cancelling jederzeit kombinierbar.

So folgen auf höchstens 20 Stunden Normalstimmung jeweils mindestens 28 Stunden durch das Wachstumshormon verbesserte und gehobene Stimmungslage, weil die Produktion von HGH in der auf die 12 Stunden Essenszeit folgenden Fastenzeit jeweils erst nach den ersten 6 bis 8 Fastenstunden beginnt. Natürlich ließe sich dieses Verhältnis – wie erwähnt – noch weiter optimieren, etwa wenn die Essenszeit durch ein späteres Frühstück vielleicht um 10 Uhr und ein früheres Abendessen um 18 Uhr auf ca. 8 Stunden beschränkt würde. Dann folgten auf 18 Essensstunden 30 Stunden gehobener Fasten-Stimmung. Aus Stimmungssicht ist das also auf jeden Fall ein besonders gutes Geschäft ohne Verlierer.

Intervall-Fasten setzt natürlich erst recht die gekonnte leichte Umstellung auf Fettstoffwechsel voraus, wobei diese Methode den Organismus recht rasch dazu bringt, sich diesem Rhythmus zu ergeben und gegen eine feste Motivation erst gar keinen Aufstand zu proben. In Österreich als »10 in 2«-Methode durch den Seminarkabarettisten Bernhard Ludwig sehr populär geworden, hat sich diese Variante weit verbreitet und für viele sehr bewährt. Das ist leicht erklärbar, denn neben der Tatsache, dass der Organismus dabei – notgedrungen – so rasch Fett- und Fastenstoffwechsel lernt, bringt es Stimmungsvorteile mit sich.

Bernhard Ludwig, der mir durchaus persönlich zugestand, seine Methode könne – mit der veganen *Peace-Food*-Richtung verbunden – noch mehr bewirken, hat damit persönlich viel erreicht und in Österreich ein weitreichendes Feld geschaffen. Dadurch haben wir hier viele positive Erfahrungen vorliegen, nicht nur was die Stimmung angeht, sondern vor allem auch den günstigen Einfluss auf das Körpergewicht. Ein Schaden ist damit kaum anzurichten, denn auch nur einen Tag nichts zu essen wird den allerallermeisten mittlerweile sehr guttun.

Obendrein ist diese Methode als *Alternate day fasting* oder *Every other day fasting* am besten wissenschaftlich untersucht, da sie in den USA ebenfalls populär ist. Studien mit Mäusen und Ratten gibt es viele und auch einige mit Menschen. Bei der ersten dieser Studien führten acht Frauen und acht Männer mit gesundem Körpergewicht das Intervall-Fasten durch und blieben drei Wochen dabei (Heilbronn, Smith et al. 2005; Heilbronn, Civitarese et al. 2005). Die Teilnehmer verloren zwischen 2,5 ± 0,5 % ihres Körpergewichts in Gestalt von 4 ± 1 % ihrer Fettmasse. Weder die Konzentration des Blutzuckers noch die des appetitanregenden Hormons Ghrelin änderten sich; nur der Insulinspiegel sank, was auf größere Insulinempfindlichkeit hinweist und sich als Vorbeugung und Behandlung bei Insulinresistenz empfiehlt.

Mischformen des Kurzzeitfastens

Gut kombinierbar ist intermittierendes Fasten zum Beispiel mit der 3 : 4-, 4 : 3- oder 5 : 2-Variante. So lässt sich etwa die Woche über intermittierend fasten und am Wochenende essen und genießen oder umgekehrt. Wer am Montag fastet, am Dienstag isst, am Mittwoch wieder fastet, am Donnerstag isst, kann am Freitag, Samstag und Sonntag weiter essen und richtig schlemmen und lebt das 2 : 5-System. Wenn er auch freitags fastet und das Wochenende essend genießt, landet er beim 3 : 4-System. Wer am Montag isst und am Dienstag fastet, am Mittwoch isst und Donnerstag fastet, am Freitag isst und samstags und sonntags fastet, lebt nach der 4 : 3-Variante. So sind die beiden Fastenarten also beliebig miteinander kombinierbar.

Welche Fastenmethode ist die richtige für mich?

Das ist eine entscheidende Frage. Natürlich lassen sich die Methoden ganz einfach ausprobieren. Dennoch können einige Fragen im Vorfeld bei der Entscheidung helfen. Vor allem gilt es, sich klarzumachen: Wenn es die erste Methode nicht ist, könnte es die zweite, aber genauso gut eine dritte sein. Immerhin haben wir schon eine Fülle verschiedener Wege aufgeführt und können durch Kombinationen der Methoden beliebig viele hinzufügen.

Am wichtigsten ist es, sich von vornherein darüber bewusst zu sein: In der Versuchsphase kann es kein Scheitern geben, nur verschiedene Ausdrucksformen von Neugier und Mut. Außerdem kann man einen einzelnen Fastentag pro Woche ausprobieren, ihn auch schaffen und trotzdem (heraus)finden, dass das nicht die eigene, individuell beste Methode ist. Es wird sogar öfter geschehen, dass die Versuche zwar gelingen, aber trotzdem nicht zum eigenen, einem persönlich auf den Leib geschnittenen Muster führen. Dann gilt es einfach, weiterzumachen und zu (ver)suchen, um schließlich zu finden.

Eine mögliche Falle liegt auch im Verkennen von Heraklits Feststellung *Panta rhei – alles fließt* oder der Weisheit *Sicher ist nur: Nichts bleibt, wie es ist.* Noch schöner kleidet es die Zen-Variante in Worte: *Du kannst nie zweimal in denselben Fluss steigen.* Also wird es immer wieder von Neuem (Ver-)Suche geben dürfen und müssen. Und was für eine bestimmte Zeit stimmte, stimmt für eine neue oft nicht mehr und möchte und muss verändert beziehungsweise wieder in Fluss gebracht werden. Bleiben wir also am besten flexibel und sammeln eigene Erfahrungen.

SPECIAL: Freies Fasten-Leben

Wer all diese Kurzzeitfasten-Ansätze kennt und einige ausprobiert hat, mag irgendwann auch sein ganz individuelles freies Fasten-Leben finden. Ich wünsche Ihnen sogar, dass Sie mit der Zeit Ihren eigenen (Fasten-)Weg finden.

Das kann so ausschauen, wie ich das bei mir selbst erlebe. Sie wissen dann einfach, dass Ihr Organismus immer wieder Pausen braucht. Ich liebe neue Impulse und Ideen, aber dann sind auch immer wieder Ruhephasen des Verarbeitens und Konsolidierens nötig. Ich beschreibe Ihnen jetzt mein Fastenmuster in der Hoffnung, dass es Sie zu Ihrem ganz persönlichen inspiriert, das mit meinem vielleicht nicht einmal Ähnlichkeit hat.

Im Frühjahr und Herbst faste ich jeweils 16 Tage, die sich bei mir einfach durch die beiden Fastenseminare *Körper – Tempel der Seele* und *Fasten – Schweigen – Meditieren* ergeben. Während des letzten Seminars gebe ich noch das Online-Fasten und genieße dann anschließend einen langen genussvollen Aufbau. Diese beiden großen Fastenzeiten geben meinem Leben einen gewissen Rahmen und stehen seit vier Jahrzehnten fest. Dazu gibt es im Frühjahr nach und im Herbst vor den Seminaren jeweils Fasten-Wander-Wochen, in denen wir mit Gemüsesuppe fasten und die ich natürlich mitmache. Auch eine

Genuss-Fasten-Wander- und eine Detox-Woche laufen auf eine Art (roh)köstliches Fasten hinaus. Fasten mit Wein und Regenerationswochen mit vielen Fastenimpulsen kommen noch hinzu.

Mir tun immer wieder eingestreute Fastenzeiten einfach gut, das spüre ich. Aber für Sie könnte das auch viel zu viel Fasten sein. Das sollte jeder für sich ausprobieren.

Obendrein liebe ich es – wie beschrieben –, das Jahr mit einer langen Zeit der Schreib-Meditationen zu beginnen und den Winter im Warmen zu verbringen. Im letzten Jahrzehnt war ich in Asien, bin mit den Hühnern erwacht und zu Sonnenaufgang nicht einmal aufgestanden, sondern ich habe mir meinen Laptop geschnappt und habe nüchtern und also fastend den Vormittag träumend, schreibend und meditierend verbracht, unterbrochen von kurzen Zeiten mit Schwimmen und Tai-Chi. Erst mittags nehme ich eine Obst-Platte zu mir, die ich zu Fruchtsaft kaue, ich unterbreche das Fasten also nicht. Abends essen wir dann genussvoll und reichlich. Mir ist dieses Muster »Eine gute Stunde essen und fast 23 Stunden fasten« immer bekommen und ich fühle mich damit sehr wohl und fit.

Während Seminaren wie zu den Schicksalsgesetzen oder Lebensprinzipien verändert sich mein Fastenrhythmus, weil ich Freude an den immer besser werdenden veganen Gerichten habe: Morgens esse ich nur Obst oder Rohkost, die ich – wie schon gesagt – gründlich kaue. Oder ich trinke gleich einen Smoothie. So wird das Frühstück nicht zum *Breakfast,* und ich kann während des Vormittags weiterhin den effektiveren Fettstoffwechsel genießen. Am Mittag und am Abend esse ich dann – je nach Jahreszeit mit einem möglichst hohen Rohkostanteil vorweg – ganz normal. Von ca. 20 Uhr bis 12 Uhr herrscht praktisch Esspause oder Fastenzeit, also etwa 16 Stunden lang, das entspricht dem bewährten 16 : 8-Rhythmus.

Auf Tour beginnt der Tag mit dem Frühstück, das deutlich substanzieller ausfällt, unterwegs auf der Fahrt gibt es ein leichtes Essen – oft Obst und Rohkost –, und das Abendessen entfällt, denn kurz vor meinen Doppelvorträgen, die um 18:30 Uhr beginnen, wäre jedes Essen im Bauch hinderlich, weil es Blut vom Hirn in den Verdauungstrakt abzöge. Dieses Fastenmuster läuft wieder auf 16 : 8 oder sogar auf 18 : 6 hinaus und ändert sich von Tag zu Tag entsprechend den Gegebenheiten.

Und manchmal gibt es Tage bei Freunden in Steinhude und an (ärztlichen) Fortbildungswochenenden, an denen der Tag mit einem so ansprechend und liebevoll gestalteten und deshalb völlig unverzichtbaren Frühstück beginnt, mittags mit ein paar Snacks auf dem Boot meines Freundes Ingo weitergeht und abends in ein Essen unter Freunden mündet, dass es manchmal sogar mit 12 : 12 knapp wird. An diesen Tagen gewinnt der Essgenuss problemlos die Oberhand und bekommt mir entsprechend genussvoll auch gut.

Es gibt auch – noch viel zu wenige, aber zunehmend – Tage, an denen der Morgen – im Bett verspielt und verlesen – in ein spätes Mittagessen so gegen 14 Uhr mündet und nach einem schönen Nachmittag in ein köstliches Abendessen übergeht, dieser Rhythmus läuft immer noch auf 16 : 8 hinaus. An solchen Tagen wird manchmal sogar ein wenig Schlag(sahne) in einem meiner wenigen Kaffee-Räusche toleriert, während ich ansonsten konsequent und möglichst frisch-vegan und glutenfrei lebe.

Und um kein Missverständnis bei dieser Beschreibung meines Fastenlebens aufkommen zu lassen: Ich liebe gutes Essen und kann es auch genießen. Dafür gibt es parallel zum Fasten täglich Gelegenheit mit *Peace Food*.

Mein Assistent Uwe, der viel normaler isst und lebt, folgt – abgesehen von ein bis zwei langen Fastenzeiten im Frühjahr und manchmal auch im Herbst – dem »10 in 2«-System von Bernhard Ludwig, also intermittierendem Fasten. Und auch er macht dabei Ausnahmen, wenn wir etwa in Johanniskirchen oder Steinhude Station machen oder in meinem Seminarhotel *Essentis* in Berlin-Köpenick oder im italienischen Thermenhotel *Garden* für Schlemmerwochen unterschlüpfen.

Hilfreiche Fragen vor dem Einstieg ins Kurzzeitfasten

1. Bin ich ein Durchhalte-Typ? (Saturnprinzip der 10. Lebensbühne)
2. Odcr bin ich chcr sprunghaft und kreativ unterwegs? (Uranusprinzip der 11. Lebensbühne)
3. Ist mir (meine) Routine wichtig und gibt sie mir Sicherheit? (Jungfrau-Merkur-Prinzip 6. Lebensbühne)
4. Oder mag ich eher Abwechslung und immer wieder Neues? (Zwillinge-Merkur-Prinzip der 3. Lebensbühne)

5. Habe ich viel zu verarbeiten (und auf den Rippen), fühle ich mich beladen? (Saturnprinzip 10 und Jupiterprinzip 9)
6. Möchte ich abnehmen? Und wenn ja, in welchen Bereichen? (Jungfrau-Merkur-Prinzip 6)
7. Möchte ich besonders rasch abnehmen, weil ich ungeduldig bin? (Marsprinzip 1. Lebensbühne)
8. Oder kann und darf ich mir damit Zeit lassen? (Saturnprinzip 10. Lebensbühne)
9. Oder geht es mir im Gegenteil darum zuzunehmen? (Jupiterprinzip 9. Lebensbühne)
10. Habe ich mein Wunschgewicht und möchte es bewahren? (Waage-Venus-Prinzip 7. Lebensbühne)
11. Geht es mir vor allem um meine Gesundheit? (Jungfrau-Merkur-Prinzip 6. Lebensbühne)
12. Oder ist es für mich vorrangig, dazuzugehören, weil Fasten jetzt doch alle machen? (Stier-Venus-Prinzip 2. Lebensbühne)
13. Sind mir beim Fasten Wohlbefinden und Gemütlichkeit wichtig? (Mondprinzip 4. Lebensbühne)
14. Was möchte ich mit meinem Fasten wirklich erreichen? Welches Ziel, welche Vision habe ich? (Jupiterprinzip 9. Lebensbühne)
15. Wem will ich gefallen? Nur mir (Sonnenprinzip 5)? Oder jemand anderem, zum Beispiel meinem Partner, etwa aus Sorge, ihn zu verlieren. (Waage-Venus-Prinzip 7. Lebensbühne)
16. Was will ich ansonsten verändern? Geht es mir um eine radikale Veränderung, die alles umkrempelt? (Plutoprinzip 8. Lebensbühne)

17. Oder geht es mir um meine Lebensphilosophie? (Jupiterprinzip 9. Lebensbühne)
18. Oder spielen für mich spirituelle Erfahrungen eine Rolle? (Neptunprinzip 12. Lebensbühne)
19. Was soll mir das Fasten bringen? (Jungfrau-Merkur-Prinzip 6. Lebensbühne)
20. Welche Fähigkeiten soll es in mir erwecken? (Jungfrau-Merkur-Prinzip 6. Lebensbühne)
21. Gibt es ein konkretes Ziel für mich? (Jungfrau-Merkur-Prinzip 6. Lebensbühne)
22. Was würde mich glücklich machen? (Jupiterprinzip 9. Lebensbühne)

Erläuterungen zu den Fragen

Zu 1: Mit dem Geschenk Ihrer wundervollen Disziplin können Sie praktisch jede Variante des Fastens wählen, also auch die vielleicht am meisten Konsequenz erfordernde ganze Fastenwoche oder das Intervall-Fasten, das jedenfalls anfangs und für einige Zeit sogar noch mehr Disziplin verlangt. Nach dieser Entscheidung können Sie sich unter den Fragen 14–22 weitere Inspirationen holen, die Sie Ihrem persönlichen Fastenziel näherbringen.

Zu 2: Mit Ihrer Kreativität und Neugier macht es Ihnen wahrscheinlich Spaß, in kurzer Zeit viele Varianten auszuprobieren, vielleicht in der Reihenfolge, wie sie Sie an- oder Ihnen ins Auge springen. Wenn Sie wissen, wie gut Sie springen können, wissen Sie auch, wie rasch Sie aus allem wieder herausspingen. Behalten Sie das im Auge und überzeugen Sie sich davon, nach jeweils drei Versuchen immer wieder einen auch tatsächlich zu Ende zu bringen, obwohl Ihnen schon längst etwas Besseres eingefallen ist.

Zu 3: Wenn Ihnen Ihre Routine wichtig ist, prüfen Sie zuerst einmal, inwieweit es wirklich Ihre ist und Sie sie tatsächlich bewahren möchten. Überlegen Sie, ob Sie sie durch Bewusstheit in ein tägliches Ritual überführen könnten und welche Form des Kurzzeitfastens sich dann am besten in Ihr Leben einfügen würde, welche Sie am wenigsten stören und am meisten inspirieren könnte?

Zu 4: Wenn Sie ständige Abwechslung lieben, wählen Sie eine der Mischformen des Kurzzeitfastens und gönnen Sie sich Ihre jeweiligen Ausnahmen. Sobald Sie merken, dass Sie nur noch Ihre eigene Extrawurstbraterei betreiben, fangen Sie einfach von vorne an und springen und scheitern Sie das nächste Mal besser – frei nach Samuel Beckett: *Ever tried. Ever failed. No matter. Try again. Fail again. Fail better.* Also: »Immer wieder versucht. Immer wieder gescheitert. Macht nichts. Versuche es wieder. Scheitere wieder. Scheitere besser.«

Zu 5: Wenn Sie sich beladen fühlen und viel zu viel mit sich herumschleppen, ist es ernst. Nehmen Sie es dann auch ernst und seien Sie konsequent. Sie brauchen Disziplin, so wie der Saturn-Typ sie hat. Wenn Sie Disziplin so ernsthaft brauchen, kommt sie Ihnen auch zu. Dann nehmen Sie sie an und setzen sie um. Fangen Sie mit einer oder zwei Wochen Fasten an und gehen Sie anschließend zu intermittierendem Fasten über. Und wenn es ernst ist und Sie so schwer sind, lesen Sie *Peace Food* und lassen Sie ab jetzt alle Tierproteine weg. Und wenn Sie dieses Buch gelesen und verdaut haben, geben Sie auch noch Gluten auf – wie in *Das Geheimnis der Lebensenergie in unserer Nahrung* beschrieben (siehe Kasten unten). Dann sind Sie Ihrem großen Geheimnis schon viel näher oder sind sogar schon dazu geworden oder jedenfalls auf dem Weg dorthin.

Zu 6: Wenn Sie abnehmen möchten, klären Sie, warum, warum wirklich. Und dann wenden Sie sich noch den Fragen 7 und 8 zu und beantworten für sich, ob das Abnehmen rasch gehen muss oder Sie sich dafür Zeit nehmen können.

Auf jeden Fall gilt auch die Antwort von Frage 5 für Sie. Wenn die Gewichtsreduktion rasch vor sich gehen soll, machen Sie es wie dort beschrieben. Falls Sie sich Zeit lassen können, wählen Sie eine Kurzzeitfasten-Variante für jeden Tag – vielleicht die 16 : 8-Methode. Am besten stellen Sie Ihre Ernährung auch gleich auf pflanzlich-vollwertig und glutenfrei um, wie in der Antwort auf Frage 5 geschildert. Das wird Ihre Erfahrungen sehr vertiefen.

Zu 7: Wenn Sie so ungeduldig sind, wünschen Sie sich von Gott, er möge Ihnen Geduld schenken, aber sofort, und Konsequenz dazu. Wenn Sie weniger auf das Wunsch-Theater geben, können Sie gleich selbst anfangen, im anderen Fall machen Sie das erst später, wenn Ihre Wünsche Ihnen aus göttlicher Gnade von oben herab nicht erfüllt wurden, weil Sie sich hier unten selbst auf die Socken machen sollen.

INFO: DAS GEHEIMNIS DER LEBENSENERGIE

Wie sieht Nahrung aus, die uns wirklich nährt? An erster Stelle kommt es auf die Menge an Sonnenlicht an, die darin gespeichert ist. Denn wir brauchen Energie zum Leben, und über Pflanzen, die das Licht mithilfe des grünen Blattfarbstoffs Chlorophyll absorbieren, können wir die Sonnenenergie auf direktem Weg in uns aufnehmen. Ebenso spielt es eine wichtige Rolle, wie frisch die Nahrung ist. Je frischer wir sie verwerten, desto mehr Energie enthält sie. Außerdem gilt: Je älter und ursprünglicher das Erbgut der Pflanzen, desto reicher sind diese Pflanzen an gesunden Inhaltsstoffen und desto wertvoller sind sie für uns. Der heute angebaute Hochleistungs-Weizen ist genetisch stark verändert und besitzt besonders viel Gluten, ein Klebereiweiß, das dafür sorgt, dass zum Beispiel Brotteig elastisch wird. Wer gesund leben und abnehmen möchte, sollte lieber auf Weizen sowie auf andere glutenhaltige Lebensmittel verzichten. Unterm Strich empfiehlt sich pflanzlich-vollwertige Kost à la *Peace Food*, die darüber hinaus möglichst noch glutenfrei ist.

Das können Sie wörtlich nehmen: Sie brauchen viel mutiges Bewegungsprogramm dazu und können damit auch gleich beginnen. Nutzen Sie Ihre Ungeduld: Ausdauersport, das, was Sie am wenigsten mögen, wo am wenigsten passiert außer Fettverbrennung – das genau brauchen Sie jetzt! Sie können dabei ruhig ganz quirlig und ungeduldig sein, solange Sie weitermachen.

Ansonsten empfiehlt sich Online-Fasten oder die Online-Idealgewicht-Challenge; das Programm können Sie sich bei Ihrer Ungeduld gleich herunterladen (dahlke4you.com), Sie brauchen also nicht auf uns und bis zum nächsten Frühjahr oder Herbst zu warten. Sie können auch noch Freunde zum »Affiliate« *anhauen*, also weitere Teilnehmer zum gemeinsamen Fasten anwerben. Dann kostet es Sie nichts, oder Sie verdienen sogar obendrein dabei, was bei Übergewicht und Ihrer Ungeduld wahrscheinlich ganz guttut. Außerdem vergrößern Sie auf diese Weise das Fastenfeld um sich herum und sogar das »Feld ansteckender Gesundheit«.

Anschließend empfiehlt sich für Sie intermittierendes Fasten in Kombination mit Frühstücks- oder Dinner-Fasten. Auf diese Weise funktioniert das Abnehmen am raschesten – natürlich vorausgesetzt, Sie lassen gleich von Anfang an alle Tierproteine *(Peace Food)* und auch Gluten weg *(Das Geheimnis der Lebensenergie in unserer Nahrung)*.

Zu 8: Wenn Sie sich Zeit lassen können, steht der ganze Himmel des Kurzzeitfastens mit der Fülle seiner und Ihrer Möglichkeiten für Sie offen. Sie können so gemächlich beginnen, wie Sie möchten, und vielleicht erst einmal nur mit der 12 : 12-Methode anfangen, das allerdings konsequent. Das heißt: Sie essen genauso lange, wie Sie fasten, und naschen nichts mehr zwischendurch. Wenn Sie konsequent sind und Tierprotein und anschließend bald auch Gluten weglassen, wird es Ihnen nicht nur besser gehen, Sie werden auch anfangen abzunehmen – langsam, aber bestimmt und nachhaltig. So schön langsam, wie Sie sich das alles auch aufgeladen haben, können Sie es jetzt auch wieder abladen und dabei so richtig kennenlernen. Dabei hilft Ihnen das Programm (Er)Leichter(t) Leben, zu dem es auch drei CDs mit sieben Meditationen gibt. Zwischendurch können Sie nach Belieben etwas Gas geben und für eine Woche täglich eine Mahlzeit wie das Abendessen oder Frühstück auslassen. Sie haben weiterhin Zeit und die freie Wahl.

Zu 9: Wenn Sie zunehmen möchten, folgen Sie einfach den Anweisungen bei »Zunehmen mittels Kurzzeitfasten« (siehe Seite 74). Aber passen Sie beim Thema Muskelaufbau auf, denn wenn das Ergebnis Ihnen selbst nicht gefällt, wird es wahrscheinlich auch sonst niemandem gefallen. *Zu wenig und zu viel sind der Narren Ziel,* das gilt eben auch für körperliches Training. Hauptsache dabei ist, dass Sie sich selbst wohlfühlen. Bedenken Sie als Frau, dass Muskelberge besser zum männlichen als zum weiblichen Archetyp passen.

Zu 10: Wenn Sie Ihr Wunschgewicht haben und es nur bewahren möchten, gratuliere ich Ihnen. Sie gehören zu einer heute seltenen Minderheit von Menschen in *ausgewogener* Balance – zumindest schon einmal körperlich. Genießen Sie Ihr Leben und fasten Sie ein bisschen oder mehr nach Lust und Laune und zur Entschlackung und Entgiftung. Und schauen Sie bei den fortgeschritteneren Fragen, welche tieferen Beweggründe Sie leiten könnten, wie etwa noch weitere Gesundheitsaspekte. Vielleicht möchten Sie die erreichte Balance auch noch auf andere Bereiche Ihres Lebens übertragen.

Zu 11: Wenn es Ihnen primär um Ihre Gesundheit geht, wird das Trinkwasser noch wichtiger, das Sie während des Fastens trinken. Ich empfehle Ihnen die acht reifen Quellen von *St. Leonhards* und vielleicht noch weitere Ihnen bekannte reife

Quellwasser. Das sind solche, die von allein aus Mutter Erde hervor*quellen.* Machen Sie einen Geschmackstest, ohne die Flaschenetiketten lesen zu können, und wählen Sie Ihr Wasser aus wie andere ihren Wein. Lassen Sie die Tropfen auf der Zunge zergehen. Machen Sie diesen Test am besten während einer Fastenwoche, wenn Ihre Sensibilität schon zugenommen hat und am besten schweigend. Wasser lässt sich nur schmecken, es hat kein Aroma wie etwa Wein.

Auf dieser sicheren Basis wählen Sie für die fastenfreien Essenstage nach den Kriterien von *Das Geheimnis der Lebensenergie in unserer Nahrung* auch Ihre Kost aus, sodass sie wirklich kostbar ist, zu Ihnen passt und Ihnen schmeckt.

Zu 12: Wenn Sie einfach dazugehören möchten, weil Fasten jetzt so viele machen, suchen Sie sich eine Gruppe oder Gemeinschaft, die Ihnen wirklich entspricht und wo Sie sich beim Fasten aufgehoben fühlen. Wählen Sie vielleicht das Online-Fasten von *Dahlke4you* im Frühjahr oder Herbst und damit eine richtig angeleitete Fastengruppe. Nutzen Sie die angeschlossene Chat-Gruppe, finden Sie Gleichgesinnte, oder starten Sie selbst eine kleine Gruppe nach Ihrem Geschmack über den Online-Weg. Unter Tausenden von Fastenden werden auch einige in Ihrer Region sein, die zu Ihnen passen. Suchen Sie sich eine Fastenvariante, die Ihnen gefällt und Ihnen sympathisch ist, und probieren Sie aus, wie gut sie tut.

Zu 13: Wenn das Fasten Ihnen vor allem Wohlbehagen, Wohlbefinden und Gemütlichkeit bringen soll, gilt Ähnliches wie gerade bei Antwort 12 erläutert. Suchen Sie sich am besten eine Gruppe, in der Sie sich an- und aufgenommen und vor allem wohlfühlen und in der Sie all Ihre Fortschritte gemeinsam besprechen und genießen können, ohne Hemmungen und in der Geborgenheit von Gleichgesinnten. Machen Sie vielleicht Ihre Familie zu dieser Gruppe – mit Liebe und guten Ideen kann es gelingen.

Zu 14: Was Sie mit dem Fasten wirklich erreichen möchten, können natürlich nur Sie selbst herausfinden. Aber vielleicht helfen Ihnen geführte Meditationen dabei wie etwa *Die Lebensaufgabe finden* (www.heilkundeinstitut.at) oder die Erinnerung an Ihre frühen Wunschträume und Visionen.

Was Sie zutiefst antreibt und bewegt, finden Sie eher in der längeren Fastenzeit einer Woche heraus als in kurzen Fastenzeiten, die meist so nebenbei ablaufen. Aber vielleicht reichen Ihnen auch drei Tage, wie sie bei der indianischen *Vision Quest,* der Visionssuche, üblich sind.

Zu 15: Wenn es Ihnen vor allem um sich selbst geht, sind Sie ziemlich frei, jedwedes Kurzzeitfasten oder auch eine längere und damit intensivere Erfahrung zu suchen und zu finden. Vielleicht genießen Sie einfach eine Woche, in der Sie sich nach Herzenslust nur um sich kümmern und sich alles nur um Sie drehen darf wie etwa bei den verschiedenen Fastenwochen in unserem Fastenzentrum in der Südsteiermark.

Wenn Sie aber jemand anderen damit beeindrucken möchten oder Sorge haben, ihn sonst zu verlieren, machen Sie sich das ganz ehrlich klar. Es kann ein wundervolles Zeichen der Liebe sein, Bedenken zu haben, die Partnerschaft zu riskieren, wenn man nichts in die Richtung unternimmt, in der die Partnerin oder

der Partner schon länger oder jedenfalls begeistert unterwegs ist. Sollte Ihre Motivation zum Fasten also eher von außen kommen, kann sie zum Anfangen dennoch reichen, und dann werden das Fasten und Ihr »innerer Arzt« oder ihre »Innere Heilerin« übernehmen – wobei in diesem Fall zu einer längeren Fastenzeit von mindestens einer Woche zu raten ist.

Zu 16: Wer einen tiefen radikalen Wandel sucht und braucht, muss ihn finden – das ist möglich, wenn Sie sich dem Wunsch nach Wandel ganz hingeben. Beginnen Sie mit einem längeren Fasten von einer zu Ihrer Gewichtssituation passenden Dauer. Knöpfen Sie sich während dieser Zeit die Bücher *Peace Food* und dann *Das Geheimnis der Lebensenergie in unserer Nahrung* vor, und machen Sie gleich Nägel mit Köpfen: komplette Umstellung auf tierprotein- und glutenfreie Kost, ohne jede Ausnahme. Seien Sie von Anfang an konsequent – das ist zugleich die radikalste, aber auch leichteste Art der Umstellung, denn Ihre Darmbakterien werden sich bald – also in drei bis spätestens vier Monaten – mit Ihnen umstellen. Anschließend können Sie – wenn Ihr Gewicht das erlaubt – zu intermittierendem Fasten wechseln. Kombinieren Sie es, um den Effekt noch weiter zu vertiefen, entweder mit Dinner-Cancelling oder Frühstücks-Fasten. Es passt zu Ihnen, so radikal an die Wurzeln zu gehen.

Wenn Sie aber noch nicht wissen, was sich in Ihrem Leben ansonsten verändern soll, kann das Fasten selbst die Lösung bringen. Dann brauchen Sie mehr als 16 Stunden oder auch einen Tag. Das Minimum sind drei Tage, am besten aber eine Woche. Die ersten drei Tage der Umstellung können etwas schwieriger sein und insofern empfehle ich, sich noch einige weitere zu gönnen.

Seien Sie einfach sehr weit und offen und erleben Sie, wo Sie die Tage hin- und welche Erfahrung sie Ihnen nahebringen. Dabei könnten geführte Meditationen wie *Die Lebensaufgabe finden* oder *Selbstliebe* helfen. Eine Auswahl an Büchern und CDs bzw. Downloads findet sich am Ende des Buches.

Zu 17: Wenn es Ihnen um das Finden Ihrer Lebensphilosophie geht, brauchen Sie wahrscheinlich auch mehr als nur eine kurze Fastenzeit, also fangen Sie mit einer Woche an und lassen Sie sich gerne von den geführten Meditationen zum Buch *Die Schicksalsgesetze – Spielregeln fürs Leben: Resonanz – Polarität – Bewusstsein* leiten. Das Buch kann Ihnen natürlich auch sehr helfen, zu Ihrer ganz persönlichen Lebensphilosophie zu finden, da es eine allgemeine Grundlage der zeitlosen Gesetze der hermetischen Philosophie bringt.

Zu 18: Wo spirituelle Erfahrungen das Ziel sind, hängt alles von der Bewusstheit ab, mit der Sie sich auf Ihren (Fasten-)Weg machen. Da bieten natürlich längere Fastenzeiten mehr Chancen. Alle großen biblischen Lehrer von Moses über Johannes den Täufer bis zu Jesus Christus gingen vor großen Ereignissen vierzig Tage lang in die Wüste, um zu fasten. Persönlich habe ich zweimal so lange gefastet und habe das nie bereut. Aber es ist als Einstieg zu lang und zu radikal. Wenn Sie bisher noch keine Fastenerfahrungen haben, fangen Sie mit einer der Kurzzeitfasten-Varianten an, die zu Ihnen passt, und dann fasten Sie erst einmal eine Woche, dann zwei Wochen, vielleicht auch später vier Wochen und schließlich eventuell die vollen vierzig Tage. So jedenfalls habe ich es gemacht, und das war gut und könnte auch Ihnen den Weg weisen.

Zu 19: Wenn Sie noch gar nicht wissen, was das (Kurzzeit-) Fasten Ihnen bringen soll, freuen Sie sich an Ihrer Offenheit und versuchen es nicht, sondern tun Sie es *einfach*, am besten gleich, wann sonst? Und wer, wenn nicht Sie? Es geht um Sie, das ist das einzig Sichere.

Zu 20: Welche Fähigkeiten Fasten in Ihnen (er)wecken soll, können nur Sie selbst herausfinden, und Ihr Selbst wird Ihnen dabei helfen. Jedenfalls stecken in uns allen viele Möglichkeiten und Begabungen, und nach meinen Erfahrungen ist Fasten eine im wahrsten Sinne des Wortes *wunder*volle Möglichkeit, sie zu finden. Gönnen Sie es sich am besten für eine Woche. Sie werden über das Ergebnis (und sich) staunen, und lassen Sie sich dabei helfen, wenn nötig. Online-Fasten ist eine sehr einfache Möglichkeit dazu, aber es gibt natürlich auch Fastenärzte und -Heilpraktiker vor Ort.

Zu 21: Wenn Sie Ihr konkretes Ziel noch suchen, ist es geschickter, ein paar Tage oder vielleicht sogar gleich eine Woche zu fasten. *Wer suchet, der findet*, weiß die Bibel, und das ist natürlich richtig: Wer lange genug ehrlich sucht, findet auch. Sie können es aber abkürzen, wenn Sie sich mehr aufs Finden statt aufs Suchen einstellen. Das ist empirisch vom kleinen Bären und vom kleinen Tiger belegt, die auf der Suche nach Panama, dem Land ihrer Träume, beim Pilzesammeln dazu geforscht haben.

Und nun wirklich ganz konkret: Wenn es etwa darum geht, in einen bestimmten Badeanzug wieder hineinpassen zu wollen, fragen Sie zuerst: Von welcher Seite aus, von der dicken oder der dünnen, nähere ich mich meinem Ziel? Fasten ist, wie gezeigt, für beide Richtungen hilfreich. Wahrscheinlich nähern Sie sich von der dickeren Seite.

Soll es rasch gehen und trotzdem nachhaltig sein? Im letzteren und häufigsten Fall sind erst die Muster hinter dem jetzigen (Über-)Gewicht zu durchschauen, am einfachsten mithilfe des CD- und vor allem Taschenbuchbuch-Programms *Mein Individualgewicht.* Ideal zum raschen Abnehmen ist auch das E-Book *(Er-)Leichter(t) Leben* (bei dahlke4you.com). Die seelischen Hintergründe sind immer noch anschließend mit dem Taschenbuch »Mein Individualgewicht« zu entdecken.

Im Sinne des Heilwerdens – worauf die Salutogenese zielt – geht es dann vom Verstehen des Themas oder Problems aus weiter zum Gestalten beziehungsweise Verwandeln der Situation. Suchen Sie sich also nun einen Weg, um das, was Sie jetzt mit Ihrem Gewicht im Leben erreichen oder durchsetzen wollen, auf andere, entwicklungsförderlichere Weise zu schaffen und zu verwirklichen.

Dann folgt noch drittens das Einordnen in den Sinnzusammenhang Ihres Lebens. Dabei können die Bücher *Die Schicksalsgesetze, Schattenprinzip* und *Die Lebensprinzipien* helfen. Das alles ginge ideal während einer initialen Fastenwoche. Sie ist als Einstieg wundervoll geeignet und gibt Ihnen viel Zeit für die drei CDs und sieben Meditationen des Programms von *Mein Idealgewicht* – für jeden Tag also eine Meditation.

Das ließe sich einfach und günstig mit dem Online-Fasten verbinden, dabei kann ich sogar persönlich die täglich anfallenden Fragen beantworten. Vielleicht habe ich das in Bezug auf Ihre Frage sogar schon getan, und Sie finden die Antwort in der rapide wachsenden Fragensammlung auf meiner Internet-Plattform Dahlke4you.com, dem inneren Kreis meiner Arbeit.

Anschließend könnten Sie das intermittierende Fasten bis zum Erreichen Ihres (Ideal-)Gewichts weiterführen. Das hat schon bei so vielen geklappt, und wir bieten inzwischen dazu auch ein 3-wöchiges Programm mit der Idealgewicht-Challenge an: eine Woche Detox, eine Woche Fasten und eine Woche Aufbau mit Kurzzeitfasten (www.dahlke4you.com).

Sie könnten sich im Anschluss auch ein Mischprogramm aus intermittierendem Fasten und einer der 3 : 4-, 4 : 3- oder 5 : 2-Varianten aussuchen, das Sie fit hält, Ihnen aber noch mehr zusagt, zumal Sie nun Ihr Gewicht »nur noch« zu halten brauchen, was leichtfällt, wenn Sie Ihr Muster kennen. Dazu können Sie Hinweise unter Frage 8 finden.

Zu 22: Wenn Sie danach suchen, was Sie wirklich glücklich machen könnte, gibt es viele Wege, und Fasten kann Ihnen ausnahmslos auf allen weiterhelfen. Finden Sie es unbedingt heraus.

Die Lebensprinzipien als Hilfe

Natürlich bezogen sich die gestellten Fragen auf alle zwölf Lebensprinzipien (in Klammern dahinter), wie etwa das Saturnprinzip (10) oder das Jungfrau-Merkur-Prinzip (6). Die eingeklammerten Zahlen verweisen auf die Stellung des Prinzips im Entwicklungskreis: Das Jungfrau-Merkur-Prinzip steht beispielsweise im sechsten und das Saturnprinzip im zehnten Feld oder Haus des Entwicklungskreises. Es lohnt sich, dem Prinzip, mit den Sie betreffenden oder Ihnen wichtigen Fragen mehr Aufmerksamkeit und Achtsamkeit zu schenken, denn von hier kommen neben vielen Chancen auch die entscheidenden und nicht selten verhindernden Ausreden.

Finden Sie hinter einer Frage etwa eine (1), wie bei Frage 7 zur Geduld, berührt diese Frage ein Thema, das das Marsprinzip betrifft, das Prinzip von Aggression und Aufbruch. Wenn Sie Ihr persönliches Thema diesbezüglich weiter vertiefen möchten, finden Sie dazu im Buch *Heilsame Tugenden* (nur noch im Heilkundeshop) die raschesten und konstruktivsten Zugänge. Für das ausführliche Studium empfiehlt sich *Die Lebensprinzipien*. Finden Sie eine (2) wie bei Frage zwölf bezüglich der Gruppenzugehörigkeit, geht es um das zweite oder Stier-Venus-Prinzip, das sich um Selbstwertgefühl, Verwurzelung und Sinnenfreude dreht. Die (3) verweist auf das dritte oder Zwillinge-Merkur-Prinzip, das Prinzip von Kontakt und Kommuni(kati)on.

Das Mondprinzip (4) ist das Prinzip der Gefühle und Lebensrhythmen, das Sonnenprinzip, (5) das Prinzip von Kreativität und der eigenen Mitte. Zum Jungfrau-Merkur-Prinzip (6) gehören Medizin und Gesundheit, und beim Waage-Venus-Prinzip (7) geht es um Liebe und Ästhetik, Frieden und Schönheit sowie um den Ausgleich der Gegensätze in Harmonie.

Dem Plutoprinzip (8) sind die Themen Sterben und Werden zugeordnet, Reue und innere Umkehr, die totale Metamorphose und Wandlung. Das Jupiterprinzip (9) repräsentiert das Lebensprinzip von Wachstum, Sinnfindung und Expansion. Das Saturnprinzip (10) steht für die Reduktion aufs Wesentliche, bei der weniger mehr ist. Hier sind auch Struktur und Disziplin zu Hause.

Dem Uranusprinzip (11) geht es um Entpolarisierung, Spontaneität, Freiheit, Originalität und Humor und darum, über die Stränge zu schlagen und neue Wege zu entdecken. Das Neptunprinzip (12) repräsentiert das Jenseitige, Numinose und Unbegreifliche, es ist das Prinzip von Mystik, Transzendenz, Grenzüberschreitung und der Auflösung des vordergründig Sichtbaren.

Ihnen wird aufgefallen sein, dass das Jungfrau-Merkur-Prinzip (6) und das Saturnprinzip (10) bei den oben aufgeführten Fragen öfter vorkommen als die anderen. Das liegt daran, dass Fasten wie alle Reduktion zu Feld 10 und Gesundheit zu Haus 6 gehören. Allerdings ist es der Vorteil der Kurzzeitfasten-Varianten, dass sie jedem Lebensprinzip entsprechend angepasst werden können, wie bei den Antworten zu den Fragen beschrieben.

VORTEILE DES KURZZEITFASTENS

Das Wichtigste und Wertvollste, das wir mit Kurzzeitfasten erreichen, ist ein enormer Gewinn an Gesundheit und Lebensqualität. Das Leben wird auf diese Art sogar deutlich länger, weil bei karger Ernährung die Lebenserwartung steigt. Das alles belegt eine Fülle von wissenschaftlichen Studien, von denen in diesem Kapitel ausführlich die Rede sein wird. Insgesamt können wir tatsächlich mehr von einem Leben mit Fasten erwarten, nicht nur an Quantität, sondern vor allem an Qualität und Tiefe.

Kurzzeitfasten bringt meist auch einen neuen Rhythmus und damit mehr Lebendigkeit ins Leben. Wenn Rhythmus Leben ist, wie Rudolf Steiner sagt, betont das seine Wichtigkeit nochmals. Rhythmus verhält sich zu Takt wie Leben zu Tod. Wo wir in starren Routinen gelandet sind und unser Leben in Form einer strikten Agenda durchgetaktet ist, droht also grundsätzlich Gefahr fürs Leben. Die Verwandlung des Tagesrhythmus durch Kurzzeitfasten kann also – krass formuliert – das Leben zurückbringen und tatsächlich retten. So lässt sich aus Teufelskreisen aus- und in Aufwärts- oder Glücksspiralen umsteigen.

Ein weiterer großer Vorteil des Kurzzeitfastens ist, dass die meisten Varianten so einfach und so nah am normalen Leben sind, dass die Einstiegshürden schwinden und viel mehr Menschen diesen Schritt schaffen können, als dies beim dauerhaften

Fasten der Fall ist. Auf diese Weise kann sich das Feld des Fastens insgesamt enorm vergrößern und Fasten damit noch populärer machen, uns vielleicht sogar auf den Weg zu christlichen Fastenzeiten zurückbringen, wo die ganze christliche Bevölkerung zusammen fastete – vergleichbar mit dem Ramadan im Islam, wenn dort auch mit einer gesundheitlich nicht vorbehaltlos zu empfehlenden Methode. Wer in diesen meist heißen Ländern während des Ramadans nichts trinkt, solange die Sonne am Himmel steht, kann nicht viel Gesundung erwarten. Aber nicht auszudenken, wenn die ganze Christenheit in ihrer Fastenzeit wieder richtig fasten und sich anschließend im Sinn des franziskanischen Christentums ohne Tierprodukte ernähren würde!

Hinzu kommt, dass sich viele der neuen US-amerikanischen Studien gerade auf das Kurzzeitfasten beziehen, was es wissenschaftlich sogar noch besser absichert als klassisches Fasten. Das wird weitere Hürden abbauen und auch vielen Menschen, die sich an der Wissenschaft orientieren, die Türen zum Fasten öffnen.

Weiter ist zu bedenken, dass die verschiedenen Kurzzeitfasten-Varianten in der Regel mit solch einem Buch vollständig bezahlt sind und weder Sanatorien noch Hotels brauchen. Jeder kann sie problemlos bei sich zu Hause durchführen, auch neben fast jeder Arbeit, jedenfalls die hier beschriebenen Fastenvarianten.

Nebenbei spart Kurzzeitfasten auch noch Zeit und Geld (siehe Kasten). Während Diäten in der Regel aufwendig, anstrengend und manchmal teuer sind, weil man vielfach verschiedene spezielle Präparate und Nahrungsmischungen dazu braucht, benötigt man zum Kurzzeitfasten buchstäblich nichts, im Gegenteil.

Wer Mahlzeiten auslässt und einzelne oder mehrere Tage fastet, spart Geld, Zeit – und sogar Energie. Denn bei der Verdauungsarbeit (ver)braucht unser Organismus verblüffend viel Energie, die den Kurzzeitfastenden bald – auch deutlich spürbar – zufließt und zur freien Verfügung steht. Ideal wäre es, die gesparte Zeit und die gewonnene Energie von Anfang an produktiv zu nutzen und Dinge in Angriff zu nehmen, die uns am Herzen liegen. Das Gleiche gilt für gespartes Geld. Wenn es nicht seinerseits gleich wieder Geld verdienen muss, könnte es Freude machen – Ihnen selbst oder anderen, was noch mehr Freude bereiten wird.

Wunschfigur und Idealgewicht

Im Feld der stark zunehmenden Gewichtsprobleme werden wir alle – aufgrund neuer wissenschaftlicher Erkenntnisse – umdenken müssen. Es ließ sich mehrfach belegen, dass längere tägliche Fastenperioden sogar die positiven Auswirkungen von anderen Diäten bei Weitem übertreffen und eine drogenfreie Verhinderung von Übergewicht und Diabetes Typ 2 ermöglichen, den beiden – laut WHO – hauptsächlich drohenden Volksseuchen.

Wann ist wichtig

2012 entdeckten Wissenschaftler des Salk Institute for Biological Studies, dass es wichtiger ist, wann wir essen, als was wir essen und dass damit – jedenfalls bei Mäusen – Übergewicht, Diabetes und Leberprobleme zu vermeiden sind. Von jetzt ab werden die wissenschaftlichen Studien mit blauen Punkten am Rand markiert, sodass sie leichter zu überspringen, aber auch leichter zu finden sind.

Mäuse, die beliebig fressen durften, hatten ungleich größere Fetteinlagerungen in der Leber als diejenigen, die dieselbe Fett- und Kalorienmenge in nur 8 Stunden bekamen. Prof. Satchidananda Panda, Hauptautor der Studie, sagt dazu: »Es ist ein Dogma, dass eine Hoch-Fett-Kost zu Fettsucht führt und dass wir häufig essen sollten, wenn wir wach sind. Unsere Ergebnisse zeigen jedoch, dass regelmäßige Essenszeiten und Fasten während vieler Stunden während des Tages für unsere Gesundheit heilsamer sind.«

Die Wissenschaftler fütterten zwei Gruppen von gen-, geschlechts- und altersgleichen Mäusen mit einer Nahrung, bei der 60 % der Kalorien aus Fett stammten, vergleichbar mit einer Kost aus Kartoffelchips und Speiseeis zu allen Mahlzeiten. Die eine Gruppe durfte davon beliebig fressen und die ganze Zeit über naschen, die andere Gruppe nur 8 Stunden pro Nacht, was auf ein 16 : 8-Fastenmuster hinauslief.

Nach 100 Tagen waren die Ganztags-Fresser übergewichtig und hatten erhöhte Cholesterin- und Blutzuckerwerte, Leberschäden und verringerte motorische Kontrolle über ihre Muskulatur, während die kurzzeitfastenden Mäuse 28 % weniger wogen und keine Gesundheitsprobleme zeigten, obwohl sie die gleiche Menge der gleichen Kost gefressen hatten. Darüber hinaus übertrafen die Fasten-Mäuse bei Übungen sowohl die Dauerfresser als auch Mäuse aus einer Kontrollgruppe, die eine gewöhnliche Nahrung bekommen hatten.

Das lässt die Vermutung zu, dass – zumindest bei Mäusen – Fasten wichtiger ist als die Art des Futters. Das entspricht auch meinen früheren persönlichen Erfahrungen. In Seminarhotels bekam ich oft kein Vollwertessen, hielt aber regelmäßige »Fastenzeiten« zwischen den Mahlzeiten ein. Dabei fühlte ich mich besser als in meiner Freizeit, in der ich nur biologische Vollwertkost aß, diese früher aber oft auch zwischendurch futterte.

Megumi Hatori, Mitautor von Pandas Studie, sagt dazu: »Das war ein erstaunliches Ergebnis. In den letzten fünfzig Jahren wurden wir ständig angehalten, die Fettkalorien zu reduzieren und kleinere Mahlzeiten und Snacks während des Tages zu essen. Nun fanden wir jedoch heraus, wie wichtig Fastenzeiten sind. Dadurch können wir sogar die schädlichen Auswirkungen von Hoch-Fett-Kost kompensieren.« Hatori warnt trotzdem – aus meiner Sicht zu Recht – davor, nun schlechte Nahrung zu wählen, und sagt: »Was wir fanden, ist lediglich, dass tägliches Fasten (16 : 8) unseren Körper in die Lage versetzt, ungesunde Nahrung bis zu einem gewissen Grad zu kompensieren. Aber da gibt es sicher Grenzen.«

Die Erklärung, die die Autoren für dieses Phänomen gefunden haben, ist naheliegend: Der Körper speichert Fett, solange wir essen, und beginnt erst nach einigen Fastenstunden, Fett zu verbrennen und Cholesterin in gesunde Fettsäuren abzubauen. Essen wir dagegen häufig, fährt der Organismus fort, Fett herzustellen und zu speichern und seine Fettzellen bis hin zu Leberschäden zu vergrößern. In dieser Situation produziert die Leber auch weiterhin Glukose und erhöht so den Blutzuckerspiegel. Fasten auf der anderen Seite reduziert die Produktion von freiem Fett, Glukose und Cholesterin und führt diese Stoffe ihrer Verarbeitung zu. Es verhindert die Fettspeicherung und fördert seine Verbrennung, was die Leberzellen gesund hält und Körperfett überall reduziert. Fasten aktiviert die Leberenzyme, die Cholesterin zu Fettsäuren abbauen, und bringt den Metabolismus des sogenannten braunen Fettes in Gang, einer Art guten, leicht verbrennbaren Fettes. Insofern verbrennt der Organismus im wahrsten Sinne des Wortes Fett beim Fasten. Die Leber setzt außerdem die Glukoseproduktion für mehrere Stunden aus, was den Blutzuckerspiegel reduziert. Glukose, die sonst im Blut gelandet wäre, wird stattdessen benutzt, um Moleküle aufzubauen, beschädigte Zellen zu reparieren und neue DNS herzustellen. Das mindert auch chronische Entzündungen, die an der Entwicklung vieler Krankheitsbilder beteiligt sind, wie etwa Herzkrankheiten, Schlaganfälle, Krebs und Alzheimer. Mit Kurzzeitfasten im 16 : 8-Rhythmus gingen solche unterschwelligen Entzündungen nachweislich zurück.

Abnehmen ohne Jo-Jo-Effekt

Zur Gewichtsreduktion ist Kurzzeitfasten längeren Fastenzeiten meist überlegen, weil der Verlust der Kilos ähnlich langsam und damit nachhaltig verläuft wie ihre Ansammlung im Vorfeld. Außerdem wird der Jo-Jo-Effekt dabei eher verhindert, weil der Grundumsatz beim Kurzzeitfasten nicht sinkt, sondern in den ersten drei Fastentagen sogar deutlich steigt.

Wer pro Tag eine Mahlzeit auslässt, nimmt akut natürlich viel langsamer ab als jemand, der während einer Woche gar nichts isst. Das ist vergleichbar mit Gewichtsabnahmen durch Sport. Wer sich einmal pro Woche im Fitnessstudio völlig verausgabt oder im Squash-Käfig austobt, nimmt bei dieser Aktion sicherlich ab, aber möglicherweise wird er sich anschließend auch gleich für die Strapaze mit Essen belohnen und den Effekt weitgehend konterkarieren und manchmal sogar noch überbieten.

Wer dagegen ein Jahr lang keinen Lift mehr benutzt und alle Treppen aus eigener Kraft bewältigt, wird an den vielen Einzeltagen vielleicht wenig direkten Erfolg auf der Waage messen können, am Ende des Jahres aber mit Sicherheit einen umso erfreulicheren Gewichtsrückgang registrieren. Natürlich belohnt er sich auch nicht für jedes Treppensteigen, es wird ihm vielmehr zur Gewohnheit. Und vielleicht kann sein innerer Arzt die im Körper ständig laufenden Systeme umprogrammieren oder davon überzeugen, dass, wer so viele Treppen steigt, sich unterm Strich viel leichter tut. Beim Abnehmen helfen auf lange Sicht also Geduld und Kontinuität.

Nach den Erfahrungen des »Fastenprofessors« Andreas Michalsen von der Berliner Charité ist Abnehmen mit Kurzzeitfasten durchaus realistisch: »Unsere Daten zeigen: Wer ein oder zwei Tage pro Woche fastet oder nur noch zwei Mahlzeiten am Tag zu sich nimmt, nähert sich seinem Normalgewicht an.«

Eine Studie an normalgewichtigen Menschen zeigte nach drei Wochen Kurzzeitfasten, dass die Fettverbrennung innerhalb eines Tages von gut 60 auf über 100 Gramm anstieg, während die Energiedeckung durch Zucker von 175 auf 81 Gramm sank. Die Teilnehmer verloren in den drei Wochen etwa 2,5 % ihres Körpergewichts und sogar 4 % ihres Körperfettes (Heilbronn, Smith et al. 2005). Mehr Fett als Gewicht zu verlieren, ist im Sinne der meisten Übergewichtigen.

Noch deutlicher sind die Gewichtseffekte bei stark fettleibigen Patienten. Bei einer wissenschaftlichen Untersuchung von 2013 verloren diese innerhalb von 8 Wochen Kurzzeitfasten durchschnittlich 5 kg Körperfett, während die Muskelmasse gleich blieb. Ihr Hüftumfang verringerte sich durchschnittlich um über 7 cm (Klempel et al. 2013). Diese Erfahrung mache ich mit meinen Patienten – in Übereinstimmung mit Prof. Michalsen – auch immer wieder.

Die Angst, in den Essenzeiten würde das beim Fasten Eingesparte wieder mehr als kompensiert, ist dabei offenbar meist unbegründet. In einem Artikel in der New York Times erklärt Krista Varady, Ernährungswissenschaftlerin an der Universität von Illinois, Kurzzeitfasten führe nicht dazu, dass Fastende an den normalen Tagen deutlich mehr essen; vielmehr lägen sie lediglich 10 bis 15 % über der für sie üblichen Menge.

SPECIAL: Was Kurzzeitfasten alles (er)spart

Kurzzeitfasten geht in der Regel einfach nebenbei, das heißt, es kostet uns kaum Zeit. Im Gegenteil kann die Reduktion auf beispielsweise zwei Mahlzeiten pro Tag sogar auf Dauer viel Zeit und auch Nerven durch eine Vereinfachung des Lebens sparen. Und nebenbei geben wir auch weniger Geld aus. Wer – wie beim intermittierenden Fasten – nur jeden zweiten Tag isst, spart am Fastentag sogar drei Mahlzeiten, also viel Zeit und einiges Geld, das er sonst zum Einkaufen, Zubereiten und Essen gebraucht hätte.

Bei der ersten Variante spart man so im Jahr 360 Mahlzeiten und mindestens ebenso viele Stunden für den damit verbundenen Aufwand. Das sind insgesamt schon 15 Tage im Jahr. Wenn jede Mahlzeit nur 10 Euro kostete – was beim Aufwand für das Besorgen und Zubereiten von Lebensmitteln, die diesen Namen noch verdienen, sogar zu gering bemessen sein dürfte –, sind es immerhin knapp 4 000 Euro pro Jahr, die man so spart. In 10 Jahren beläuft sich die Ersparnis bei

3600 Mahlzeiten und Stunden schon auf 150 Lebenstage und 40000 Euro, genug für ein ordentliches Auto.

Wer auf intermittierendes Fasten umsteigt, spart jährlich an 182 Tagen Zeit und Geld fürs Essen. Das sind insgesamt 546 Mahlzeiten und Stunden, also schon 23 Tage im Jahr, ein richtiger Urlaub, und – so vorsichtig wie oben kalkuliert – 5460 Euro. In 10 Jahren summiert sich die Ersparnis auf 5460 Mahlzeiten und Stunden bzw. 230 Tage, also fast 8 Monate und 54600 Euro – Zeit und Geld genug für einige sehr schöne Urlaube.

Wer 40 Jahre oder ein halbes Leben kurzzeitfastet, spart sich im ersten Fall des täglichen Auslassens einer Mahlzeit 600 Lebenstage, also fast zwei Jahre, und 160000 Euro, beim intermittierenden Fasten sind es 920 Tage, also rein rechnerisch mehr als zweieinhalb Jahre, und ca. 220000 Euro, also schon ein Haus.

Solche Berechnungen geben nicht annähernd das tatsächliche Ausmaß der Einsparungen wieder, denn wir ersparen uns dadurch auch unschätzbar viele Krankheitstage und als Angestellte und Arbeiter unseren Arbeitgebern die entsprechenden Kosten. So lässt sich außerdem leichter Karriere machen, denn gesunde Menschen werden überall bevorzugt. Das mag hart und unfair klingen, ist aber wissenschaftlich belegt.

Und was wir so unserer Krankenversicherung sparen, lässt sich kaum ermessen. Ich habe meine jedenfalls in den letzten vierzig Jahren nicht mehr in Anspruch genommen. Aber mit Abstand am meisten ersparen wir uns selbst auf vielen Ebenen.

Fasten mit Körper und Seele

Natürlich und selbstverständlich hängen der Gewichtsverlust und die dazu notwendige Zeit von vielen Faktoren ab, als da sind: die gewählte Methode, die Konsequenz ihrer Durchführung und die individuelle Konstitution.

Darüber hinaus spielt für den Erfolg bei der Gewichtsabnahme auch die Ernährung eine entscheidende Rolle. Kurzzeitfasten ist insbesondere dann erfolgreich, wenn es nicht nur mit einer Änderung der Essensrhythmen, sondern auch mit einer inhaltlichen Umstellung der Ernährung einhergeht. Wer nur noch zwei Mahlzeiten am Tag zu sich nimmt und dabei auf Tierprotein verzichtet und auf Vollwertigkeit achtet, wird rascher abnehmen und obendrein noch gesünder als mit der weiterhin gewohnten Ernährung.

Bloßes Abnehmen ist oft, aber nicht zwingend gesund, wie früher die auf Steaks und Salate reduzierten sogenannten Manager-Diäten offenbarten. Und auch veganes Essen ist nicht generell förderlich für die Gesundheit. Wer viel Weißmehl und -zucker isst und daneben Kornschnaps und Maissirup trinkt, lebt zwar vegan, aber sehr ungesund. Je konsequenter, umfassender und nachhaltiger wir das Abnehmen planen, desto überzeugender, gesünder und auch langfristiger ist der Effekt. Wer nicht nur Tierprotein weglässt, sondern zusätzlich auch Gluten, schneidet noch besser beim Abnehmen ab.

Natürlich kommt man rascher voran, wenn man nicht nur täglich eine Mahlzeit einspart, sondern jeden zweiten Tag gänzlich fastet. Aus Essensrhythmen und der Art des Essens ergeben sich ebenso verblüffende wie beglückende Synergien.

Gehen Rhythmus, Quantität und Qualität ebenso wie Körper und Seele beim Fasten Hand in Hand, kommen wir wirklich weit – und das obendrein auf leichte, beschwingte und manchmal sogar richtiggehend mitreißende und sogar erhebende Weise. Synergien fühlen sich wundervoll beglückend an. Wir bekommen dann so viel mehr als erwartet, und sind im positiven Sinn enttäuscht. Da baut sich eine Stimmung wie in einem Orchester oder einer Firma auf, wo alle am selben Strang ziehen und in Resonanz miteinander gehen. Das ist es, was Wissenschaftler allmählich als »Kohärenz« entdecken und schätzen lernen. Wenn Patient und Arzt ganz bewusst im selben Boot sitzen und ein gemeinsames Ziel ansteuern, ist selbst in wissenschaftlich betrachtet aussichtslosen Situationen noch so viel möglich. Wunder werden so geradezu alltäglich. Und so kann, wer meist ziemlich bewusstlos ins Übergewicht geschlittert ist, daraus umgekehrt wieder bewusst wie der Phönix aus der Asche auftauchen. Die diversen Kurzzeitfasten-Varianten liefern dazu wundervolle Möglichkeiten.

Wer wirklich umfassenden, nachhaltig wirkenden Erfolg anstrebt, ist aufgerufen, Körper und Seele mit ins Boot zu holen und zum neuen Essens- und Fastenrhythmus auch die Qualität und – ganz nebenbei – die Menge der Kost zu verändern. Dann sind seinem Erfolg Tür und Tor geöffnet. Die Mittel dazu haben wir alle schon behandelt.

Hier nochmals in Kurzform:

1. Zuerst gilt es, den Essens- und Fastenrhythmus herauszufinden und umzusetzen, der einem persönlich am ehesten entspricht.

2. Die Qualität der Nahrung sollte auf pflanzlich-vollwertige Kost umgestellt werden, um die verringerte Quantität auszugleichen. Die Nahrung soll alles enthalten, was wir brauchen, um uns nachhaltig zu sättigen. Die erste Möglichkeit, sich zu sättigen, erfolgt durch Magenfüllung. Das ist sogar mit Wasser möglich, nur nicht nachhaltig. Die zweite, nachhaltigere Methode liegt darin, den Organismus zufriedenzustellen, was nur mit vollwertigen Lebensmitteln gelingen kann. Wenn er nicht alles bekommt, was er braucht, wird er sogleich wieder Hungergefühl entwickeln – in der Hoffnung zu bekommen, was ihm noch fehlt.
3. Auch beim Kurzzeitfasten ist es gut, die Quantität des Essens in Grenzen zu halten, wobei sehr ausführliches, sprich gutes Kauen eine große Hilfe ist. Außerdem ist darauf zu achten, reichlich gutes Wasser aus reifen Quellen zu trinken. Es wirkt beim Fasten sehr unterstützend und hat sich bei unseren Kursen in TamanGa enorm bewährt.
4. Darüber hinaus ist es wichtig, die Bedeutung hinter den eigenen Essens-Mustern zu klären, um den Gewichtsregler neu zu justieren. Über *Kurzzeitfasten* hinaus bietet das E-Book *(Er-)Leichter(t) Leben* mit den 5 Ws der Ernährung beste Tipps zum Gewichtsverlust. Das lässt sich dann noch mit dem Taschenbuch »Mein Individualgewicht« seelisch fast beliebig vertiefen.

Vom Normalgewicht zum Idealgewicht oder Individualgewicht?

Da stellt sich zuerst die Frage: Was ist *mein Individualgewicht*? Wie der Ausdruck schon verrät, ist es etwas sehr Individuelles: *Mein* Individualgewicht ist das Gewicht, bei dem ich mich wohl- und optimal in meiner Kraft fühle. Die Idealgewicht-Formel für alle kann es von daher gar nicht geben. Was bei solchen Formeln herauskommt, zeigt die Verwirrung der Ausdrücke. Als Normalgewicht gilt bei uns allgemein die Körpergröße in Zentimetern minus 100. Bei 172 cm Größe sollte ich also als normaler Österreicher 72 kg wiegen. Das wäre aber entsetzlich für mich, denn ich fühle mich bei meinen ca. 64 kg sehr wohl, mit 8 kg mehr fühlte ich mich übergewichtig und unbeweglich, kurzum zu fett. Daher gibt es noch ein Idealgewicht, das für Männer 10 % und für Frauen 15 % unter dem Normalgewicht liegt. Das hieße für mich dann 65 kg, was in etwa hinkommt, wobei ich mich 1 bis 2 kg darunter noch besser fühle, also mein Individualgewicht erreiche.

Unterm Strich betrachtet bedeutet die Existenz der beiden Ausdrücke, dass bei uns das Normale nicht ideal und das Ideale nicht normal ist. So ist es ja auch. Die meisten Menschen erreichen nicht einmal ihr Normalgewicht und fühlen sich mit Recht be- und überladen, schwer und beschwert und (er)leben ihr Leben entsprechend beschwerlich. Selbst mit Normalgewicht wären sie noch 10 oder 15 % und damit etliche Kilos über ihrem Idealgewicht, das von all diesen Formeln dem Wohlfühlgewicht wohl noch am nächsten kommt. Das Normalgewicht können wir also getrost vergessen. Wer will auch schon normal sein? Insofern habe ich mit Individualgewicht einen Ausdruck geprägt, den jede(r) nur für sich selbst über ihr oder sein persönliches Wohlfühlgewicht bestimmen kann.

Die Schulmedizin tut sich im Auffinden neuer Formeln hervor, unterstützt uns aber leider kaum beim Erreichen des persönlichen und zwingend individuellen Ideal- oder Wohlfühlgewichts, wenn wir einmal von absurden Pillen und nur schwer verantwortlichen kosmetischen Operationen absehen. Erstere funktionieren nicht nachhaltig, schaden aber oft, Letztere gehen mit den Energiebahnen des Organismus um, als existierten sie nicht. Für Schulmediziner tun sie das auch nicht, was wiederum nur deren beschränktes (Medizin-)Weltbild verrät, in dem die Ebene der Lebensenergie oft genauso fehlt wie die der Seele. Alte (Medizin-)Kulturen kannten die Energiebahnen selbstverständlich, ob als Nadis in Indien oder als Meridiane in China. Auch in Nepal waren Energiebahnen bekannt, und selbst in Deutschland fand der Arzt August Weihe im 19. Jahrhundert die Energiebahnen, nur keine Unterstützer für seine im wahrsten Sinne des Wortes *bahn*brechende Entdeckung.

Natürlich können wir mit einer kleinen Rechnung schnell unseren Body-Mass-Index bestimmen. Aber auch diese Zahl bringt uns dem einzig wirklich wichtigen Maß, dem Maß vielleicht nicht aller, aber gewissermaßen unserer Dinge, nicht viel näher: unserem idealen persönlichen Wohlfühl- oder Individualgewicht.

Was passiert, wenn wir uns auf für fiktive Durchschnittsmenschen errechnete statt individuell gefühlte Maße einlassen, wird bei Dosierungen von Medikamenten überdeutlich. Unpassende Maße führen uns tatsächlich in Massen in die Irre. Auf den Tablettenschachteln und -dosen, den Tuben und Fläschchen der

Pharmaindustrie werden Dosierungen für solche Durchschnittsmenschen festgelegt. »Erwachsene dreimal täglich eine, Kinder die Hälfte«, lesen wir da. Wer aber ist nun dieser Durchschnittsmensch, das Maß aller (Pharma-)Dinge? Natürlich und selbstverständlich ein Mann, einer mit Normalgewicht, tatsächlich ein 180 cm großer, 80 kg schwerer, also ein leicht übergewichtiger, etwas verfetteter Mann. Nach diesem Mann werden nun alle Frauen, auch die 165 cm großen und glücklicherweise statt 80 nur 55 kg schweren beziehungsweise leichten, und alle Kinder, also auch Kleinkinder, behandelt, die noch die Hälfte der Dosis für diesen dicklichen Mann (ab)bekommen.

Anders ausgedrückt: Mit der an diesem Durchschnittsmann ausgerichteten Dosis werden fast alle Frauen und die meisten Kinder gnadenlos überdosiert. Offensichtlich kommt es der Pharmaindustrie auf Frauen nicht so an, auf Kinder scheinbar gar nicht. Letztlich kommt es ihr wohl nicht einmal auf Männer an, obwohl ihre Aufsichtsräte und Geschäftsführer sich fast ausschließlich aus diesen rekrutieren. Ob Erstere willens und in der Lage sind, Letztere *anständig* zu beaufsichtigen, muss ich nach vier Jahrzehnten als Arzt ernsthaft bezweifeln. Letztlich geht es hier wohl praktisch ausschließlich um Rendite, und die misst sich in nüchternen und quasi objektiven Daten und Zahlen. Diese gibt es aber für uns Menschen nicht. Sich ausschließlich nach diesen behandeln und einschätzen zu lassen, dazu kann ich als Arzt nicht raten, sondern muss die Empfehlungen zur Verabreichung von Medikamenten als für die meisten gefährliche und – nach vielen Protesten meinerseits – auch als vorsätzliche Überdosierung beklagen.

Ein muskulöser Mensch wie der vegan lebende Bodybuilder-Arzt Dr. Dargatz hat natürlich ein ganz anderes ideales Wohlfühlgewicht als ein gleich großer Büromensch, der seine Armmuskeln vielleicht nur mit Messer, Gabel und Tastatur trainiert. Der vegan lebende Kraftsportler und Diplompsychologe Patrick Baboumian ist, wie ich, 172 cm groß beziehungsweise klein, wiegt aber statt meiner 62 bis 64 kg sage und schreibe 116 kg. Möglicherweise haben wir aber beide unser persönliches Wohlfühlgewicht. Tatsächlich würde ich mich mit meinem Körperbau sowohl unwohl als auch unfähig fühlen, müsste ich die Gewichte heben, die für ihn Routine sind. Und vermutlich würde er sich mit seinen Muskelbergen ziemlich unterfordert und damit unwohl fühlen, wenn er diese vor allem zum Tanz auf dem Keyboard seines Laptops verwenden würde, wie ich jetzt gerade. Mit einem Wort, Menschen sind so verschieden, wie sie nur sein können, und nicht über einen Kamm zu scheren.

Und noch wichtiger für meine Leserinnen und Leser: Weil wir so überaus individuell sind, macht es auch überhaupt keinen Sinn, sich mithilfe von Zahlen an anderen zu messen und sich ständig mit ihnen zu vergleichen. Alles ist so relativ, weil es so individuell und obendrein von der persönlichen Einstellung und Haltung abhängig ist. Ganz praktisch: Millionen Frauen empfinden ihren Po als zu groß, obwohl er objektiv betrachtet womöglich kleiner ist als der von Jennifer Lopez.

Das Fazit ist viel einfacher, als die komplexen Stoffwechselvorgänge und die Zahlenspiele der Gewichtsformeln vermuten lassen. Es kann einzig und allein darum gehen, sein eigenes Wohlfühlgewicht zu finden und zu halten. Dazu ist wieder die schon mehrfach entdeckte Synergie von Körper und Seele notwendig, um unseren Rhythmus, die beste Zeit, die optimale Art, die richtige Reihenfolge, die Qualität und die geeignete Menge an Essen zu finden: Die fünf Ws der Ernährung: Wann? Wie? Welche Reihenfolge? Was? Und wie viel? Diese fünf Punkte bestimmen auch die Hierarchie der Wichtigkeit. Tatsächlich ist das Wann ungleich wichtiger als das Was, wie auch viele Studien belegen und dem *Kurzzeitfasten* insofern entscheidende Bedeutung geben.

Allerdings: *Das Schattenprinzip* droht überall, so natürlich auch hier, und es besagt, dass es zu allem immer einen Gegenpol gibt. Wer sein Wohlfühlgewicht weit oberhalb des Normalgewichts gefunden haben will, wie ich es bei US-Amerikanern schon einige Male erlebt habe, sei aufgerufen, nochmals nachzufühlen. Da könnte auch eine Gefühlsstörung vorliegen. Jedenfalls habe ich es noch nie erlebt – tatsächlich nicht ein einziges Mal –, dass jemand, der sich als Moppel-Ich mit seinen vielen überschüssigen Kilos scheinbar so wohlfühlte, sich nicht noch viel besser fühlte und sehr froh darüber war, wenn sie dann doch dahinschmolzen wie Eis an der Sonne.

Wer auf diese umfassende Synergie setzt und die Kurzzeitfasten-Varianten als entscheidende Hilfe in seinem Repertoire hat, braucht sich vor Übergewicht und Jo-Jo-Effekt nicht mehr zu fürchten. Letzteren gilt es nur zu durchschauen, und auch er hat – wie alles – seinen Gegenpol, also auch (s)eine gute Seite, die – wie gesehen – diejenigen nutzen können, die gerne zunehmen möchten.

Gesundheitliche Vorteile

Studien, die die Vorteile des Fastens belegen, haben sich in den letzten Jahren erstaunlich und für mich beglückend gehäuft. Schon lange weiß die Wissenschaft, dass die einzigen Methoden, um das Leben von Tieren und Menschen zu verlängern, reduzierte, letztlich karge Ernährung und Fasten sind. Schon vor Jahrzehnten schrieb der Physiotherapeut und Ernährungsexperte Leon Chaitow ein ganzes Buch darüber, das ich herausgeben durfte. Und es war der bereits erwähnte Wiener Professor Johannes Huber, der bezüglich des Dinner-Cancellings lebensverlängernde Effekte wissenschaftlich belegte.

Immer mehr Fakten brechen den Bann

Aber typischerweise kam der Umschwung hinsichtlich der Einschätzung des Fastens erst, als sich die Studien und Daten aus den USA überschlugen. Es war der Italiener Valter Longo, Professor für Geriatrie an der renommierten Universität von Kalifornien in Los Angeles (UCLA), der den Bann mit bahnbrechenden Fakten brach. Er belegte zuerst, dass mit Krebs infizierte Mäuse, die hungerten – »Fasten« kann man mangels bewussten Vorsatzes bei Tieren wohl nicht sagen –, viel besser mit der Chemotherapie fertig wurden. Ihre gesunden Zellen wurden durch Fasten gestärkt. Aber noch entscheidender war – und das holte sogar die Pharmaindustrie mit ins Boot –, dass ihre kranken Zellen obendrein geschwächt waren und somit empfindlicher auf die Chemotherapie reagierten. Das heißt, die hungernden Mäuse vertrugen die Chemo nicht nur viel besser, sie wirkte bei ihnen auch ungleich besser, sodass viele den Krebs überstanden und wieder gesundeten.

Für alte Fastenärzte war das keine Sensation, denn schon der Fastenpapst Otto Buchinger hatte geahnt oder gewusst, dass Fasten das Gesunde in uns stärkt und das Kranke abschwächt. Nun aber ist es wissenschaftlich belegt. Und da die Neuigkeit aus den USA kam, wurde sie auch sofort auf den Menschen übertragen und für die Medizin bestätigt. Es gab keine jahrelangen Wartezeiten, wie sie die Pharmaindustrie sonst so liebt und braucht. Überall fingen Krebspatienten von sich aus an zu fasten. Während ihrer Chemotherapie wurde ihnen in den USA zunehmend geraten, parallel dazu Kurzzeitfasten durchzuführen, also etwa einen, zwei oder drei Tage vor der Chemo mit dem Fasten zu beginnen und im Anschluss daran noch zwei Tage weiter zu fasten. Ihre Erfolge gaben den mutigen (und meist auch verzweifelten) Vorreitern Recht.

Tatsächlich dürfte bei Menschen der bei Mäusen gemessene Effekt noch viel deutlicher ausfallen, weil sie nicht unter Zwang hungern, sondern eben *bewusst fasten*, was sich bisher noch immer als deutlich überlegen erwies. Selbst die Schulmedizin kennt die enorme Heilkraft des Bewusstseins, weswegen sie bei ihren Studien auf Doppelblindversuchen besteht. Diese sollen eben nicht nur die Selbstheilungskräfte des Patienten, sondern auch die Droge Arzt ausschalten, um die reine Pharmawirkung herauszufinden. Aber das schaffen die Studien nie ganz – zu stark ist die Kraft des Glaubens, der Berge versetzen kann.

Fasten ist also seit vielen Jahren ein Thema für die Wissenschaft und wird in der Krebstherapie selbst von bisherigen Fastengegnern ernsthaft diskutiert. Das erscheint mir, der ich meine Krebspatienten über Jahrzehnte zu totaler Verschwiegenheit verpflichten musste, um Probleme mit Kollegen und Kammern zu vermeiden, manchmal noch unfassbar, aber umso wundervoller.

Als Nächstes war es wieder Prof. Valter Longo, der neue Shooting-Star unter den nun wie Pilze aus dem Boden schießenden wissenschaftlichen Fastenfans, der belegte, dass sich schon bei relativ kurzen Fastenzeiten große Teile des Immunsystems erneuern. Er konnte messen, dass zuerst die Zahl der Granulozyten, einer bestimmten Art von weißen Blutkörperchen, sank, um sich anschließend verstärkt durch Neubildung zu erholen. Und das geschah auf Stammzellniveau, also auf der tiefst möglichen Ebene.

In einer weiteren Studie belegten die Forscher der Universität von Kalifornien um Prof. Valter Longo, wie sehr verlängertes Fasten gegen Schäden des Immunsystems schützt und dessen Regeneration unterstützt. Sie schlossen daraus, Fasten bewege Stammzellen aus einem Schlafzustand in einen Zustand der Selbsterneuerung. So könne Fasten stammzellbasierte Regeneration von Organen oder Geweben »triggern«. Fasten tötet demnach alte, beschädigte Immunzellen durch die sogenannte Apotheose, den Zellselbstmord, mustert sie gleichsam aus. Und wenn der Organismus gegenreguliert, nutzt er sehr wahrscheinlich Stammzellen, um von dieser tiefsten Ebene brandneue, völlig gesunde Zellen zu bilden.

Längeres Fasten meint hier für US-Amerikaner schon, nur an zwei bis vier aufeinanderfolgenden Tagen nicht zu essen. Was, wenn daraus erst Fastenwochen werden, zwischen denen Intervall-Fasten den guten, viel besseren neuen Stand mehr als nur erhält und tatsächlich weiter ausbaut bis zu Fastenwochen, wie wir sie im deutschsprachigen Raum gewohnt sind.

Fasten schützt uns also nicht nur vor Schäden des Immunsystems, sondern fördert auch dessen Regeneration, insbesondere bei Patienten, die bereits ein geschwächtes Immunsystem haben. Wenn Säugetiere – also auch der Mensch – nicht essen oder sogar bewusst fasten, vermindern sich dabei ihre weißen Blutkörperchen, weil der Organismus die alten Immunzellen recycelt, wodurch die Produktion neuer, gesunder Immunzellen ausgelöst wird, um die alten zu ersetzen – tatsächlich eine moderne Umschreibung des zeitlosen Traums vom Jungbrunnen.

Im Laufe des Lebens altern Immunzellen und verschleißen, wodurch sie nicht mehr optimal arbeiten. Bisher ging man davon aus, daran sei nichts zu ändern, abgesehen vielleicht von sehr aufwendigen Stammzellbehandlungen. Nun zeigen neueste Forschungen, wie periodisches Fasten offenbar das Schicksal blutbildender Stammzellen ändern kann. Prof. Valter Longo war davon selbst überrascht und sagte: »Wir konnten nicht vorhersagen, dass längeres Fasten solch eine bemerkenswerte Wirkung auf die Förderung einer stammzellbasierten Regeneration des blutbildenden Systems haben würde.« Seine Theorie zu diesem fantastischen Effekt: »Wenn man hungert, versucht der Organismus Energie zu sparen. Und eines der Dinge, die dabei passieren, ist, dass eine Menge Immunzellen, die aktuell nicht benötigt werden, recycelt werden, vor allem diejenigen, die geschwächt und beschädigt sind. Bei unseren Analysen bemerkten wir, wie die Anzahl weißer Blutkörperchen bei längerem Fasten sinkt. Wenn man wieder normal isst, entstehen die Blutzellen neu.«

So bewirkt Fasten eine Art von Entrümpelung und Aufräumaktion des Alten, das durch Neues ersetzt wird. Die Forscher gehen davon aus, dass das Ergebnis häufigen Fastens die Bildung eines vollständig neuen Immunsystems ist. Tatsächlich gibt es aber gar keinen Grund, warum diese Erneuerung nur das Immunsystem betreffen soll. Alles spricht im Gegenteil etwa dafür, dass Ähnliches auch für das Nervensystem gilt.

Das Ganze geht noch ein gutes Stück darüber hinaus, und auch dazu ist schon einiges wissenschaftlich belegt: Längeres Fasten verringert das Enzym Proteinkinase A (PKA), was unter dem Strich der Stammzellerneuerung und ihrer Fähigkeit zur Differenzierung auf die Sprünge hilft und so zur Langlebigkeit beiträgt. Darüber hinaus verhilft längeres wie auch Kurzzeitfasten, die IGF-1-Menge zu verringern. Dieses Wachstumsfaktor-Hormon fördert – im Gegensatz zu jenem schon erwähnten und sehr erwünschten Wachstumshormon HGH – Alterungsprozesse und das Wachstum von Tumoren und erhöht damit das Krebsrisiko. Prof. Valter Longo dazu: »PKA ist das Schlüssel-Gen, das heruntergefahren werden muss, um die Stammzellen in einen regenerativen Modus zu schalten.« Diese wissenschaftliche Sensation reicht noch viel weiter und eröffnet ungeahnte Möglichkeiten. Prof. Valter Longo versicherte mir in einem langen Gespräch, auf dem Boden dieser Forschungen davon auszugehen, in zehn Jahren sei Fasten der erste Therapievorschlag bei den meisten Krankheitsbildern. Sein Wort in Gottes Ohr! Nun sind seit der ersten Auflage aber diese zehn Jahre bereits vergangen und auch Valter Longo hat die Beharrlichkeit der Schulmedizin und vor allem der Pharmaindustrie mit ihren überlegenen Geldsummen unterschätzt. Sie kann bisher jede grundlegende Veränderung, Entwicklung und solch entscheidende Fortschritt systematisch verhindern. Aber niemand kann uns persönlich am (Kurzzeit)Fasten hindern.

Hier offenbart sich nun jedenfalls erstmals auch eine wissenschaftliche Erklärung für die lebensverlängernde Wirkung des Fastens, denn Altern hat erheblich mit der Rückbildung unseres Immunsystems zu tun. Tatsächlich kann Fasten auch die »Schutzkappen« an den Enden der DNS, die sogenannten Telomere, die die Lebenserwartung der Körperzellen festlegen, regenerieren und wieder verlängern, wie es schon für die pflanzlich-vollwertige *Peace-Food*-Kost beschrieben wurde.

Durch den sehr zu empfehlenden französischen *Arte*-Film *Fasten und Heilen,* in dem über die Forschungsergebnisse von Prof. Valter Longo berichtet wird, nahmen viele deutsche Ärzte ihn erstmals richtig zur Kenntnis. Auch Prof. Andreas Michalsen vom Immanuel Krankenhaus der Charité in Berlin kommt in dem Film ausführlich zu Wort und stellt seine Studien vor, die belegen, dass beim Fasten der CRP-Wert, also der wichtigste Entzündungsmarker, sinkt, was übrigens auch für eine Ernährung mit pflanzlich-vollwertiger Kost nachgewiesen ist. Damit ist Fasten plötzlich – auch wissenschaftlich gesehen – eine ernst zu nehmende Therapie bei infektiösen, autoaggressiven Krankheiten, bei allen Gefäßproblemen bis hin zum Herzinfarkt und sogar bei Krebs. Denn inzwischen ist wissenschaftlich unbestritten, dass auch bei diesen Krankheiten entzündliches Geschehen im Spiel ist, wie etwa völlig zweifellos und zuerst belegt beim durch Papilloma-Viren verursachten Gebärmutterhalskrebs.

Fasten reduziert aber nicht nur Entzündungen im Körper und erneuert das Immunsystem, wie von Prof. Andreas Michalsen und Prof. Valter Longo gezeigt. Mark Mattson, einer der renommiertesten US-Neurowissenschaftler, der auch als Kritiker von »Big Pharma« bekannt wurde, ging in seiner wissenschaftlich fundamentalen Kritik bezüglich Ernährung noch einen großen Schritt weiter. Als Chef des Labors für Neurowissenschaft am nationalen US-Institut für Altersforschung wie auch als Professor für Neurowissenschaft an der renommierten Johns-Hopkins-Universität ist er einer der herausragenden Forscher im Bereich zellulärer und molekularer Mechanismen, die neurodegenerativen Störungen wie Parkinson und Alzheimer zugrunde liegen. In einem TEDx Talk und weit verbreiteten Vortragsvideo fragt er provokant: »Warum ist das die normale Ernährung mit drei Mahlzeiten am Tag plus Snacks dazwischen? Das ist nicht das gesündeste Ernährungsmuster. Es ist so viel Druck auf diesem Essensmuster, denn da ist eine Menge Geld im Spiel. Macht die Nahrungsindustrie Geld, wenn du dein Frühstück auslässt, wie ich heute? Nein, sie verliert damit Geld. Wenn Menschen fasten, verliert die Nahrungsindustrie ebenfalls Geld. Und was ist mit der Pharmaindustrie? Was, wenn die Leute intermittierendes Fasten anfangen, regelmäßig ihre Übungen machen und gesund werden? Wird die Pharmaindustrie an gesunden Leuten noch Geld verdienen?«

Prof. Mark Mattson und sein Team publizierten verschiedene Artikel, die Möglichkeiten diskutieren, wieso zwei Fastentage pro Woche das Risiko, sowohl Parkinson als auch Alzheimer zu bekommen, signifikant verringern. Und auch Epilepsie kann Fasten deutlich lindern, erklärt Mattson: »Von Diätwechseln kennen wir seit Langem den Effekt auf das Gehirn. Kinder mit Epilepsie haben unter kalorischer Einschränkung oder Fasten weniger Anfälle. Wir glauben, dass Fasten hilft, in unserem Gehirn schützende Maßnahmen in Gang zu setzen, die den übererregenden Signalen bei Epilepsie entgegenwirken. Einige Kinder mit Epilepsie haben auch von einer Ernährungsweise mit viel Fett und reduzierten Kohlenhydraten profitiert (ketogene Kost). Gesunde Gehirne können, wenn überfüttert, auch noch eine andere Art von unkontrollierter Übererregbarkeit erleben, die die Hirnfunktion beeinträchtigt. Grundsätzlich finden wir in Studien zu kalorischer Beschränkung, dass sie oft zu einer verlängerten Lebensdauer und zu einer verbesserten Reaktion auf chronische Krankheiten führen.«

Und weiter ergänzt Mattson: »Fasten tut dem Gehirn gut, das ist klar bei all den hilfreichen neurochemischen Veränderungen, die sich dabei im Gehirn ereignen. Es verbessert obendrein die kognitive Funktion, fördert das Nervenwachstum, erhöht die Fähigkeit, mit Stress umzugehen, und reduziert die Entzündungsbereitschaft.«

Und schließlich fügt Mark Mattson – vergleichbar mit den beiden wissenschaftlichen Durchbrüchen von Valter Longo in Bezug auf das Immunsystem – hinzu: »Intermittierendes Fasten erhöht die Fähigkeit von Nervenzellen, ihr Erbgut, die DNS, zu reparieren.« Das ist ein weiterer Baustein für unseren Jungbrunnen, der Jahrhunderte nach seinem Popularitätshöhepunkt im Mittelalter nun – recht verspätet, aber doch noch – Wirklichkeit wird, und zwar durch Fasten.

Obendrein beleuchtet Mark Mattson in seinem Vortragsvideo auch den evolutionären Aspekt des Fastens wissenschaftlich, nämlich dass sich unsere Vorfahren an Notzeiten anpassen mussten und geradezu dafür geschaffen wurden, immer wieder längere Phasen ohne Nahrung auszukommen.

An anderer Stelle wird Mark Mattson im Video auch sehr persönlich: »Ich faste seit Jahren, daher ist es etwas, was mir leichtfällt.« Und weiter: »Wie du über deine Ernährung denkst, gehört meiner Meinung nach zum Wichtigsten für deine Gesunderhaltung, wenn es nicht sogar das Wichtigste überhaupt ist.«

Übrigens weiß ich auch von Valter Longo aus persönlichen Gesprächen, dass er selbst durchaus länger fastet. Das scheint mir wirklich entscheidend zu sein. Es könnte sich hier eine neue Generation von Forschern entwickeln, die ihre konkreten Ergebnisse bei sich anwendet und wieder mehr die Patienten als die Pharmaindustrie im Auge hat. Auch Prof. Sinclair von der Harvard-University, der herausragende Forscher zur Lebensverlängerung, gehört dazu. Longevity ist nur der eine Aspekt dieser Arbeit, Gesundheit ist der andere, in meinen Augen noch ungleich wichtigere.

Ein indirekter Beleg für einen weiteren Vorteil des Fastens auf unsere Gesundheit stammt aus der relativ neuen Mikrobiom-Forschung. Dabei versteht man unter dem Mikrobiom die Gesamtheit aller Bakterien, die unseren Darmkanal besiedeln, also die frühere »Darmflora«. Lange hat sich die Schulmedizin darauf beschränkt, gegen Keime mittels Antibiotika vorzugehen, jetzt endlich werden sie auch als Chance entdeckt. Wir können offenbar unsere Geisteszustände über die gute alte Darmflora beeinflussen. Dabei spielt unser sogenanntes »Bauchhirn« eine wichtige Rolle, ein dichtes Netzwerk aus Nervenzellen, das die gesamte Darmwand durchzieht und über den Vagus-Nerv in direktem Kontakt mit unserem Gehirn steht. Immer neue Studien belegen diese intensive Beziehung zwischen Vagus-Nerv und Gehirn.

Bedenken wir den großen Einfluss schon kurzer Fastenzeiten auf die Darmgesundheit und sehr sicher auch auf das riesige Heer seiner bakteriellen Mitarbeiterinnen, mag klar werden, wie groß der Einfluss von Fasten aufs Gehirn ist.

Es fällt auch auf, dass im Aussehen zwischen Darmschlingen und Gehirnwindungen eine gewisse Ähnlichkeit besteht. Die mit der Verarbeitung fester bzw. geistiger Inhalte befassten Organe arbeiten nicht nur ähnlich nach dem Motto: *Das Gute bewahren, das Schlechte entsorgen.* Sie gleichen sich auch äußerlich und sind eng miteinander verbunden.

SPECIAL: Schlagzeilen aus dem Mäuse-Reich

Als seit Jahrzehnten erklärter Gegner von Tierversuchen muss ich zugeben, dass die hier zitierten Versuche mehrheitlich den fastenden Tieren gar nicht immer geschadet, sondern sie manchmal auch genützt haben. Und auch wenn sie ihnen schadeten, lieferten die Versuche doch wichtige Erkenntnisse zum Fasten. Wenn diese dazu führen, dass in Zukunft viel mehr Menschen fasten und anschließend ihre Ernährung im Sinne von *Peace Food* umstellen, haben die Tiere langfristig einer guten Sache gedient. In jedem Fall schulden wir diesen Tieren tiefe Dankbarkeit und großen Respekt.

Diese Studien nicht zu nutzen, obwohl sie vorliegen, würde ich als Menschen und Tieren verbundener Arzt unangemessen finden. Dabei bleibe ich Tierversuchen gegenüber trotzdem kritisch und plädiere selbstverständlich weiterhin für ihre Reduktion auf ein absolutes Minimum. Ich bin sicher, mehr als 95% davon könnte man einsparen, ohne auf wesentliche Erkenntnisse zu verzichten.

Medizinische Studien an Labormäusen – wie die folgenden Beispiele – können auch Menschen Hoffnung machen:

Schon in den 1980er- und 1990er-Jahren zeigten Studien an Nagern, dass Kalorienreduktion, sofern sie dem Körpergewicht angepasst ist, die Stoffwechselrate nicht reduziert (Masoro et al. 1982, McCarter et al. 1985, Masoro 1993). Vor allem verhindert sie die altersabhängige Senkung des oxidativen Stoffwechsels in Muskeln (Hepple et al. 2005, Baker et al. 2006). Neuere Studien zeigen, dass sich die Synthese von ATP (Adenosintriphosphat), dem Energieträger in den Zellen, in intakten Zellen durch Fasten nicht verringert, es wird also während des Fastens weiterhin genauso viel Energie erzeugt (Lopez-Lluch et al. 2006, Zangarelli et al. 2006).

Kalorische Beschränkung und intermittierendes Fasten verhindern erhöhte Blutzuckerwerte (Hyperglykämie) und erhöhen die Stoffwechselflexibilität. Die Fettsäureoxidation in den Muskeln, also der Fettstoffwechsel, ist bei intermittierend fastenden Mäusen erhöht (Baumeier et al. 2015).

Intervall-Fasten jeden zweiten Tag reduziert das Risiko von Herz-Kreislauf-Erkrankungen bei gestressten Mäusen, fanden die Wissenschaftler Ruiqian Wan, Simonetta Camandola und Mark Mattson. Tiere, die nur jeden zweiten Tag Futter bekamen, hatten einen signifikant niedrigeren Blutdruck und eine geringere Herzfrequenz, nachdem sie Stress ausgesetzt wurden. Die Intervall fastenden Nager hatten einen verbesserten Glukosestoffwechsel, wie niedrigere Zucker- und Insulinwerte demonstrierten, die auch unter Stress erhalten blieben. Sie zeigten auch robuste neuroendokrine Reaktionen vonseiten des Hypothalamus und der Epiphyse auf Stress.

Eine andere Untersuchung ergab, dass langfristiges Intervall-Fasten bei Mäusen die Entwicklung von Leberkrebs verhindert (Rocha et al. 2002).

Auch aus Deutschland kommen inzwischen erfreuliche Neuigkeiten: »In einer Mäusestudie konnten wir feststellen, dass durch Intervall-Fasten Diabetes bei den Nagern verhindert werden kann«, berichtet Annette Schürmann, Wissenschaftlerin am Deutschen Institut für Ernährungsforschung (Dife) in Potsdam-Rehbrücke. Schürmann hofft auf die Übertragbarkeit der Ergebnisse, da Menschen und Mäuse sich von der Genetik und ihrem Fett- und Glukosestoffwechsel durchaus ähneln.

Auch wenn Prof. Andreas Michalsen besonders beim Thema Krebs zu Vorsicht bei Prognosen rät, sagt er andererseits: »Doch die Datenlage ist von der Bäckerhefe über die Stubenfliege, die Maus bis hin zum Affen so eindeutig und klar, dass die

Wahrscheinlichkeit sehr hoch ist, dass Fasten auch beim Menschen einen positiven Effekt hat.«

Vieles spricht mittlerweile für die Übertragbarkeit dieser Ergebnisse vom Nagetier- ins Menschenreich, da vereinzelte, aber zunehmende Studien an Menschen die geweckten Hoffnungen vielfach bestätigen. Vor allem aber sind es Millionen Fastende, die weltweit diese positiven Ergebnisse auch bei sich spüren und verbreiten.

Fasten ist gut für das Gehirn

Dem amerikanischen Neurowissenschaftler Prof. Mark Mattson, der führend im Erforschen der Fastenvorteile für das Nervensystem ist, verdanken wir am meisten Wissen zu diesem Thema. Ihm zufolge werden bei jedem Verzicht auf Nahrung vermehrt Fettsäuren und Ketone in den Blutstrom ausgeschüttet, was unsere Gedächtnis- und Lernfunktionen fördert und Krankheitsprozesse im Gehirn verlangsamt.

Mit dieser ketogenen Ernährung haben wir in unserem Zentrum TamanGa in der Südsteiermark ebenfalls beste Erfahrungen und verfügen inzwischen auch über das schon erwähnte Ketomax-Pulver, das diese Stoffwechsellage noch leichter erreichen und halten lässt. Persönlich lebe ich mit der Kombination aus Kurzzeitfasten und den fünf Ws der Ernährung sehr gut und fühle mich mit 74 Jahren wohl. Seit Jahrzehnten esse ich nur zweimal pro Tag und nur während vier bis fünf Stunden, sehr bewusst, in der Reihenfolge: pflanzliche Rohkost, Fett und Eiweiß, komplexe Kohlenhydrate, natürlich Peace Food, aber in der ketogenen Variante und so viel ich mag. Sobald die ersten vier Ws stimmen, ist als letztes, das Wie viel? gar kein Problem mehr.

Regenerationsfähigkeit des Gehirns

Intervall-Fasten begünstigt, wie Mattsons Studien belegen, die Produktion von nervenfördernden, sogenannten »neurotrophen« Stoffen, vor allem von Proteinen, die ausgewachsene Nervenzellen unseres zentralen Nervensystems ausschütten. Diese neurotrophen Substanzen wachen über die Gesundheit neu entstehender, also junger Nachwuchs-Nervenzellen und fördern und kontrollieren deren Wachstum und Ausdifferenzierung. Alte, kranke Nervenzellen, die die notwendige Leistung nicht mehr erbringen, werden von diesen Proteinen ausgemustert. Diese wirken also polar: Sie lassen einerseits frische Nervenzellen nachwachsen und ziehen andererseits ausgediente Nervenzellen aus dem Verkehr. Letztlich sind diese neurotrophen Stoffe für die Gesundheit und Qualität unserer Nervenzellen wie auch für alle Reparaturvorgänge im Nervensystem zuständig.

Mattson erklärt die Bildung neurotropher Stoffe durch Fasten so: »Fasten ist eine Herausforderung für dein Gehirn, und es reagiert darauf mit dem Einsatz von Stress-Antworten, die deinem Gehirn helfen, mit Stress und Krankheitsrisiken umzugehen. Die Veränderungen, die beim Fasten im Gehirn passieren, entsprechen jenen bei regelmäßigen Körperübungen. In beiden Fällen erhöhen sie im Gehirn die Produktion neurotropher Protein-Faktoren, die das Wachstum von Neuronen in Gang setzen und die Verbindungen zwischen ihnen stärken, ebenso wie die

Verbindung an den Synapsen.« Und weiter: »Herausforderungen deines Gehirns – ob durch intermittierendes Fasten oder anstrengende Körperübungen – sind kognitive Herausforderungen. Wenn sie auftreten, werden Nerven-Schaltkreise aktiviert, und die Spiegel neurotropher Faktoren steigen, was wiederum das Wachstum von Neuronen und die Bildung und Verstärkung von Synapsen fördert.«

Und in Bezug auf die Neuroplastizität, die unbegrenzte Regenerationsfähigkeit großer Teile unseres Gehirns und insbesondere des Hippocampus, der dazu befähigt ist, aus undifferenzierten Stammzellen neue Nervenzellen zu bilden, erklärt Mattson folgendermaßen: »Fasten regt auch die Produktion neuer Nervenzellen aus Stammzellen im Hippocampus an. Außerdem stimuliert es die Bildung von Ketonen und erhöht die Zahl der Mitochondrien, der Zellkraftwerke, in den Neuronen. Das geschieht wahrscheinlich, weil sich die Neuronen an den Stress des Fastens anpassen und mehr Mitochondrien produzieren. Dies steigert die Fähigkeit der Neuronen, Verbindungen untereinander zu formen und aufrechtzuerhalten. Dadurch werden Lern- und Gedächtnisleistungen verbessert.«

Insofern kann Kurzzeitfasten Alterungsprozesse im Gehirn erheblich verlangsamen, die Gefahr neurodegenerativer Erkrankungen reduzieren und konkret schwere Krankheitsbilder wie Alzheimer und Morbus Parkinson schon im Vorfeld bannen.

Demenz-Erkrankungen, Epilepsie und Schlaganfälle

Die therapeutischen Möglichkeiten von Kalorienbeschränkung und ketogener, also kohlenhydratarmer und fettreicher Kost sind – laut Mark Mattson – wiederholt in klinischen Studien mit Menschen und in verschiedenen Tierversuchen bezüglich neurologischer Krankheitsbilder erprobt. Die den Erfolgen zugrunde liegenden Mechanismen sind – wie bereits beschrieben – Verbesserung der Mitochondrienfunktion und dadurch höhere Verfügbarkeit von Energie, ein Rückgang des natürlichen programmierten Zelltods von Nervenzellen (Apoptose) und eine Zunahme an neurotropher Aktivität. Oder zu Deutsch: Die Zellkraftwerke leisten mehr, die Zellselbstmorde gehen zurück, und das Zellwachstum wird angeregt.

Inzwischen gibt es sogar schon Studien an Menschen, die selbst bei den Nachteilen und Nebenwirkungen der alten mit Tierprotein überladenen Keto-Kur-Modelle, etwa auf den Stoffwechsel, in Bezug auf das Nervensystem Hoffnung machen. Diese Mankos früherer ketogener Kuren fallen bei der *Peace-Food*-Keto-Kur (siehe Veröffentlichungen Seite 185) weg, und insofern eröffnen sich hier noch zahlreiche neue Chancen, die die hier genannten Studien noch gar nicht berücksichtigen.

Wie die Ergebnisse zeigen, erhöht Übergewicht deutlich das Demenz-Risiko (Kivipelto et al. 2005). Die Abnahme des Hippocampus-Volumens und die Zunahme der Überaktivität (Hyperintensität) der sogenannten Weißen Substanz des Gehirns, die vorwiegend aus Nervenfasern besteht, sind zwei radiologische Hinweise für krankhaftes Altern des Gehirns und sind häufiger bei Übergewichtigen festzustellen (Jagust et al. 2005). Die New Yorker Kohortenstudie offenbart, wie Kalorienreduktion die Häufigkeit von Alzheimer und Parkinson reduziert. Kalorienbeschränkung für sechs Monate verbesserte die Biomarker, die mit Langlebigkeit einhergehen, wie verringerter Insulinspiegel und DNS-Schäden (Luchsinger et al. 2002, Heilbronn et al.

2006). Johnson et al. fanden im Jahr 2006, dass Kalorienbeschränkung auch bei normalgewichtigen Patienten das Krankheitsrisiko reduziert und die Lebensspanne verlängert. Wing et al. sahen schon 1991 heilsame Auswirkungen auf die geistige Gesundheit und Stimmungsverbesserungen durch Kalorienbeschränkung bei übergewichtigen Diabetikern.

Viel ausgiebiger wurden gesundheitliche Verbesserungen durch Kalorienreduktion im Sinn von Fasten bei vielen Tierarten erforscht: Bei Würmern, Nagetieren, Affen und sogar Hefepilzen sind sie zweifelsfrei belegt, selbst wenn sie erst in der Lebensmitte initiiert wurden. Das beginnt schon früh (Means et al. 1993) und setzt sich konstant fort (Mattson 2003, Bordone und Guarente 2005, Guarente und Picard 2005). Darüber hinaus ist die Besserung altersabhängiger Defizite beim Lernen und in der motorischen Koordination durch Kalorienbeschränkung bei Nagern bewiesen (Mattson et al. 2003, 2006). Intermittierendes Fasten verhinderte Lerndefizite bei Ratten, die Giften ausgesetzt wurden (Bruce-Keller et al. 1999), und verbesserte die geistige Funktion durch ein geringeres Zellsterben im Hippocampus. Ratten, die im Alter von drei Wochen auf kalorienarme Kost gesetzt und mit zwei Jahren wieder getestet wurden, erlebten signifikante Vorteile gegenüber gleich alten normal ernährten Tieren, fanden Pitsikas et al. bereits 1990. Kalorienreduzierte Kost bewirkte ähnliche Effekte auch bei Mäusen in der Lebensmitte und im Alter, die bei Lernaufgaben besser abschnitten, wie Ingram et al. schon 1987 zeigten. Means et al. bestätigten dieses Ergebnis 1993, Hashimoto und Watanabe 2005. Kalorienbeschränkung verhinderte auch altersabhängige Defizite im Hippocampus in Bezug auf die Gedächtnisleistung, wie sich immer wieder wissenschaftlich bestätigen ließ (Hori et al. 1992, Eckles-Smith et al. 2000, Okada et al. 2003).

Dass Kalorienreduktion die Krampfschwelle erhöht und deshalb hilfreich gegen Epilepsie wirkt, ist inzwischen oft bestätigt worden, wie die Literatursammlung dazu verrät (Greene et al. 2001, Mantis et al. 2004, Eagles et al. 2003, Bough et al. 2003).

Beim Tiermodell für Parkinson verbesserte Kalorienbegrenzung die motorische Funktion und förderte das Überleben der Nervenzellen der Substantia nigra, der von Parkinson hauptsächlich betroffenen Gehirnregion bei Mäusen. Das geschah auch bei Affen, die neurotoxischen Substanzen ausgesetzt wurden (Duan und Mattson 1999, Maswood et al. 2004). Ein vergleichbarer, die Nervenzellen schützender Effekt wurde bei Mäusen auch für das Striatum, eine wichtige Schaltstelle des Großhirns, bei einer Giftbelastung beschrieben, die ähnliche motorische und histologische Defekte hervorbringt wie Veitstanz, die Huntington-Krankheit (Bruce-Keller et al. 1999). Kalorienbeschränkung verminderte bei Affen und transgenen Mäusen als Tiermodell für Alzheimer ebenfalls Amyloid-Ablagerungen im Gehirn, die Schulmediziner für Alzheimer verantwortlich machen (Patel et al. 2004, Wang et al. 2004, Qin et al. 2006 a und b), außerdem verbesserte sie die geistigen Defizite im Mäusemodell für Alzheimer (Halagappa et al. 2007).

Chaperone sind überall vorkommende spezielle Proteine, die verhindern, dass sich andere Proteine und die sie bildenden Polypeptidketten falsch zusammenfalten und in giftige Substanzen verwandeln (Hartl und Hayer-Hartl 2002, Young et al. 2004). Die falsche Faltung langer Eiweißketten, die zur Bildung unlöslicher Gebilde führt, spielen in der Krankheitsentstehung verschiedener neurodegenerativer Störungen wie Morbus Alzheimer, Parkinson und Huntington eine Rolle (Agorogiannis et al. 2004, Chaudhuri und Paul 2006). Kalorienbeschränkung erhöht den Chaperon-Spiegel im Gehirn sowie auch in anderen Geweben vom Herz über Leber, Darm und Skelettmuskeln bis hin zu den Makrophagen, wichtigen Zellen des Immunsystems (Aly et al. 1994, Heydari et al. 1995, Ehrenfried et al. 1996, Moore et al. 1998, Guo et al. 2000, Frier und Locke 2005, Selsby et al. 2005, Sharma und Kaur 2005).

Bei Schlaganfall-Simulation zeigten Untersuchungen an Ratten, dass kalorienreduzierte Kost den Neuronenverlust im Neocortex der Großhirnrinde, im Hippocampus und im Striatum reduzierte (Marie et al. 1990). Ähnlich verringerte alternierendes Fasten (jeden zweiten Tag) die Infarktgröße und verbesserte die motorische Funktion bei Schlaganfall-Simulation (Yu und Mattson 1999). Allerdings berichtet Prof. Mark Mattson auch von Studien, die solche Verbesserungen nicht zeigten und manchmal widersprüchliche Ergebnisse brachten.

Der Fettstoffwechsel und die Wirkungen auf das Gehirn

Anhand einer Zusammenfassung von insgesamt 336 Studien belegen Marwan Maalouf, Jong Rho und Mark Mattson die nervenschützenden Fähigkeiten von Kalorienbegrenzung, ketogener, also kohlenhydratarmer und fettreicher Diät und letztlich der Ketonkörper selbst (Maalouf, Rho und Mattson 2009).

Während Phasen von verringerter Glukoseverfügbarkeit – wie beim Fasten oder bei ketogener Kost – kommt die Energie aus der Umwandlung der Fette in Ketonkörper, vor allem in β-Hydroxybuttersäure, in Acetoacetat und in geringerem Ausmaß in Aceton (Laffel 1999). Unsere Leber ist der hauptsächliche Schauplatz der Ketonkörper-Synthese, wobei Astrozyten, spezielle sternförmige Zellen im Gehirn, ebenfalls dazu fähig sind (Guzman und Blazquez 2004).

Nach einem Tag Fasten oder ketogener Kost erreichen Ketonkörper im Blut messbare Konzentrationen, die im Gehirn etwas geringer ausfallen (Haymond et al. 1982, Lamers et al. 1995, Seymour et al. 1999, Thavendiranathan et al. 2000). Ketonkörper können die Blut-Hirn-Schranke mit bestimmten den Forschern bekannten Transportmolekülen überwinden (Nehlig 2004, Morris 2005). Außerdem scheinen sowohl Fasten als auch ketogene Kost die Durchlässigkeit der Blut-Hirn-Schranke für Ketone zu erhöhen. Obendrein steigert Keto-Kost das Wachstum der Gliazellen im Hippocampus, die unter anderem die Nervenzellen stützen und für ihre elektrische Isolation sorgen (Silva et al. 2005).

Krampflindernde Fähigkeiten des Fastens sind seit dem Altertum bekannt. Tatsächlich spricht alles dafür, dass Fasten und allgemeine Kalorienbeschränkung die erste effektive medizinische Behandlung der Epilepsie darstellen, in alten Zeiten noch als Morbus sacer, heilige Krankheit, bezeichnet. Ich nehme an, dass beim Fasten auch das Wegfallen von Gluten eine entscheidende Rolle spielt, wie es ebenfalls viele neurodegenerative Erkrankungen bessert. Jüngere Studien lassen obendrein vermuten, dass die Erfolge durch Kalorienreduktion – ob täglich oder jeden zweiten Tag wie beim intermittierenden Fasten – sich nicht auf Epilepsie beschränken, sondern generell nervenschützend wirken und bei vielen akuten und chronischen neurologischen Krankheitsbildern als Therapie infrage kommen. Es gibt Hinweise darauf, dass es die Ketonkörper selbst sind, die auch für die nervenschützenden Wirkungen verantwortlich sind.

Untersuchungen von Mattson et al. (2003) und Mattson (2005) mit Tieren belegen, dass – verglichen mit täglicher Kalorienreduktion – beim Intervall-Fasten der Anstieg von Ketonkörpern sogar deutlich höher ist, was darauf hindeutet, dass Intervall-Fasten täglichem Fasten im Hinblick auf die nervenschützende Wirkung noch überlegen ist.

Greene et al. (2003), Kossoff (2004) und Gasior et al. (2006) fanden, dass die ketogene Diät ähnlich neuroprotektiv wie Fasten wirkt und die zugrunde liegenden Mechanismen ähnlich sind. Das ist nicht erstaunlich, denn Fasten führt zu ketogener Stoffwechsellage. Ähnliches gilt sogar für die alten ketogenen Diäten, die reich an nachweislich schädlichen Tierproteinen sind. Die moderne pflanzlich-vollwertige Form – wie in *Peace Food – Keto-Kur* beschrieben – bringt insofern noch deutlich bessere Erfolge. Das zeigen unter anderem auch meine persönlichen Erfahrungen. Vor allem sind mit *Peace Food* die negativen Nebenwirkungen Tierprotein lastiger ketogener Diäten ausgeschlossen, zum Beispiel der Anstieg der Blutfette und Nierensteinbildung wie von Kwiterovich et al. (2003), Kang et al. (2004) und Hartman und Vining (2007) dokumentiert.

Die antiepileptischen Effekte der alten ketogenen Diät waren andererseits mit Verbesserungen der geistigen Leistung verbunden wie Nordli et al. (2001) und Pulsifer et al. (2001) zeigen konnten.

Die Wirkung ketogener Kost beschränkt sich aber – wie schon angedeutet – nicht nur auf die antiepileptischen Wirkungen. In einer kleinen Gruppe von Parkinson-Patienten konnte mit dieser Kost während eines Monats der Wert auf der »Unified Parkinson's Disease Rating Scale«, einer Skala, die die Beeinträchtigung durch die Krankheit misst, um 43 % verbessert werden (Vanitallie et al. 2005). Obwohl ohne Kontrollgruppe und Untersuchung des Einflusses der natürlich gleichzeitig stattfindenden Gewichtsreduktion verdeutlicht diese Studie, dass ketogene Kost auch bei älteren Patienten mit neurodegenerativen Erkrankungen Sinn macht. Epidemiologische Beobachtungen, die auf der sogenannten Rotterdam-Studie an älteren Erwachsenen aufbauen, stimmen mit diesen Ergebnissen überein. Höhere Einnahmen von ungesättigten Fettsäuren reduzierten das Risiko für Parkinson (de Lau et al. 2005). Ganz ähnlich verbesserte ketogene Kost mit mittelkettigen Fettsäuren, wie sie im Kokosöl vorkommen, die geistige Funktion bei Patienten mit Alzheimer (Reger et al. 2004). Das Ausmaß der Verbesserungen korrelierte mit dem Anstieg des Ketonkörpers β-Hydroxybuttersäure im Blut, was den Schluss zulässt, dass die Ketonkörper selbst die Nervenzellen schützen. Auch bei autistischen Kindern legen Studiendaten ketogene Diät nahe (Evangeliou et al. 2003).

Obendrein kann ketogene Kost das Ausmaß der Schwellung bei Gehirnerschütterungen nach einem Schädel-Hirn-Trauma wie auch den Nervenverlust nach einer Insulin verursachten Unterzuckerung reduzieren (Prins et al. 2005, Yamada et al. 2005).

Bei Mäusen als Modell für Amyotrophe Lateralsklerose (ALS), eine degenerative Erkrankung des zentralen Nervensystems, die unter anderem mit einem Abbau der Skelettmuskulatur einhergeht, konnte ketogene Kost das Voranschreiten der Erkrankung messbar bremsen (Zhao et al. 2006).

In verschiedenen Studien wurde ketogene Kost auch mit einer verbesserten antioxidativen Situation in Verbindung gebracht. Die Zellkraftwerke der Mitochondrien von mit ketogener Diät gefütterten Tieren produzierten zum einen weniger freie Radikale (Sullivan et al. 2004 b). Zum anderen erhöhte die Keto-Kost die Aktivität der Glutathion-Peroxidase im Hippocampus, der Gehirnregion, von der Alzheimer ausgeht (Ziegler et al. 2003). Dieses Enzym hat bei der zellulären Abwehr gegenüber oxidativem Stress eine wichtige Bedeutung.

Ketogene Kost stimuliert darüber hinaus die Entstehung von neuen Mitochondrien und erhöht die ATP-Konzentration im Gehirn und damit die Stoffwechseleffizienz (de Vivo et al. 1978, Bough et al. 2006). Weiter werden Gene, die für die Produktion wichtiger Enzyme im Energiestoffwechsel sorgen, von der Keto-Kost hochgeregelt (Noh et al. 2005 a, Bough et al. 2006). Die Verbindung dieser Mechanismen legt – wie bei der Kalorienbeschränkung – nahe, dass die Mitochondrien ein wichtiges Ziel der ketogenen Kost sind.

Zusätzlich zu den antioxidativen und Stoffwechsel-Effekten dürfte es auch die ketogene Kost sein, die die Tendenz zum Zellselbstmord (Apoptose) reduziert (Noh et al. 2003, 2005 a und b).

Parallel zu diesen nervenschützenden Fähigkeiten scheint die Keto-Kost Gehirnschäden aufgrund von nervlicher Übererregung zu begrenzen.

Da die Ketonkörper die Zellselbstmordrate offensichtlich senken, könnte dieser Effekt auf der anderen Seite auch krebsauslösend sein – wie etwa bei IGF-1, dem krebsfördernden Wachstumsfaktor in Kuhmilch. Doch – ganz im Gegenteil – belegen inzwischen viele Studien, dass sowohl Kalorienbegrenzung und Fasten wie auch ketogene Kost gegen Krebs helfen (siehe Seite 148 f.).

Fazit: Bedenken wir, dass Fasten immer auch ketogene Ernährung aus eigenen Quellen, vor allem aus Körperfett, bedeutet, gelten all die belegten positiven Effekte der ketogenen Ernährungsform auch für jede Fastenart. Alles spricht nach meinen Erfahrungen aus guten vier Jahrzehnten als Fastenarzt auch dafür, dass Fasten nicht nur ein Jungbrunnen für Immunsystem, Nervensystem und Stoffwechsel ist, wie inzwischen vielfach bewiesen, sondern auch für die anderen Organsysteme und Gewebe. Was die Leber und ihre Zellen betrifft, bin ich mir insofern persönlich ganz sicher. Insofern kommt Fasten dem uralten Traum der Heiler, Ärzte und eigentlich aller Menschen vom Panaceum, dem Allheilmittel, zumindest sehr nahe.

Geistige Klarheit und psychische Ausgeglichenheit

Diese Chancen des Fastens sind vielen Fastenden seit Langem vertraut und inzwischen auch schon wissenschaftlich belegt. Kein Heil*mittel* bringt uns so leicht in die Mitte wie Fasten, obwohl das immer die klassische Aufgabe aller *Medi*kamente war. Wie der Name schon sagt, ging es bei ihnen – wie bei jeder *Medi*zin ursprünglich – um das Wiederfinden der Mitte, wie bis heute bei *Medi*tationen. Das alte Wort für Heilmittel hieß im Lateinischen sogar *re-medium,* also *zurück zur Mitte.* Fasten kann uns wie nebenbei zentrieren und uns unsere Mitte – und in ihr

Heilung – finden lassen. In der Mitte ruhend, fühlen wir uns ausgeglichen und manchmal schon heil und rund.

Wissenschaftliche Untersuchungen beweisen auch, dass Kurzzeitfasten die Gesundheit unseres überstrapazierten, »gestressten« Nervensystems verbessert. Die reduzierten Blutzucker- und daraus folgend Insulinwerte während der Fastenperioden fördern die Bildung schützender Proteine und körpereigener Antioxidanzien, die zellschädigende sogenannte freie Radikale wegfangen, und ermöglichen uns so, mit dem mittlerweile allgegenwärtigen oxidativen Stress besser umzugehen und sogar fertigzuwerden, der zum Beispiel durch psychischen Stress oder auch durch äußere Faktoren wie Umweltgifte und UV-Strahlen entsteht.

Die geistige Klarheit beim Fasten dürfte eine ihrer Wurzeln darin haben, dass wir dabei automatisch Gluten weglassen. Es hat bei mir Jahrzehnte gedauert, bis sich mir dieses Geheimnis als Schlüssel zu geistiger Klarheit erschlossen hat. Fasten hat mich persönlich von Anfang an – und das heißt: schon seit bald fünfzig Jahren – wegen seiner Effekte auf meinen Geist fasziniert. Nicht nur wurde dieser klarer, sondern ich war auch konzentrierter, mein Abstraktionsniveau tiefer, die Meditation stiller und die Stimmung besser. Das war auch der Grund dafür, warum es mich – wie magisch – über Jahrzehnte im Winter nach Asien zog, zum Meditieren und zum Schreiben. Die Magie fand ihre Erklärung in der Biochemie, als mir klar wurde, dass ich in Asien automatisch mit Gemüse, Obst und Reis glutenfrei lebte, während ich die übrige Zeit statt Reis meist glutenhaltiges Getreide – etwa im Vollkornbrot – zu mir nahm. Seit ich Gluten gestrichen habe, geht es mir auch hier in unseren heimischen

Brotländern sehr viel besser. Inzwischen gibt es allerdings in TamanGa und durch Entwicklungen von Hermann Stein, einem befreundeten Therapeuten und Mitarbeiter und im Erstberuf begnadeten Bäckermeister, auch sehr schmackhaftes und gesundes Ketobrot.

Und Fasten bedeutet natürlich automatisch glutenfreie ketogene Ernährung, denn wir leben vom »Eingemachten«, also überwiegend von unserem eigenen Speicherfett. Das bekommt unserem Gehirn scheinbar ähnlich gut wie Kokosfett, das – gesättigt wie unser Körperfett – eine wundervolle Nahrung für unsere grauen Zellen ist und so nebenbei noch Alzheimer-Demenz vorbeugt. Fasten und auch Kurzzeitfasten lassen uns vor allem vom eigenen Fett (auf)leben. Von Patienten hörte ich oft, Fasten und seine Kurzzeitform wirke wie Beta-Blocker, nur besser und frei von unangenehmen Nebenwirkungen und verfüge dafür über viele wundervolle Zusatzeffekte.

INFO: FASTEN UND MEDITATION

Persönlich kam ich über das Meditieren zum Fasten, und tatsächlich kann Fasten Meditation verblüffend vertiefen und uns tiefere Stille erfahren lassen. Fasten ist insofern ein wundervoller Einstieg ins Meditieren. Meditation wird Fastenerfahrungen ihrerseits sehr vertiefen. Mein kleines Buch *Jetzt einfach meditieren* enthält viele entsprechende Anregungen sowie viele Meditationen, die gut zu jeder Form des Fastens passen.

Geistig fit bis ins Alter

Wie gerade dargestellt, war mein erster Zugang zum Fasten die damit verbundene geistige Klarheit. Wegen dieser starken und oft bewegenden Wirkung dürften es auch alle großen Religionen und Traditionen so geschätzt und in ihre Exerzitien aufgenommen haben. Ausgerechnet die Wissenschaft, der es um geistige Klarheit gehen sollte, entdeckt es erst jetzt und damit – gemessen an den Traditionen – reichlich spät. Aber eben besser spät als nie.

Wie in den Büchern *Altern als Geschenk* und *Gesund und glücklich älter werden* ausführlich beschrieben, ist Fasten im Verbund mit Ernährungsumstellung und anderen Lebensstil-Reformen geradezu unverzichtbar bei der Vorbeugung gegen Alzheimer-Demenz und überhaupt bei der Erhaltung eines intakten Gehirns bis ins hohe Alter. Dessen Neuroplastizität, das heißt seine in entscheidenden Teilen verblüffende und altersunabhängige Regenerationsfähigkeit, kommt da ganz natürlich hilfreich hinzu.

Im Zusammenhang mit neurodegenerativen Erkrankungen ist natürlich auch sehr wichtig und hilfreich, dass Fasten obendrein der ideale Einstieg in die Umstellung auf die gesündeste Ernährung zur Vorbeugung gegen und Therapie von Alzheimer ist: die pflanzliche Vollwertkost *Peace-Food*-Kost mit ketogener Tendenz. Zur Vorbeugung und Therapie von Alzheimer sollte die Ernährung obendrein gluten- und weitestgehend zuckerfrei sein und einen »Ölwechsel« von tierischen zu pflanzlichen Fetten (siehe Seite 194) einschließen. In *Das Geheimnis der Lebensenergie in unserer Nahrung* ist all das ausführlich beschrieben, und in *Peace Food – Die Keto-Kur* ist diese Ernährungsweise mit Rezepten untermauert. Hier handelt es sich tatsächlich um *Essen gegen Vergessen*. So wird ein Buch heißen zu einer strengen Keto-Ernährung, von Christin Brockmann, auf das ich mich schon sehr freue.

Wie gut sich unser Gehirn im Übrigen mit Fasten in Schuss halten lässt, belegen auch die tatsächlich – im doppelten Wortsinn – alten Fastenpäpste, die diesen Titel wirklich mehr verdienen als ich, der ich ihn – obwohl erst 74 – schon von Journalisten umgehängt bekam. Otto Buchinger wurde für die damalige Zeit mit 89 Jahren uralt, Hellmut Lützner wurde weit über 90, Dr. Becker gab mit 93 noch Fastenseminare. Sie sind Beispiele dafür, wie regelmäßig fastende Fastenlehrer sich offenbar ihr kreatives, inspiriertes Gehirn bis ins hohe Alter erhalten haben.

Da Fasten nachweislich die Neigung zu Infektionen reduziert, wie von Prof. Andreas Michalsen anhand des sinkenden CRP-Werts wissenschaftlich belegt, ist diese nervenschützende Wirkung des Fastens auch für das Gehirn gut nachvollziehbar.

Lange glaubten Wissenschaftler, den Infektionskrankheiten mittels Antibiotika den Stachel genommen zu haben. Heute müssen wir zunehmend erkennen, wie wir uns einerseits durch die (un)ärztlichen Übertherapien und die Entwicklung von Hospitalismus und andererseits vor allem durch die genetischen Keim-Neukombinationen in den unter ständiger Antibiotikabehandlung stehenden Tieren in den Massen-Tier-Zucht-Häusern diese Waffe selbst aus der Hand (ge)schlagen (haben). Wir leben letztlich schon in der Post-Antibiotika-Zeit mit all den daraus erwachsenden Gefahren: Allein in Deutschland sterben zum Beispiel jedes Jahr über 20000 Menschen aufgrund resistenter Keime an Lungenentzündung.

Fasten ist natürlich nie nur isoliert für das Gehirn, sondern immer für den ganzen Organismus hilfreich. Wir lassen ja auch niemals einzelne Organe fasten, sondern immer den ganzen Menschen mit Körper, Geist und Seele. Dieses Dreiergespann kommt immer als Einheit vor, die Niere von Zimmer 14 gab es dort nie, selbst wenn Mediziner oft so rede(te)n.

Es gibt noch viele Gründe, warum Fasten nicht nur, aber auch immer dem Gehirn nützt. Einer ist sicher, weil wir dabei einfach nichts essen – und damit auch ausnahmsweise nichts Verkehrtes. Das reicht dem Organismus und seinem Gehirn schon, um sich zu erholen und zu regenerieren. Wir könnten ihm – bei unserer immer noch bescheidenen Mitarbeit – für so viel Kooperationsbereitschaft wirklich dankbar(er) sein. Für mich ist es immer wieder sehr anrührend zu sehen, wie großzügig uns der Organismus bei oft wenig Entgegenkommen unsererseits beschenkt.

Die spanische Heilige Theresa von Avila hat es – für mich – am schönsten gesagt: *Lasst uns gut sein zum Körper, damit die Seele gern in ihm wohne.* Dem kann ich mich nur anschließen und um noch mehr Respekt und Dankbarkeit für unser Körperhaus bitten. Wir hätten allen Grund dazu und auch so viel davon. Denn Dankbarkeit ist an sich und für sich schon heilsam und macht obendrein glücklich. Das müssten wir nicht einmal wissenschaftlich belegen, das spüren noch die meisten von uns, die mit dem Herzen schauen und erkennen.

Wer darüber hinaus auch gern (mit seinem Gehirn) denkt und sich fragt, warum wir nur 10 % davon nützen, wo wir doch 100 % haben, sei eingeladen, die Erfahrung (s)eines wundervoll kreativen, durch Fasten befreiten Geistes zu machen – und die

Fastenchancen mit Kurzzeitfasten noch weitgehender auf sein Leben auszudehnen.

SPECIAL: Wachstumsfaktoren

Der Wachstumsfaktor IGF-1, der in hohem Maß in Kuh- und kaum in menschlicher Muttermilch vorkommt und bei Erwachsenen als krebsfördernd gilt, aktiviert auch das Nervenwachstum, wie viele Studien zeigen. Vor allem begünstigt er rasche Zellteilung und verhindert die Apoptose, den »Selbstmord« der Zellen. Was ideal für heranwachsende Kälber ist, kann zum Krebsprogramm für erwachsene Menschen werden. Schnelle Zellteilung und die Verschonung alter, kranker Zellen fördern die Entstehung von Krebs im fortgeschrittenen Lebensalter.

Man könnte auch sagen: Alles zu seiner Zeit. Was für das Kalb gut und wichtig ist, kann selbst der ausgewachsenen Kuh schaden, denn auch da fördert IGF-1 offenbar weiterhin das Wachstum. Wo kindliches und jugendliches Wachstum beendet ist und sich die Wachstumsfugen geschlossen haben, fördern die Wachstumsimpulse von IGF-1 offenbar die Krebsentstehung. Das ist der Grund, warum ich als Arzt vor diesem Wachstumsfaktor warnen muss und Erwachsenen entschieden von dem Verzehr von Babynahrung wie Milch und Milchprodukten abrate.

Insofern ist es für mich nicht überraschend, dass beim Fasten die IGF-1-Spiegel sinken, sowohl bei Tieren als auch bei Menschen. Und wie die Wissenschaft herausfand (Smith et al. 1995, Rincon et al. 2005, Rasmussen et al. 2006), erhöht die Blockierung dieses Wachstumsfaktors die Langlebigkeit.

Ganz anders als bei IGF-1 erhöht Kalorienrestriktion die Spiegel und den Ausdruck verschiedener nervenfördernder Wachstumsfaktoren wie der aus dem Hirn stammenden neurotrophen Faktoren BDNF, Neurotrophin-3 (NT-3) und den Gliazell-Faktor GDNF, am stärksten im Hippocampus, aber auch in Basalganglien (Lee et al. 2000 und 2002 b, Duan et al. 2003, Maswood et al. 2004). Eine Kost, die reich an raffinierten Kohlenhydraten und gesättigten Tierfetten ist, verringert die BDNF-Spiegel im Hippocampus dagegen und stört das Gedächtnis (Molteni et al. 2002). Obendrein reduziert BDNF die Nahrungsaufnahme, und ein verminderter BDNF-Spiegel verursacht Heißhunger und Fettleibigkeit (Mattson 2005, Lebrun et al. 2006).

Die Neurogenese, das heißt die Neubildung von Nervenzellen, bleibt in verschiedenen Regionen des Erwachsenengehirns erhalten, geht aber mit dem Alter progressiv zurück (Bernal und Peterson 2004, Arbous et al. 2005). Neu gebildete Neuronen im Hippocampus spielen eine Rolle bei Lernen und Gedächtnisprozessen (Aimone et al. 2006, Lledo et al. 2006). Kalorienreduktion fördert die Neurogenese erwachsener Nager, wahrscheinlich durch steigende BDNF-Spiegel (Lee et al. 2002 a). BDNF vermittelt den nervenschützenden Effekt von Kalorienbeschränkung bei Vergiftungen und Verletzungen (Duan et al. 2001 a und b) und fördert die nervliche Differenzierung von embryonalen und erwachsenen Hippocampus-Zellen und die synaptische Plastizität, also die Formbarkeit des Gehirns bis ins Erwachsenenalter, wie auch das Lernverhalten und das Gedächtnis (Bramham und Messaoudi 2005, Lee et al. 2000 und 2002 a).

Fasten und Krebs

In einem Experiment setzten Forscher Mäuse einem Intervall-Fasten aus, bei dem auf jeden Fastentag Tage mit beliebiger Futterzufuhr folgten (Siegel et al. 1988). Die Kontrollgruppe bekam täglich Futter nach Belieben. Die Intervall fastenden Mäuse verloren 2–3 % ihres Körpergewichts in 13 Tagen. Die Mäuse der Kontrollgruppe hingegen nahmen durchschnittlich 6,8 % zu.

Diese Diät wurde eine Woche vor der Verabreichung einer massiven Dosis von Aszites-Tumor-Zellen angesetzt. 16 von 24 (66,7 %) der Intervall fastenden und 5 von 24 (20,8 %) der unbeschränkt fressenden Mäuse überlebten 9 Tage nach Tumor-Verabreichung. Das ist eine enorme Signifikanz (p geringer als 0,005).

Fazit: Intervall-Fasten erhöht die Überlebensrate dramatisch. Die Autoren schlagen vor, intermittierendes Fasten in klinischen Studien zu erproben, um Krebswachstum zu verhindern und die Heilungschancen menschlicher Krebspatienten zu erhöhen.

Wissenschaftler in einer Arbeitsgruppe um Prof. Valter Longo machten – wie erwähnt – folgende sensationelle Entdeckung: »Hungerzyklen (Fasten) waren bei der Wachstumsverzögerung spezifischer Tumoren genauso wirksam wie Chemotherapeutika und verstärkten die Effektivität der Zellgifte bei Melanom-, Glioblastom- und Brustkrebszellen.« Diese Ergebnisse legen nahe, dass mehrfache Fastenzyklen die Stressempfindlichkeit bei sehr vielen Tumorzellen erhöhen und potenziell eine Chemotherapie ersetzen oder ihre Wirksamkeit steigern. Das bedeutet nichts anderes als: Fasten ist bei Mäusen genauso wirksam wie eine Chemotherapie und vergrößert deren Wirkung. Allerdings ist es frei von Nebenwirkungen.

Abgesehen von diesen bahnbrechenden Entdeckungen von Prof. Valter Longo sowie denen zur Runderneuerung des Immunsystems, gibt es aus einer neuen Studie auch direkte Hinweise auf die Verbesserung der Heilungschancen durch Kurzzeitfasten etwa nach Brustkrebs-Operationen.

Mäuse, die lange Fastenzeiten von 16 Stunden über Nacht einhalten mussten und ansonsten mit Fettdiät gehalten wurden, waren dadurch vor Blutzucker-, Entzündungs- und Gewichtsproblemen geschützt – also vor drei Faktoren, die bei Krebs die Aussichten verschlechtern. Forscher um Ruth Patterson vom San Diego Moores Krebszentrum in La Jolla (University of California) beobachteten 2413 Teilnehmerinnen in der *Women's Healthy Eating and Living Study,* die im Alter zwischen 24 und 70 Jahren Brustkrebs diagnostiziert bekamen. Die Frage war, ob die Länge der nächtlichen Fastenzeit die Überlebenszeit beeinflusste. Sie stellten fest, dass die Wahrscheinlichkeit für ein Rezidiv, eine Krebsrückkehr, stieg, sobald die nächtliche Fastenzeit weniger als 13 Stunden betrug. Während der 7-jährigen Überwachung fasteten insgesamt 818 der Frauen wenigstens 13 Stunden pro Nacht, 1595 fasteten kürzer, und diese letzte Gruppe hatte ein 36% höheres Risiko für einen Krebsrückfall. Würde die nächtliche Fastenzeit im Sinne des 16 : 8-Musters – wie bei den Mäusen – eingehalten, dürfte das Ergebnis noch deutlicher und besser ausfallen.

Wissenschaftlich zeichnet sich immer klarer ab, dass alles, was die Zellteilungsrate erhöht – wie der Wachstumsfaktor IGF-1 aus Kuhmilch – auch die Wahrscheinlichkeit, an Krebs zu erkranken. steigert. Eine Kalorienreduktion um ein Drittel reduzierte die Teilungsrate in Hautzellen um 40 % und in Brustzellen sogar um fast 90 % (Hsieh, Chai und Hellerstein 2005).

Selbst eine aufgrund einer Krankheit herabgesetzte Nahrungsaufnahme wie bei Magersucht reduziert noch die Brustkrebsrate (Pallavi et al. 2005).

Dr. Chengcheng Zhang, Professor der Physiologie an der University of Texas (UT) Southwestern, fand 2016 in einer Studie, dass intermittierendes Fasten bei akuter lymphoblastischer Leukämie (ALL), die besonders Kinder betrifft, hilft, den Krankheitsfortschritt zu hemmen. Im Mausmodell ließ sich die Krebsentwicklung damit sogar vollständig hemmen. Fastende Mäuse hatten nach sieben Wochen kaum noch Krebszellen im Körper. In der nichtfastenden Kontrollgruppe war der Krebs weit fortgeschritten. In der Fastengruppe befanden sich die Organe in einem Zustand wie für gesunde Tiere typisch. Verbliebene Krebszellen verhielten sich auch nicht mehr wie Krebszellen, sondern wieder wie gesunde Zellen. Sie hatten sich also in gesunde Zellen zurückverwandelt, wie es Professor Zhang formuliert. Bei der Studie wurden keinerlei Medikamente eingesetzt, lediglich Intervall-Fasten beeinflusste die Krebszellen. Insofern hat diese Krebstherapie auch keine unerwünschten Nebenwirkungen.

Untersuchungen zur Kinderleukämie aus den Jahren 2009 und 2014 zeigen, dass eine Chemotherapie viel weniger Nebenwirkungen mit sich bringt, wenn die Patienten 24 bis 48 Stunden vorher fasten. Das intermittierende Fasten schützt offenbar gesunde Körperzellen, aber nicht die Krebszellen.

Kurzzeitfasten stärkt das Immunsystem

In einem Langzeitversuch beobachteten Forscher Patienten bei einer Art abgemildertem Intervall-Fasten über mehrere Jahre hinweg. Die Patienten fasteten nicht wirklich, reduzierten aber jeden zweiten Tag die Kalorienaufnahme um 20 bis 50 %. Selbst mit dieser sehr verwässerten Form von Intervall-Fasten fanden sich noch verblüffende Erfolge auf allen möglichen Ebenen vom Stoffwechsel über das Nervensystem bis zum Immunsystem. In Bezug auf das Immunsystem stellten sie fest, dass Infektionen, Allergien und Autoaggressionskrankheiten zurückgingen (Johnson et al. 2006).

Fasten verlängert das Leben

Dieser Menschheitstraum, der schon die Alchemisten des Mittelalters umtrieb und Legenden von Jungbrunnen in die Welt setzte, bekam nun ausgerechnet von der Wissenschaft neues Futter. Fasten – lange von Wissenschaftlern bekämpft und verspottet – hat diese Tür geöffnet. *Forever young* blieb zwar immer in Mode, aber hauptsächlich in der Schlagerbranche und im Bereich der Wundermedizin. Der Weg offenbart sich nun so einfach, dass er auf Komplexität gepolten Wissenschaftlern natürlich unwahrscheinlich erscheinen muss: Weniger ist mehr – und zwar sehr viel mehr. Wir wussten es eigentlich schon lange, aber jetzt ist es bewiesen – und das obendrein von einer der renommiertesten Universitäten weltweit. Valter Longo von der Universität von Kalifornien in Los Angeles (UCLA) konnte – wie bereits beschrieben – zeigen, wie Fasten die Stammzellen zur Bildung neuer Immunzellen und damit zur Regeneration des Immunsystems mobilisiert.

Wenn etwas so Einfaches und Günstiges wie Fasten nun so vielversprechend die Öffentlichkeit erobert, ist das natürlich entsetzlich für Pharmakonzerne, denen es vor allem um Geld gehen muss, wie allen kapitalistischen Firmen und Konzernen. Aber es ist auch ein harter Schlag für die alternative Sparte der Nahrungsergänzungsmittel, die ebenfalls in erster Linie Geld verdienen will und muss.

Beim Fasten brauchen wir keine Heilmittel zu schlucken. Wir müssen auch nichts lernen, um älter zu werden, im Gegenteil: Es geht darum, auf vielen Ebenen weniger zu verbrauchen und einzunehmen und sich auf ein uraltes gesundes Maß zu reduzieren. Und wir können das alle, denn die Evolution hat es uns seit Hunderttausenden von Jahren gelehrt.

In verschiedenen Studien fanden Wissenschaftler heraus, dass Kalorienbeschränkung altersbedingte oxidative Schäden am Erbgut der DNS, an Proteinen und Lipiden verzögert (Merry 2004, Hunt et al. 2006). Die Mitochondrien aus dem Hirn von alten, kalorienarm ernährten Ratten produzierten – im Vergleich zu normal ernährten Tieren – signifikant weniger Wasserstoffperoxid, das eine starke oxidative Wirkung hat (Sanz et al. 2005). Dieselben Erkenntnisse folgten aus Studien mit Mitochondrien aus Herz und Leber (Gredilla et al. 2001, Lopez-Torres et al. 2002).

Weitere Untersuchungen weisen auf die wichtige Rolle der Sirtuine hin. Das sind spezielle Enzyme, die die Gen-Expression regeln, also die Produktion von Proteinen anhand der genetischen Informationen der DNS. So stellte sich heraus, dass eine verstärkte Sirt(uin)2-Aktivität die Lebenszeit verlängert und dass Kalorienreduktion den Sirt2-Spiegel erhöht (Kaeberlein et al. 1999, Lin et al. 2000 und 2004, Tissenbaum und Guarente 2001, Rogina und Helfand 2004).

Bei Säugetieren erhöht Kalorienrestriktion den vergleichbaren Sirt1-Spiegel in verschiedenen Geweben einschließlich des Gehirns. Resveratrol aus roten Weintrauben, das Sirt1 natürlich aktiviert, verlängert die Lebenszeit von Mäusen und verhindert den altersbedingten Verfall ihrer motorischen Funktionen (Cohen et al. 2004; Baur et al. 2006). Außerdem belegen Studien auch eine nervenschützende Fähigkeit von Sirt1. Es reduziert die Amyloid-Ablagerungen bei Alzheimer-Modell-Mäusen und älteren Affen (Qin et al. 2006 a und b). Darüber hinaus verringert Resveratrol Nervenstörungen und senkt die Sterberate bei bestimmten Tiermodellen für Morbus Huntington.

Altern und verschiedene neurologische Störungen sind geradezu charakterisiert durch steigende Spiegel von Entzündungsmarkern wie dem CRP-Wert (Chung et al. 2002, Sarkar und Fisher 2006). Dieser wird – wie Prof. Andreas Michalsen nachweisen konnte – durch Fasten gesenkt, ebenso auch durch pflanzlich-vollwertige *Peace-Food*-Kost.

Bei den Bewohnern der japanischen Inselgruppe Okinawa, die weniger Kalorien zu sich nehmen als im übrigen Japan, fanden Amie Dirks und Christiaan Leeuwenburgh auch weniger Herz- und Krebserkrankungen. Dafür ist Okinawa für die höchste Anzahl Hundertjähriger bekannt (Dirks und Leeuwenburgh 2006). Kalorienreduktion lässt uns also objektiv länger leben. Die gesellschaftliche Situation der Okinawer verschlechterte sich dann deutlich bei den Männern, die zuerst den Lebensstil der US-Amerikaner von der großen US-Militärbasis übernahmen. Inzwischen haben das zunehmend auch Frauen getan, was dazu geführt hat, Okinawa von der Lebenserwartung hinter das übrige Japan zurückfallen zu lassen.

SPECIAL: Weniger ist mehr

Mit unserer modernen Ernährung bringen wir unseren Stoffwechsel ganz schön durcheinander. Die Verbreitung immer raffinierterer Kohlenhydrate überfordert unsere Bauchspeicheldrüse. Durch ein Übermaß an Tierprotein und -fett werden unsere Gefäße starr und unflexibel, brüchig und eng. Milch und Milchprodukte beschleunigen durch ihren Gehalt am Wachstumsfaktor IGF-1 die Zellteilung und verhindern die Entsorgung alter Zellen, was zur Entstehung von Krebs führen kann. Außerdem bringen Milch und Milchprodukte unsere Kinder immer früher um ihre Kindheit: Heute haben schon über die Hälfte der amerikanischen Mädchen noch vor dem 10. Lebensjahr ihre Menarche. Dafür lassen Milchprodukte uns größer denn je werden, entzünden den Darm, verschleimen die Atemwege und ermöglichen im Alter erst jene Osteoporose, die sie laut Werbung abwenden. Und schließlich hat der moderne Hartweizen nicht nur viermal so viele Chromosomen wie seine pflanzlichen Urahnen, er enthält auch das Vielfache des Getreidekleisters Gluten und »verklebt« uns damit vor allem Gehirn und Nervensystem, aber auch den Rest des Körpers.

Der Ausweg aus dieser Misere ist – wie schon gesagt – unendlich einfach: *Weniger ist mehr.* Und manches am besten gar nicht mehr. Auch Mutter Erde wehrt sich schon gegen die Weizenepidemie, die ihre (Haut-)Oberfläche befallen hat. Sie setzt diesem genetischen Zombie mit »Schädlingen« zu, gegen die nicht einmal das für Insekten und Menschen so gefährliche Pflanzenschutzmittel Glyphosat noch hilft. Wahrscheinlich sind die Schädlinge in Wahrheit Nützlinge, und wir sollten lieber umdenken.

Schon ein paar Tage Kurzzeitfasten jedenfalls bringen viel von diesem modernen Stoffwechselchaos wieder in Ordnung. Insofern wäre Fasten unbedingt zu ver*ordnen*. Denn fastend leben wir alle tierprotein- und glutenfrei und können die Chance klarer werdender Gedanken nutzen, um unsere Ernährung von Giftigem, Gefährlichem und Schädlichem zu befreien. Unser Körper wird es uns jederzeit danken.

Die Erfolge von Fasten und auch Kurzzeitfasten zeigen, dass es für einen Neuanfang nie zu spät ist, da der Organismus so beeindruckend regenerationsfähig ist. Nicht nur unser Gehirn, das mit seiner Neuroplastizität nun schon länger Furore macht, sondern auch Herz und Gefäße sowie andere Organe, ganz besonders die Leber, berühren mich als Arzt immer wieder mit ihrer verblüffenden Erneuerungskraft. Wir können unseren Stoffwechsel fastend tatsächlich buchstäblich wechseln: vom modernen Suizid-Programm zu einem, das uns aufbaut, wachsen lässt und Entwicklung auf vielen Ebenen fördert.

Vorbeugung und Heilung

Wie eine Vielzahl von Studien belegt, ist Kurzzeitfasten die beste allgemeine Methode zur Vorbeugung bezüglich Krankheiten, die uns heute zur Verfügung steht. Das gilt zum Beispiel aber auch speziell für Diabetes Typ 2 (siehe ab Seite 170), Übergewicht, Rheuma, Herz-Kreislauf-Erkrankungen, Stoffwechselprobleme wie Insulinresistenz und metabolisches Syndrom, Schlaganfälle, Epilepsie, Alzheimer, Parkinson und Krebs.

Die erwähnte Verbesserung und tatsächliche Runderneuerung des Immunsystems ist natürlich schon die optimale Vorbeugung schlechthin. Sie dürfte der Grund für die oft geäußerte Bemerkung sein: »Seit ich faste, habe ich keine Grippe und keine Erkältungen mehr.« Tatsächlich ist die Wahrscheinlichkeit, an einer Grippe oder Erkältung zu erkranken, in der Bevölkerung nicht normalverteilt. Es gibt eine Mehrheit, die keine Grippewelle auslässt, und eine Minderheit, die an keiner mehr »teilnimmt«. Viele aus der letzten Gruppe fasten regelmäßig. Persönlich faste ich täglich nach der 18 : 6-Methode oder strenger und jedes Jahr einige Wochen komplett mit meinen Seminar-Teilnehmern. Was streng erscheinen mag, bekommt mir seit Jahrzehnten sehr gut. Heute mit 74 noch Seminare und Ausbildungen zu geben und weiter zu schreiben, hat mit Lust dazu und Freude daran zu tun.

Vorbeugung ist natürlich nicht gut einzuschätzen, da wir nicht wissen, was wir uns ersparen, wenn wir fasten oder bewusst essen, vor allem aber auch das Leben auf dem Boden der *Schicksalsgesetze* verstehen und akzeptieren. Das macht die Arbeit mit vorbeugender Medizin auch wenig dankbar und verlockend für Therapeuten. Patienten wissen eben gar nicht, wovor diese Art von Behandlung sie bewahrt. Während der Herzchirurg, der das neue Herz einbaut, natürlich mit Dank überschüttet wird, geht derjenige, der geholfen hat, das alte eigene Herz bis ins hohe Alter und bis zum Schluss zu erhalten, eher leer aus. Nach fast fünfzig Jahren als Arzt kann ich aber feststellen, auf körperlicher Ebene keine einzige, auch nur annähernd so nachhaltig wirksame Vorbeugungsmaßnahme gegenüber Krankheitsbildern kennengelernt zu haben wie die Kombination von Fasten und anschließender Ernährungsumstellung auf pflanzlich-vollwertige *Peace-Food*-Kost.

»Mit dem Fasten spare ich so viel Zeit«, sagte ein Manager, der regelmäßig zu unserem Seminar *Fasten – Schweigen – Meditieren* kommt, ein Mann, der ansonsten kaum Zeit hat und schon gar keine zu verlieren, was er auch oft betont. Durch den immerhin neuntägigen Schweige-Fasten-Kurs gewinne er nicht nur deshalb Zeit, weil er nicht mehr krank würde, sondern auch, weil er anschließend so viel (kon)zentrierter und leistungsfähiger sei und so viel bessere, tiefere und nachhaltigere Ideen bekomme. Er habe insofern auch schon sehr viel dadurch verdient.

Der Ansturm guter Ideen und das Wiedererstarken der Fantasie ist ein überhäufig berichtetes Phänomen während des Fastens. Viele Menschen schreiben, malen und musizieren in entsprechenden Seminaren wie selten oder nie zuvor oder jedenfalls schon lange nicht mehr.

Da ich mich immer als Arzt und nicht als Wissenschaftler verstanden habe und meine Patienten deshalb fast nie nur mit einer Methode behandelt habe, sind Heilungen oft schwer einzuschätzen und zuzuordnen. In meiner Lebensstil-Medizin jedenfalls spielen Fasten und Ernährung, aber auch Meditation und Bewegung und natürlich ganz vorrangig der seelische Hintergrund bei der Psychosomatik von *»Krankheit als Weg« über »Krankheit als Sprache der Seele« bis zu »Krankheit als Sprache der Seele«* zentrale Rollen. Aus zahlreichen Patientenberichten, die sich ausschließlich auf Erfahrungen mit meinen Fastenbüchern oder den Online-Kursen beziehen, erfuhr ich jedoch über die Jahrzehnte von einer Vielzahl an Heilungen aus eigener Kraft mithilfe der Kraft des Fastens.

Selbst eher untypische Untersuchungen zum Kurzzeitfasten bringen noch erstaunliche Ergebnisse im Hinblick auf Vorbeugung und Therapie. Wei et al. (2017) untersuchten 71 Patienten, die eine ungewöhnliche Kurzzeitfasten-Variante durchführten: Sie legten über einen Gesamtzeitraum von 3 Monaten je 5 Fastentage pro Monat ein, eine Kontrollgruppe aß ganz normal. Dabei nahmen die Patienten auch an den Fastentagen noch eine kalorienreduzierte Kost zu sich, was unterm Strich auf nicht mehr als lediglich etwas mehr als einen Fastentag pro Monat hinauslief. Trotzdem verloren diese »Pseudo-Faster« einiges an Körpergewicht und -fett, senkten ihren Blutdruck und verringerten ihr Wachstumshormon IGF-1, das für Alterungsprozesse und Krebsentstehung verantwortlich gemacht wird. Eine Nachuntersuchung bestätigte die Ergebnisse und zeigte, dass Fasten das Gewicht, den Zucker-, Triglyzerid- und Cholesterinspiegel sowie den CRP-Wert (den Entzündungsmarker) reduzierte. Die Ergebnisse waren – wie immer – umso deutlicher, je schlechter die Patienten anfangs beisammen waren.

Keine Chance für (chronische) Entzündungen

Wir müssen heute immer mehr erkennen, dass Entzündungen – auch in bisher unverdächtigen Bereichen – große Schäden anrichten. Überall tauchen sie auf und stets in einem ausgesprochen unguten, ja bedroh- und bedenklichen Zusammenhang. Bei Gefäßproblemen bis hin zu Infarkten spielen sie nach heutigem Wissensstand ebenso wie bei der Krebsentstehung eine nicht zu unterschätzende Rolle. Wissenschaftler führen inzwischen selbst Depressionen verstärkt auf chronische Entzündungen zurück. Wieder einmal ist es ein *Arte*-Film, der uns darüber informiert, was jeder Arzt wissen müsste. In *Depressionen – Neue Hoffnung 2017* berichten Forscher vor laufender Kamera, wie unterschätzt die Bedeutung von Stress, der Infektionen auslöst, in Bezug auf Depressionen sei. Natürlich versuchen Mediziner dieses Elend nun wieder mit Antibiotika zu lösen, wie sie ja auch Magenprobleme dadurch in den Griff bekommen wollen, dass sie dem angeschuldigten Bakterium Helicobacter, das den Magen von über der Hälfte der Menschen besiedelt, das (Lebens-)Wasser antibiotisch abgraben. Paul Watzlawicks nun schon uralte Erkenntnis, dass immer mehr vom selben nicht weiterhelfe, und Einsteins Erfahrung, dass Problem- und Lösungsebene immer zweierlei seien, sind ihnen bisher noch entgangen.

Chronische Entzündungen werden uns in der Medizin noch mehr und länger beschäftigen. Für die schlichte Erwähnung von Entzündungsherden und überhaupt des ganzen Herdgeschehens haben sich naturheilkundliche Ärzte über Jahrzehnte diffamieren lassen müssen, aber sie hatten recht. Die Universitätsmedizin wird sich – wie für sie typisch – dafür nicht entschuldigen. Das liegt ihr nicht. Sie wird vielmehr einen neuen anspruchsvollen Namen schöpfen – ähnlich wie sie aus der Darmflora der Fastenärzte das Mikrobiom kreierte – und so tut, als seien Entzündungen als Krankheitsursache ihre neueste Entdeckung. Wie auch immer, sie wird sich damit noch auseinandersetzen müssen, in ihrer unseligen Umklammerung durch die Pharmakonzerne allerdings wohl weiter nur dieselben Lösungen finden (dürfen). Das vorauszusehen, braucht keine prophetischen Gaben und ist eher deprimierend.

Dabei ist die wirkliche Lösung so einfach und ebenfalls immer gleich, nur nicht pharmakonform. Fasten und pflanzlich-vollwertige Kost im Sinne von *Peace Food* bieten hier eine tiefere und radikalere, das heißt bis zu den Wurzeln reichende Lösung, da beides nachweislich die Entzündungsbereitschaft reduziert, wie der dabei sinkende Entzündungsmarker belegt. Fastenerfahrungen aus fast 50 Arztjahren zeigen mir, dass längere Kuren, auf die Kurzzeitfasten so gut vorbereitet, die ungleich bessere Therapie für chronische Entzündungen sind, weil sie auf einer viel tieferen Ebene ansetzen. Statt zu versuchen, die – wie im Fall einer Magenschleimhautentzündung – meist aufgrund der schlechten Durchblutung der betroffenen Regionen kaum erreichbaren Erreger antibiotisch zu bekämpfen, versetzen Fastenkuren den Organismus in die Lage, sich durch eine Verbesserung von Immunsituation und Durchblutung selbst erfolgreich zu wehren. Wie Valter Longo fand: Gesunde Zellen werden durch Fasten gestärkt, kranke Zellen werden weiter geschwächt. Insofern ist Fasten immer auch ein Impuls zur Regeneration.

Bildlich kann man sich den Heilungsprozess durch Fasten wohl so vorstellen: Nicht mehr zu rettende Zellen fallen den Erregern noch zum Opfer, aber in gesunde Zellen gelangen diese nicht mehr hinein. Die Infektion lebt aber davon, ständig neue Zellopfer erfolgreich zu infizieren. Längeres Fasten bringt so auch Erreger chronifizierter Entzündungsherde um, die sich schon seit geraumer Zeit festgesetzt haben. Der wissenschaftlich belegt sinkende CRP-Wert (Entzündungsmarker) verdeutlicht, warum im Anschluss an Fasten mit pflanzlich-vollwertiger Kost im Sinne von *Peace Food* aufzubauen und fortzufahren ist, denn diese Ernährungsweise senkt – ebenfalls wissenschaftlich belegt –den CRP-Wert weiter. Auf diese Weise kann der Heilungsprozess kontinuierlich fortschreiten. Und das ist wichtig, um die Bakterien restlos niederzuringen beziehungsweise sie keine neuen (Zell-)Opfer mehr finden zu lassen – auch über lange Zeit hinweg. Fasten eröffnet also große Chancen, und die Kurzzeit-Varianten können Fasten größeren Bevölkerungsgruppen leichter zugänglich machen, die Hemmschwellen reduzieren und immer mehr Menschen für nachhaltige Heilungen selbst in chronifizierten Situationen gewinnen.

Tatsächlich stütze ich mich hier auf Erfahrungen aus Zeiten lange vor den wissenschaftlichen Durchbrüchen beim Fasten. Wie oft hat sich eine chronifizierte Prostata-Entzündung, an der schon alle möglichen Antibiotika gescheitert waren, einer längeren Fastenkur mit anschließender Ernährungsumstellung doch noch ergeben. Fasten hat diesbezüglich schon viel Lebensfreude zurückgebracht.

Und wie oft hat sich auch eine chronisch obstruktive Bronchitis unter längerem Fasten so sehr gebessert und unter anschließender *Peace-Food*-Ernährung gleichsam aus dem Staub gemacht. Allerdings: Kaum kamen »Aussetzer« und »Ausnahmen« in die Ernährung, meldeten sich die Beschwerden prompt zurück.

In solchen Situationen empfehle ich, auch die hinter der Erkrankung verborgene Aufgabe in *Krankheit als Symbol* nachzuschlagen und es in Angriff zu nehmen, sich dieser Problematik entsprechend zu widmen.

Autoimmunkrankheiten vorbeugen und lindern

Für diese ebenfalls immer wichtiger werdende Gruppe von Krankheitsbildern gilt ganz Ähnliches wie für chronische Infektionen. Allerdings finden sich hier keine Erreger, was die Schulmedizin noch hilfloser macht. Ihre einzige Hoffnung liegt in der weiträumigen und völlig unspezifischen Blockierung des ganzen Körperbindegewebes mit Kortison als Immunsuppressivum, das die Aktivität des Immunsystems unterdrückt. Schulmediziner greifen hier selbst zu Krebsmitteln wie Zellgiften aus dem Bereich der Chemotherapie.

Die so angerichteten Kollateralschäden beziehungsweise Nebenwirkungen sind so immens, dass hier die Fastentherapie mit anschließender Ernährungsumstellung auf pflanzlich-vollwertige Kost noch vorrangiger ist. Meine Erfahrungen mit längerem Fasten, Kurzzeitfasten-Varianten zwischen den Fastenzeiten und einer Ernährungsumstellung sind bei Autoimmunkrankheiten genauso beeindruckend wie bei chronischen Entzündungen.

Diese verblüffenden Besserungen sind vermutlich wieder auf die wegweisende Erkenntnis zurückzuführen, nach der längeres Fasten das Immunsystem stärkt und sogar vollständig runderneuert. Periodisches Fasten entpuppt sich so immer mehr als sogenannter Immun-Booster, der dem Immunsystem ermöglicht, auch Autoimmunerkrankungen zu korrigieren.

Bei der Unterstützung von Chemotherapien durch kurze Fastenzeiten dürfte einer der Fasteneffekte ebenfalls darin liegen, das durch die Zellgifte verwüstete Immunsystem zu stabilisieren und zu regenerieren. Die vom Fasten bewirkte Auslöschung kranker und geschwächter Immunzellen und die anschließende Reproduktion neuer hilft, diese bisher als unheilbar betrachtete Gruppe von Krankheitsbildern doch noch sehr nachhaltig zu therapieren.

Selbst bei Hashimoto-Thyreoiditis, der neuen Seuche, bei der sich Menschen jeden Alters in autoaggressiver Weise ihre Schilddrüse, also ihr Entwicklungsorgan mithilfe ihres eigenen Immunsystems zerstören, gibt es Hoffnung mit dem Dreierschritt aus Fasten, *Peace Food* und Deutung des Krankheitsbilds mittels »Krankheit als Symbol«.

Autoimmunerkrankungen erhöhen tatsächlich fast durchweg den CRP-Wert oder Entzündungsmarker. Dieser geht – wie schon erwähnt – sowohl durch Fasten als auch durch pflanzlich-vollwertige Kost zurück. Die Synergie aus Fasten und *Peace Food* ist geradezu magisch und irgendwie bezaubernd.

Paracelsus sagte, gegen jedes Gebrechen sei in der direkten Umgebung der Betroffenen ein Kraut gewachsen. Insofern wundert es mich schon längst nicht mehr, wenn nachhaltige Lösungen beinahe verboten einfach klingen. Fasten und *Peace Food* liegen immer und jedem nahe. Und die Effekte von beidem sind mit den richtigen Kräutern und Naturheilmitteln noch zu vertiefen.

Hilfe bei Depressionen

Depressionen sind in beängstigender Weise weiter auf dem Vormarsch und längst die teuerste Baustelle der (Schul-)Medizin. Ihre Mittel, die Wiederaufnahme von Serotonin zu hemmen und dadurch die Konzentration von Serotonin in der Gewebeflüssigkeit des Gehirns zu erhöhen, sind alt und scheinbar bewährt, zeigen aber bei der Hälfte der Studien gar keinen Vorteil gegenüber Placebos. Das wird von Pharmafirmen verschleiert, indem sie nur die für sie positiven und kaum je negative Studien veröffentlichen.

Verantwortungsvolle Ärzte beklagen diesen Zustand inzwischen auch vor laufenden Kameras – und auch, dass im Bereich Depression von der Pharmaindustrie seit Jahrzehnten nichts wirklich Neues mehr gekommen sei. Der bereits erwähnte *Arte*-Bericht über die neue Depressionsforschung ließ auch keinen Zweifel daran, dass die Serotonin-Wiederaufnahme-Hemmer einem nicht zu vernachlässigenden Teil der Patienten nie geholfen haben. Neue Studien zeigen, dass chronische Entzündungen – ausgelöst durch chronischen Stress – eine Ursache von Depressionen sein können. Die Infektionen lassen das Immunsystem anspringen, und dieses verwickelt sich in lange, intensive Kämpfe. Dabei schaltet der Organismus einschließlich des Gehirns auf ein ziemlich extremes Schonprogramm um, das alle Kräfte für den Kampf gegen die Entzündungen bündelt. In *Die Schattenreise ins Licht*, das sich mit Burnout, Boreout und Depression beschäftigt, nannte ich diesen Zustand »Seeleninfarkt«, weil die Seele tatsächlich abschaltet und nicht mehr mitspielt. Wie beim Verkehrsinfarkt geht einfach nichts mehr, und alles kommt zum Erliegen, so wie auch beim Herzinfarkt alle Systeme zurückgefahren werden, weil die ganze Energie fürs Überleben gebraucht wird.

Nach der Logik der Evolution ist das sinnvoll und nachvollziehbar. Betroffene sind in schwerem Stress, im Sinne von *Krankheit als Symbol* in einem unbewussten Konflikt, der sich als chronische Entzündung verkörpert. Damit alle Energie des Körpers nun für den Kampf zur Verfügung steht, fährt der Organismus alle anderen Vorgänge auf Sparflamme und Überlebensmodus herunter – ähnlich wie bei einem Computer, bei dem nichts mehr richtig läuft und gar keine Wahl bleibt, als ganz abzuschalten und gleichsam wie Phönix aus der Asche neu zu starten.

In früheren Zeiten war das durchaus eine angemessene Reaktion des Organismus, die bis heute verständlich bleibt. Der Körper braucht Zeit zur Regeneration, und die bekommt er über den Weg des Seeleninfarkts, eine moderne Variante des *Abschaltens,* die Einzige, die vielen offenbar noch bleibt. Offensichtlich wäre es besser, im übertragenen Sinn öfter abzuschalten und neu zu beginnen – auf weniger stressigen (Lebens-)Pfaden.

Natürlich sagt sich die Schulmedizin mit der ihr eigenen Logik, der alles radikale, an die Wurzeln gehende Denken so entsetzlich fremd ist: Wenn Entzündungen Depression auslösen, warum nicht einfach anti-entzündlich behandeln – natürlich mit den Mitteln der Sponsoren, also Antibiotika. Die so wiederum Milliarden von Darmbakterien – die gerade erst von der Schulmedizin entdeckte, in Mikrobiom umgetaufte Darmflora – ruinieren, stört da offenbar wenig. Schulmediziner sind es gewohnt, das Motto *nil nocere – vor allem nicht schaden* zu ignorieren, mit dem noch die Ärzte-Generation meines Großvaters erheblich weniger Kollateralschäden und Nebenwirkungen verursachte. Während Schulmediziner eine Baustelle zwar so nicht schließen, aber wenigstens ruhigstellen, eröffnen sie schon gleich eine neue und kommen damit der Ärzte-Karikatur von Eugen Roth recht nahe:

Was bringt den Doktor um sein Brot?
a) die Gesundheit
b) der Tod
Drum hält der Arzt, auf dass er lebe, uns zwischen beiden in der Schwebe.

Gepaart mit den Erkenntnissen aus der Deutung der Krankheitsbilder, wie in *Die Schattenreise ins Licht* dargestellt, ergibt sich durch Fasten und eine Umstellung auf glutenfreies *Peace Food* auch im Fall von Depressionen ein hoffnungsvoller Therapieansatz.

Was bringt Fasten fürs Herz?

US-Kardiologen des *Intermountain Medical Center Heart Institute* kamen im Jahr 2011 zu dem Schluss, periodisches Fasten sei gut für Gesundheit und Herz. Diese Art des Fastens reduziere nicht nur das Risiko für Herzkranzgefäß-Sklerose und Diabetes, sondern bringe auch signifikante Verbesserungen des Cholesterin-, Triglyzerid- und Blutzuckerspiegels sowie eine Abnahme des Gewichts mit sich – alles Faktoren, die mehr als förderlich für ein gesundes Herz sind. Außerdem brachte diese Studie auch ans Licht, wie dramatisch die durchgeführten 24-Stunden-Fastenperioden den Wert des Wachstumshormons HGH erhöhen, bei Frauen durchschnittlich um 1300%, bei Männern um fast 2000%. Dr. Benjamin Horne, Hauptautor der Studie, glaubt, Fasten könnte eines Tages als Behandlung zur Vorbeugung gegen Diabetes und Herzkranzgefäß-Sklerose verordnet werden. Das werde allerdings noch einige Jahre und viele weitere Studien dauern, lässt er durchblicken. Worauf wird da wohl Rücksicht genommen? Warum wird damit nicht gleich begonnen?

Der berühmte US-Chirurg Dr. Caldwell Esselstyn geht davon aus, dass heute niemand mehr an Herzproblemen sterben müsste, wenn wir nur die Ernährung von Tierprotein befreien und stattdessen auf pflanzlich-vollwertige Kost umstellen würden. Insofern sind Fasten und Kurzzeitfasten also ideal zur Entlastung des Herzens – erst recht, wenn man sich in den Zwischenzeiten à la *Peace Food* ernährt und die Psychosomatik des Herzens einbezieht. Dann schafft man optimale Voraussetzungen, um Herzprobleme zu behandeln und ihnen zukünftig vorzubeugen. Immerhin waren Herzerkrankungen die Todesursache Nr. 1 in den Industrienationen bis zur Pandemie.

Alles Weglassen von Tierprotein und Tierfett ist der beste denkbare Gefäßschutz und beim Fasten selbstverständlich eingeschlossen. Für Gefäße und Herz ist – nach Dr. Caldwell Esselstyn – sogar jeglicher Verzicht auf Fett entscheidend. Er empfiehlt bei einschlägigen Problemen, selbst auf Avocados zu verzichten und Salat ohne Öl zu essen. Wer Salat nach den Anweisungen von Caldwells Frau mit der Schere kleinschneidet, erlebt den sonst untergehenden Eigengeschmack der Blätter auf einer feineren Ebene.

Beim Altersherz, der Herzinsuffizienz, macht der Name schon deutlich, was los ist: Das Herz entgleist bei vielen Menschen im Alter und wird auf körperlicher Ebene viel zu groß. Im übertragenen Sinne wäre das durchaus angemessen und nicht (lebens)gefährlich, sondern im Gegenteil unser christlicher Auftrag. Auch Altersherzen schrumpfen sich unter einer Fastenbehandlung wieder zurecht – beim Kurzzeitfasten allmählich, in Fastenwochen mitunter eindrucksvoll rasch.

Die Synergie von Fasten und anschließender fettarmer Ernährungstherapie sowie moderaten Bewegungsprogrammen, wie ich sie später noch vorstellen werde (siehe ab Seite 216), ist bei Herzerkrankungen die ideale Lösung.

Fasten für den Darm

Für den Darm ist Fasten die beste wohlverdiente Pause – besonders, wenn wir sonst dazu neigen, vom Frühstücken bis zum Einschlafen zu futtern und viele Snacks und Süßigkeiten zu naschen. Denn dann ist der Darm dauerhaft be- und überlastet. Mit einer Essenspause von lediglich acht bis neun Stunden während der nächtlichen Schlafenszeit ist jeder Darm, was Ruhe und Regeneration angeht, unterversorgt. Der Schritt zum 12 : 12-Rhythmus als der bescheidensten Form des Kurzzeitfastens wäre die

Mindestforderung für uns alle. Diese Variante des Kurzzeitfastens hat zwar noch keine spürbaren Gewichts- und sonstigen Gesundheitsvorteile, lässt aber den Darm deutlich aufleben.

Moderne Zivilisationsdärme meutern angesichts ihrer Überforderung tatsächlich schon auf breiter Front. Permanent vollgestopft, lassen sie unten nur noch los, wenn sie oben nachgestopft werden, und sind insofern ständig überfüllt. Fasten bringt hier entscheidende Entlastung. Kurzzeitfasten ist noch wirksamer, da es täglich für Erleichterung sorgt. Wird Kurzzeitfasten noch mit ballaststoffreicher Kost wie grünen Smoothies oder generell pflanzlich-vollwertiger Ernährung kombiniert wie *Peace Food*, ist das umso besser für den Darm.

Daher überrascht es nicht, wenn sich praktisch alle Fastenvarianten als Mittel gegen das alte, weiter um sich greifende Reizdarm-Syndrom herausstellen. Alle Formen des Kurzzeitfastens bringen schon Entlastung, eine Fastenwoche aber ist ideal, besonders, wenn die Milliarden von (Bakterien-)Mitarbeitern im Darm ab der zweiten Hälfte mit der kaskadenfermentierten Regenerationskost »Rechtsregulat®« oder Fylla gefüttert werden. Nach der Fastenwoche bietet es sich an, mit einem Kurzzeitfasten-Programm weiterzumachen, das dem Darm möglichst lange freie Intervalle zur weiteren Regeneration lässt. Weniger als das 12 : 12-Programm sollte es nie mehr werden, viel besser ist natürlich der 16 : 8-Rhythmus.

Ähnliches gilt für das moderne Leiden des Leaky-Gut- oder Löchriger-Darm-Syndroms, das ebenfalls rasant zunimmt. Wohl vor allem die aus homogenisierter, pasteurisierter Milch stammenden winzigen Fetttröpfchen schlüpfen unkontrolliert durch die Darmwand und stürzen diese dabei in Konflikte, die schließlich zu einem entzündeten Darm führen, der – löchrig wie ein Sieb – einfach alles ins Körperinnere lässt. Das fördert Entzündungen noch und mündet in einen Teufelskreis, der sich in Schmerzen, Blähungen und Blähbäuchen als Hilferufen des Darmes äußert. Am Leaky-Gut-Syndrom erkranken häufig Menschen, denen es schon lange – allerdings unbewusst – *stinkt* und denen ständig zum *Stänkern* und *Gegenanstinken* zumute ist. Da ihnen ihr Befinden unbewusst ist, äußert es sich auf Körper- und in diesem Fall auf Darmebene. So wird deutlich, wie schlecht sie ihr Leben verdauen und wie vieles *sauer aufstößt* oder richtiggehend *zum Himmel stinkt*. Die Botschaft ist, dass dieses Leben unverdaulich und unerträglich ist und den Betroffenen widerstrebt und eben stinkt.

Die schon zitierte Untersuchung, wonach 90 % der Deutschen ihren Job hassen, 60 % mit ihrer Beziehung und 93 % mit ihrem Körper unglücklich sind, illustriert die weit verbreitete Unzufriedenheit.

Diabetes: Vorbeugung und Therapie

In einer Studie von 2017 fanden Forscher um Prof. Valter Longo sogenannte regenerative Möglichkeiten nicht nur bei Typ-2-, sondern sogar bei Typ-1-Diabetes (Cheng et al. 2017). Auch wenn die Ergebnisse Mäuse betrafen, denen eine Fasten imitierende Diät verabreicht wurde, kommen sie doch einer Sensation gleich. Nicht nur die Blutzuckerwerte verbesserten sich. Darüber hinaus stießen die Forscher auf eine Neuprogrammierung der Betazellen in der Bauchspeicheldrüse, wodurch wieder funktionstüchtige insulinproduzierende Zellen entstanden. Ob sich dabei neue Zellen entwickelten oder defekte Zellen regenerierten, blieb offen.

Deutsche Diabetesexperten kommentierten die Übertragbarkeit auf den Menschen kritisch, weil bei Typ-1-Diabetes neugebildete Betazellen vom eigenen Immunsystem sogleich zerstört würden. Außerdem hielten sie es, da genetische Defekte bei beiden Diabetes-Typen eine Rolle spielten, generell für unwahrscheinlich, dass Diät als wirksame Therapie ausreiche. Die positiven Effekte kurzzeitiger Hungerperioden auf zahlreiche Stoffwechselvorgänge waren jedoch auch von ihnen nicht zu bestreiten.

Dabei rechneten diese deutschen Diabetesspezialisten wohl weder mit der unglaublich regenerierenden Wirkung des Fastens auf das Immunsystem, die in anderen Studien bereits bewiesen wurde, noch mit seiner – inzwischen ebenfalls belegten – regenerativen Fähigkeit im Hinblick auf das Erbgut.

Diabetes Typ 2 rührt – auch laut Schulmeinung – von der Überforderung der Bauchspeicheldrüse durch zu viele raffinierte Kohlenhydrate her. Aber selbst wenn das Zuviel an Tierprotein und -fett noch viel entscheidender ist – wie die Wissenschaftler Dr. Neale Barnard und Prof. Colin Campbell annehmen –, ist Fasten die richtige Antwort, da es beides konsequent meidet. In diesem Sinne ist eine Fastenwoche und anschließende Fortsetzung mit den empfohlenen Kurzzeitfastenkuren die ideale Behandlung und Vorbeugung, vor allem, wenn sie die Bedeutung der venusischen Süße des Lebens, also die Fähigkeit, das

Leben sinnlich-süß zu genießen, miteinschließt. Diese Fähigkeit kommt bei Diabetespatienten im Sinne von *Krankheit als Symbol* oft viel zu kurz. Wer sich in den Essensphasen eine Ernährung wie in *Das Lebensenergie-Kochbuch* oder besonders in *Peace-Food – Die Keto-Kur* schmecken lässt, kann auf Besserung hoffen.

Auch bezüglich Diabetes Typ 3 – wie die Stoffwechselsituation bei Alzheimer-Demenz zunehmend interpretiert wird – wäre die Kombination aus Kurzzeitfasten und einer Umstellung der Ernährung ideal. Außerdem kommt hier die herausragende Wichtigkeit mittelkettiger Fettsäuren (MCT: middle chain trigliceride) mit ins Spiel, wie sie am meisten und besten in Kokosfett oder -öl enthalten sind.

Prävention und Therapie vereinen also auch bei Diabetes die drei bekannten Schritte und kombinieren in bewährter Weise Fasten, Ernährung und die Deutung des jeweiligen Krankheitsbildes.

Fasten für die Leber

Obwohl die Leber als unser vorrangiges Entgiftungsorgan beim Fasten sehr gefordert wird, tut ihr Fasten unglaublich gut. Beim oft 3-wöchigen Langzeitfasten während der Schattentherapie habe ich bei durch Alkohol, Drogen oder andere Gifte leberbelasteten Patienten vorher und nachher Leberwerte bestimmen lassen. Oft stand hinter den später gemessenen Werten ein Ausrufezeichen und der Zusatz »trotz Kontrolle«. Offenbar konnte der Analysecomputer des Labors die überaus deutliche Verbesserung in so kurzer Zeit nicht fassen, wiederholte die zweite Messung und veranlasste dann diese Notiz, um mir mitzuteilen, dass wahrscheinlich der erste Wert nicht verlässlich war. Eine so rasche so deutliche Besserung war vom System wohl nicht vorgesehen. Fasten machte sie aber tatsächlich möglich und spiegelte sich in erholten Transaminase- und Gamma-GT-Werten, zwei typischen Parametern bei der Diagnostik von Lebererkrankungen.

Die Fettleber wird inzwischen ebenfalls zu einem wachsenden Problem der Moderne und vielfach auch schon als neue Volksseuche gehandelt. Das ist kein Wunder, korreliert sie doch mit Übergewicht. Denn sie entsteht, wenn wir auf Dauer mehr essen, als wir brauchen beziehungsweise verbrennen. Hier ist Fasten natürlich ideal, weil es das überflüssige Speicherfett, auch das der Leber, im wahrsten Sinne des Wortes verflüssigt und in den Stoffwechsel zurückholt. Dass beim Fasten auch in der Leber bevorzugt Fett verbrannt wird, ist eigentlich selbstverständlich und inzwischen in Studien mit Menschen und vorher schon an Mäusen nachgewiesen.

Es liegt auf der Hand, dass Kurzzeitfasten bei Verfettung der Leber hilfreich ist, denn es dreht den Effekt, mehr zu essen, als man verbraucht, entschieden und entscheidend um. Beim Fasten verbrennen wir mehr, als wir zu uns nehmen, und so drehen wir den Stoffwechsel in die richtige Richtung und sorgen für das rechte Maß, das für die Leber so überaus wichtig ist.

Außerdem kann eine Fettleber – genau wie Übergewicht – Diabetes Typ 2 fördern. In vielen Fasten begleiteten Psychotherapien habe ich persönlich beobachten können, wie sich Fettlebern wieder besserten, um schließlich ganz zu heilen. Und bei einigen Patienten durfte ich sogar miterleben, wie sich eine Leberzirrhose, in die eine lange bestehende Fettleber oft übergeht, durch regelmäßiges Fasten nicht nur in ihrem angeblich unaufhaltsamen Fortschritt stoppen ließ, sondern sich auch besserte und in wenigen »Fällen« tatsächlich wieder ausheilte.

Hormone in Balance

Das Wachstumshormon HGH, das unser Körper nach etwa sechs bis acht Stunden Fastenzeit produziert und das für aufgeräumte Stimmung sorgt, ist nicht das einzige Hormon, von dem wir beim Fasten profitieren. Ein sich normalisierender Stoffwechsel und vor allem ein heilender Darm können obendrein dafür sorgen, dass wir wieder mehr Wohlfühlhormon Serotonin abbekommen. Seit vielen Jahren nehme ich morgens nüchtern die Aminosäure L-Tryptophan und 5-Htp in der kleinen roten Pille Amorex zu mir. Das empfehle ich auch meinen Patienten. L-Tryptophan und 5-Htp sind Vorstufen von Serotonin und unterstützen den Körper darin, genug Serotonin zu bilden. Aus Serotonin stellt der Organismus im Schlaf wiederum Melatonin her, das (Chef-)Hormon der Nacht.

Natürlich handelt es sich dabei nicht um eine Droge, die eine Ausschüttung von Serotonin bewirkt, wie Ecstasy, oder seine Wiederaufnahme im Synapsenspalt zwischen den Nervenendigungen verhindert, wie die einschlägigen Medikamente (von Fluctine bis Cipralex), sondern lediglich um die Bereitstellung von genug Grundstoff zur Herstellung des Wohlfühlhormons.

Für die Gelegenheiten, die gute Stimmung bewirken, müssen wir dann schon selbst sorgen. Aber immerhin – wenn wir eine erleben, haben wir auch am Abend noch genug L-Tryptophan, um ausreichend Serotonin zu produzieren, das es uns erlaubt, glücklich zu sein und uns wohlzufühlen.

Auch die Grundstoffe zur Herstellung von GABA, der Gamma-Aminobuttersäure, unserer »Bremsflüssigkeit« im vegetativen Nervensystem, die die Erregbarkeit der Nervenzellen herabsetzt, lassen sich – ähnlich wie die für Serotonin und Dopamin, mit Amorex einnehmen. Das schmeckt vielleicht nicht besonders gut, aber es kann unsere durch den Lebensstil der Moderne oft gestörte Hormonbalance begleitend zum Fasten wieder ins Lot bringen.

Besser schlafen, mehr Energie

Wenn sich der Körper – wie beim Fasten – regeneriert, braucht er natürlich nicht so viel Schlaf, um sich zu erholen. Insofern schlafen viele Menschen während des Fastens wirklich besser, tiefer – und kürzer. Oft ist beim Fasten sogar ein Energieüberfluss zu spüren – insbesondere, wenn wir zwischen den täglichen oder jährlichen Fastenzeiten entsprechend bewusst leben und essen, unsere Nahrung alles enthält, was wir benötigen. Denn dann verbrennen wir »sauberes« Fettgewebe. Nicht wenige fühlen sich beim Fasten sprichwörtlich so, als könnten sie Bäume ausreißen. Das hängt damit zusammen, dass wir durch die Fettverbrennung täglich genug Energie bekommen, gleichzeitig aber keinerlei Verdauungsenergie aufbringen müssen, die immerhin ein Viertel der aufgenommenen Energie gleich wieder verbraucht. Dieses Energieplus steht uns nun zur freien Verfügung.

Es gibt aber auch das Gegenteil, das sich wie Energiemangel anfühlt. Wenn unser Organismus die Chance ergreift und – vor allem bei längeren Fastenzeiten – größere Baustellen angeht, kostet das Energie, und der Körper holt sich folglich mehr über Schlaf. Aber auch das ist natürlich gut und eigentlich sogar optimal. Tiefer regenerierender Schlaf sollte bei jeder Fastenform immer den Vorzug vor anderen Programmen bekommen.

Eine andere Variante von sogenanntem »schlechten Schlaf« beim Fasten hat mit der Rückkehr der Träume zu tun. Fasten hält viele Geschenke für uns bereit, eines der wichtigsten sind die nächtlichen Träume, die so viele Menschen aus dem Auge und dem Sinn verloren haben. Dabei sind die inneren Seelen-Bilder-Welten so nährend für die Seele und entscheidend wichtig für uns. Beim bewussten Fasten kommen die Seelen-Bilder oft gleichsam heimlich und allmählich zurück. Das kann sich so abspielen, dass wir nachts mit Herzklopfen erwachen, die Emotion schon spüren, an die Seelen-Bilder aber noch nicht herankommen. Oder wir erwachen schweißnass, nehmen die Angst vielleicht wahr, aber die zugehörigen Bilder noch nicht. Also ist auch das eigentlich ein positives Zeichen auf dem Weg zu gutem traumbilderreichem Schlaf.

KURZZEITFASTEN IN DER PRAXIS

Zwar kennt unser Organismus den Fettstoffwechsel aus Jahrtausenden der Evolution und weiß, wie das geht. Das bringen wir sozusagen als unsere Mitgift, unser stammesgeschichtliches Erbe in dieses Leben mit. Aber unser ganz persönlicher Körper mag doch anfangs Anpassungsprobleme erleben.

Das sollten Sie beim Start beachten

Bei der mildesten Variante des Kurzzeitfastens, dem 12 : 12-Rhythmus, sind solche Anlaufschwierigkeiten im Allgemeinen minimal. Hier geht es nur darum, zwischen den drei Mahlzeiten und insbesondere zwischen Abendessen und *Breakfast* beziehungsweise Frühstück, konsequent zu bleiben und alle Naschereien, Kostproben und sonstigen Kleinigkeiten wegzulassen.

Allerdings kann auch das Knabbern von Süßigkeiten und Salzgebäck nach dem Abendbrot suchtartigen Charakter angenommen haben. Es gibt eine Reihe von kleinen Tipps und Tricks, um damit abzuschließen und schließlich ganz fertigzuwerden. Wer die Abende immer im selben Fernsehsessel verbringt, in dessen direkter Reichweite eine Schale mit Salzstangen steht, muss diese verräumen – am besten in den Mülleimer. Dort kann sich der Salzstangenspender mit Artverwandten wie Süßigkeitenschüsselchen anfreunden – auf dem Weg zur endgültigen Entsorgung.

Hilfreich ist es auch, sich in der Familie Verbündete zu suchen, die ebenfalls auf diesem harmlosen Weg gesunden und ihre (Lebens-)Stimmung nachhaltig verbessern möchten. Zu zweit sind wir deutlich stärker und widerstandsfähiger, vor allem wenn andere sich als Verführer hergeben oder sogar aufspielen, weil sie sich mit ihrer eigenen, ähnlichen Misere nicht konfrontieren wollen.

Wo all das nicht reicht, empfiehlt sich eine ganze Fastenwoche als Start, da sie in idealer Weise alle kleinen und sogar großen Süchte auf körperlicher Ebene aufhebt. Mir ist in vierzig Arztjahren kein besseres Verfahren untergekommen, um Abhängigkeiten zu lösen. Eine Fastenwoche ist immer eine Chance, wenn es Probleme bei der Einführung von Kurzzeitfasten-Varianten geben sollte. In einer Gruppe von Gleichgesinnten, wie bei unseren Fasten-(Wander-)Wochen in TamanGa, gelingt die spielerische Entwöhnung immer, und anschließend fällt es leicht, sich auf eine Kurzzeitfasten-Variante umzustellen. Das gilt für alltägliche, aber auch für gravierendere Abhängigkeiten. Beim Fasten nicht zu rauchen, ist keine Kunst, das heißt aber noch nicht, dass anschließend schon das hohe seelische Suchtpotenzial des Nikotins bewältigt ist.

Schritt für Schritt zum Kurzzeitfasten

Je nach Typ gelingt entweder ein radikaler oder ein allmählicher Umstieg leichter. Natürlich ist es am besten, den Weg zu finden und zu wählen, der zu einem persönlich am besten passt. Ganz andere Bereiche können darüber Aufschluss geben. Fragen Sie sich zum Beispiel: Bin ich der Typ, der bei einer Bergtour einfach losgeht und ein langes Stück des Weges bis zur ersten Rast bewältigt? Oder neige ich zu dauernden kleinen Pausen? Lese ich ein Buch in einem Stück durch, oder brauche ich viele Etappen?

Der Einstieg: keine Zwischenmahlzeiten mehr

Die Beendigung von Zwischenmahlzeiten ist für jedes Kurzzeitfasten der erste und entscheidende Schritt. Natürlich wäre das für uns alle – unabhängig vom Lebensstil – am gesündesten und besten. Der Psychoanalytiker René Spitz belegte schon vor vielen Jahrzehnten, wie hilfreich dieser Schritt gleich am Anfang ist. Nach den *Schicksalsgesetzen* liegt alles schon im Anfang begründet. Spitz fand, dass Kinder von Müttern in Gefängnissen deutlich darmgesünder waren als Kinder von Müttern, die in Freiheit lebten. Der Grund dafür: Die Gefangenen bekamen ihre Kinder nur alle vier Stunden zum Stillen, wie früher üblich, die in Freiheit Lebenden konnten stillen, wie sie und ihre Kinder es wollten. So kam die Milch bei Letzteren in jedem Verdauungsstadium im Magen-Darm-Trakt zusammen und führte zu ungleich mehr Dreimonatskoliken. Der tiefere Grund für die Koliken ist offensichtlich, dass unser Darm – wie alles und jeder Mensch – vom Beginn des Lebens an (Arbeits-)Pausen braucht. Sonst läuft vieles und schließlich alles aus dem Ruder.

Wer Schwierigkeiten damit hat, auf Zwischenmahlzeiten zu verzichten, fühle sich nochmals zu einer Einstiegs-Fasten-Woche nach TamanGa eingeladen. Die gelingt mit Sicherheit, und anschließend fällt alles andere beim *Kurzzeitfasten* ungleich leichter.

Der nächste Schritt: Essenspausen verlängern

Ist die große nächtliche Esspause schon einmal freigekämpft, kann der Krieg gegen die ungesunden Zwischenmahlzeiten als so gut wie gewonnen gelten. Für den nächsten Schritt ist es am leichtesten – idealerweise vielleicht in der Urlaubzeit oder am Wochenende –, das Frühstück in Richtung Mittag zu verschieben. Schlafen Sie sich im Urlaub oder am Wochenende ausgiebig aus. Während der Arbeitszeit können Sie einfach etwas länger schlafen, sodass zum Frühstücken gar keine Zeit bleibt. So fällt es gleichsam automatisch aus.

Gleichermaßen ließe sich das Abendessen langsam und allmählich vorverlegen. Wird dann der Abend mit spannenden Programmen belegt, wird er spielend oder jedenfalls wie von selbst essensfrei. Ein faszinierendes Sportprogramm ist hier natürlich im doppelten Sinn ergiebig. Es lenkt nicht nur ab, sondern macht auch noch fitter. Aber auch ansprechende Filme oder ein ganzes Filmprogramm – wie es *Die Hollywood-Therapie* anbietet – können Abhilfe schaffen, sofern von Anfang an klar ist, dass – anders als üblich – Popcorn, Chips und Schokoriegel außen vor bleiben. Aus solchem Nebenher-Essen oder -Verschlingen ergibt sich mangels Bewusstheit sowieso kein sinnlicher Genuss, und außerdem sorgen gute Filme ausreichend dafür. Auch ein neues Theaterstück oder begeisterndes Konzert gestaltet den Abend abwechslungsreich und vertreibt Gedanken an Snacks. Jedes gute Buch ließe sich noch gesünder für Darm und Hirn »verschlingen«, und selbst ein billiger Roman wäre zumindest für den Darm noch eine Erleichterung.

Auch das komplette Auslassen des Abendessens gelingt bei guten Alternativen natürlich viel besser als bei langweiliger Alltags-Abend-Routine Wer statt dem Elendsende, wenn das Primärelend, der Job, ins Sekundärelend, das Fernseh-Programm übergeht, wieder den Feierabend zurückerobert und wirklich feiern lernt, kann viel leichter das Abendessen weglassen.

Der eigentliche Start: das 16-Stunden-Fasten

Das 16-Stunden-Fasten, eine schon sehr wirksame Form des Kurzzeitfastens, ist bereits mit einem späten Frühstück etwa um 10.30 Uhr und einem frühen Abendessen um 18 Uhr erreicht.

Mithilfe der oben genannten Tipps ist das alles andere als eine Hexerei und führt schon zu spürbarer Entlastung des Darms, besserer Stimmung auf Hormonebene (HGH) und allmählicher Gewichtsangleichung ans eigene Individualgewicht.

Wer die guten, erleichternden Wirkungen eine Zeit lang genossen hat, kann weitergehen und die dritte Mahlzeit am Tag auslassen – je nach Typ eher Frühstück oder Abendessen. Ein weiterer Wechsel auf das 18 : 6-Muster oder sogar 19 : 5-Muster zieht entsprechend noch bessere Ergebnisse nach sich: mehr Wachstumshormon HGH, bessere, aufgeräumtere Stimmung und tiefgreifendere Regeneration vor allem für den Darm, aber letztlich für das ganze Orchester der Organe.

Ein großer Schritt weiter: vom 23- zum 24-Stunden-Fasten

Wer schon beim 19 : 5-Rhythmus ist, kann daraus über den eingangs skizzierten Trick, eine Obst- oder Gemüse-Rohkost-Mahlzeit zu Saft zu zerkauen, spielerisch leicht ein tägliches 23-Stunden-Fasten-Programm mit nur noch einer richtigen Mahlzeit verwirklichen. Er wird auch den rein rechnerisch geringen nächsten Schritt zu einem ganzen Fastentag schaffen. Allerdings geht es dabei natürlich um viel mehr als nur diese eine Stunde, gefühlsmäßig ist das nochmals eine ziemliche Herausforderung. Wir können sie uns durch zwei solche Obst- oder Gemüse-Rohkost-Mahlzeiten erleichtern, die diesen Namen verdienen und letztlich in ein Kau-Training und Saft-Programm münden. Wer schon einmal die F.-X.-Mayr-Kur gemacht hat, kennt dieses

Kauen oder »Schmauen«, bis alles verflüssigt ist. Natürlich ist das mit Gemüse- oder Fruchtstücken ungleich sinnvoller und gesünder als ausgerechnet mit alten Semmeln und Milch.

Selbst mit einem 24-Stunden-Fasten können wir noch eine Mahlzeit am Tag retten, wenn wir etwa von einem Abendessen bis zum nächsten fasten. Das sind streng genommen zwar nur 23 Fastenstunden, doch auf diese eine Stunde kommt es gar nicht an. Sonst müssten wir die Mahlzeit jeden Tag noch eine Stunde nach hinten schieben, was keinen großen Sinn macht. Das 24-Stunden-Fasten sehe ich nur als Übergangslösung zu dem viel faszinierenderen und wirksameren ganzen Fastentag.

Der Sprung zum ganzen Fastentag

Und damit machen wir – wie ebenfalls eingangs schon gezeigt – gleich einen viel größeren und tieferen Schritt ins Fasten, als es der eine Tag vermuten lässt. Denn mit einem ganzen Fastentag fasten wir volle 36 Stunden am Stück und profitieren von all den damit verbundenen Vorteilen auf Hormon- und Regenerationsebene.

Für solch einen Tag bieten sich wiederum eine Reihe von Tipps und Tricks an: Die erste und gesündeste Aktion gegen etwaigen Hunger ist immer die Magenfüllung, in diesem Fall mit gutem Wasser aus einer reifen Quelle. Da man beim Fasten kaum zu viel trinken kann, lässt sich diese Maßnahme beliebig wiederholen. Und der Magen ist schon mit ein paar Schluck voll.

Auch ein grüner Smoothie kann viel erreichen und schmeckt den meisten noch besser als Quellwasser und ist von daher befriedigender. Allerdings sollte der Smoothie eher karg, also reich an Gemüse, sein – wie ursprünglich von seiner Erfinderin Victoria Boutenko gemeint.

Ein guter frisch gepresster Fruchtsaft kann auch einiges Fastenleid lindern. Am besten trinken wir ihn schluckweise, damit wir und unser Magen lange und viel davon haben und der Verdauungstrakt nicht neuerlich gefordert wird.

Ein Sud aus ausgekochtem Gemüse kann Suppenliebhabern ähnlich gute Dienste leisten. Er lässt sich auch mit einem vertrauten Suppenlöffel löffeln, was eine ängstliche Seele sehr beruhigen mag – wenigstens eine Mahlzeit am Tag, wenn es auch nichts zu mahlen gibt! Der Sud darf obendrein gut gewürzt sein, sollte aber kein oder nur wenig Salz enthalten. Auf Salz sollte man am Fastentag insgesamt verzichten, um den erleichternden und manchmal sogar befreienden Effekt der Entwässerung auszuschöpfen. Diese kann wirklich ungeahnte Entlastung mit sich bringen und das Fasten sehr fördern.

Wer richtiggehende Hungergefühle wie eine Faust in der Magengrube verspürt oder jenes Empfinden, das die Mediziner »Nüchternschmerz« nennen, der kann sich auch mit dem homöopathischen Mittel Anarcadium orientale D12 helfen, das diesen Schmerz in seinem Arzneimittelbild hat und ihn wie eine bewährte Indikation auch meist lindert. Das ist keineswegs im Sinn der klassischen Homöopathie, aber trotzdem oft recht wirkungsvoll.

Ein weiterer guter Trick für den Einstieg ins Fasten ist es, mit dem Koffeinentzug schon ein paar Tage vorher zu beginnen, da dieser häufig zu Kopfschmerzen führt, die man sich am ersten Fastentag besser erspart.

Das Spiel mit den Fastentagen

Wer einen Tag fasten kann, der schafft natürlich auch mehrere. Von hier ist es ein nur noch kleiner Schritt zum Intervall-Fasten nach dem »10 in 2«-System von Bernhard Ludwig und seinen wundervollen Auswirkungen. In einem Versuch – allerdings mit Mäusen – ließ sich sogar belegen, dass diese Methode gesundheitlich noch deutlich bessere Effekte mit sich bringt als lediglich eine Kalorienreduktion (Anson et al. 2003). Wer noch den Humor des Erfinders hinzunimmt, ist sowieso auf bestem Weg. Er könnte sich an den Abenden auch gleich mit weiteren Programmen des beliebten Seminar-Kabarettisten jedweden Hunger vertreiben, zum Beispiel mit dessen »Anleitung zur sexuellen Unzufriedenheit« oder der zum »Diät-Wahnsinn«.

Anfangs verspürt man eine gewisse Versuchung, sich an den Essenstagen für den vorausgegangenen Fastentag schadlos zu halten. Aber das ist relativ leicht in den Griff zu bekommen, insbesondere wenn man den gesundheitlich sowieso empfehlenswerten und schlussendlich notwendigen Schritt zu ballaststoffreicher und deswegen auch gut sättigender pflanzlich-vollwertiger Kost vollzieht und sehr gut kaut.

Intervall-Fasten bedeutet schon 3,5 Fastentage pro Woche. Und wenn man jeden zweiten Tag nur innerhalb von 8 Stunden isst, fastet man sogar 112 Stunden pro Woche bei Essensphasen von insgesamt 56 Stunden. Was den Pegel des Wachstumshormons HGH und die Stimmung angeht, ein sehr gutes Geschäft, vor allem weil man die Hälfte der Fastenstunden schlafend verbringt. Die Wachstunden sind dadurch fast durchgehend hormonell von gehobener Stimmung geprägt, besonders wenn wir bald nach dem Abendessen zu Bett gehen. Das ist ein weiterer Gesundheitsvorteil, weil der Schlaf vor Mitternacht besonders wertvoll ist und doppelt zählt, wie eine Volksweisheit weiß, ganz zu schweigen vom entsprechenden Schönheitsschlaf.

Andere eingangs erwähnten Programme mit zwei, drei, vier oder fünf Fastentagen pro Woche ergeben sich ähnlich leicht aus der Erfahrung des einen geglückten und meist beglückenden Fastentages.

Wechselnde und konstante Fastenzyklen

Abwechslung oder fester Rhythmus – das ist eine Frage persönlicher Flexibilität. Je größer die Flexibilität, desto besser, ist man versucht zu denken. Aber Flexibilität ist auch eine Gefahr. Wer seine Fastentage während der Woche schiebt und schiebt, erntet bald auch wieder fastenfreie Wochen. Der innere Schweinehund als Instanz hinter unseren Ausreden schläft nicht. Er ist identisch mit dem mythologischen Höllenhund, dem Herakles bei seinem Abstieg ins Schattenreich der Unterwelt nur knapp Herr wird.

Insofern ist es anfangs nicht schlecht, sich ein festes Programm vorzunehmen – ganz im Sinn von Samuel Hahnemann, dem Begründer der Homöopathie, der sagte: *Macht es nach, aber macht es genau nach.* Erst aus solchen sicher etablierten Ritualen erwächst schließlich echte Freiheit und Flexibilität.

Oder, um es anders auszudrücken: Einem Tagesrhythmus zu folgen, ist gesund, besonders wenn er sich am Tag-Nacht-Rhythmus orientiert. Ihn wieder zu brechen, ist eine Herausforderung, die uns nur stärkt, wenn wir uns ihr tatsächlich gewachsen fühlen.

Die beste Ernährung

Mit der Ernährung droht die Falle der Diäten und Ernährungsideologien. Aus ärztlicher und wissenschaftlicher Sicht gleichermaßen müssten wir uns darauf einigen können, einfach alles Giftige, Schädliche und Gefährliche aus unserem Speiseplan zu streichen. Fasten ist so etwas Gesundes und Heilsames, dass es einfach nicht mit solchen Dingen zusammenpasst.

Da wir – wie wissenschaftlich nachgewiesen – 93 % des mit der Nahrung aufgenommenen Giftes aus Tierprotein beziehen, ist dieses zuerst wegzulassen. Ganz vorne bei der Giftvermittlung sind Milch und Milchprodukte angesiedelt, weil Kühe über die Milch alles Mögliche an Gift absondern. Auch Fisch liegt bezüglich des Giftgehalts relativ weit vorn, weil wir fast ausschließlich Raubfische und kaum Graskarpfen und Goldfische essen. Raubfische aber stehen am Ende der Nahrungskette, das heißt, in ihnen hat sich durch all die von ihnen gefressenen kleineren Fische schon viel Gift angesammelt. Außerdem sind die meisten Raubfische uralt. 80 % sollen über 100 Jahre alt sein, weil die Oberflächengewässer leergefischt sind. In den großen Tiefen aber, die heute mit moderner Marinetechnologie abgefischt werden, leben vor allem (Fisch-)Methusaleme. Solche Fische zu verspeisen, ist, wie über 100-jährige Löwen und Tiger zu essen. Das würden nicht einmal einge*fleisch*te Mischköstler tun. Alles Tierprotein ist für gesundheitsbewusste Menschen tabu, ganz abgesehen von den entsetzlichen Auswirkungen des Fleischverzehrs auf die humanitäre Hungerkatastrophe dieser

Welt, das ökologische Desaster und ein Tierelend, das uns alle angeht.

Die Grundlagen einer ausgewogenen Ernährung

Ausgewogene Kost enthält alles, was unser Organismus zum Leben braucht, im Wesentlichen frische Lebensmittel, die das Leben fördern. Sie sollten uns ausreichend Lebensenergie, aber auch Lebenswärme liefern, damit die Stoffwechselvorgänge reibungslos ablaufen.

Eiweiß oder Protein ist von den drei Hauptbestandteilen der Nahrung am wichtigsten für uns, da es der bedeutendste Baustoff des Organismus ist und für all unsere »Grenzflächen« sorgt, so etwa auch für unser individuelles Aussehen. Als Brennstoff spielt es kaum eine Rolle, auch wenn heute bekannt ist, dass Eiweiß im Ernstfall verbrannt werden und so das Gehirn noch eine Zeit lang ernähren kann. Eiweiß stillt den Hunger sehr gut, obwohl es im Vergleich zu Kohlenhydraten nicht mehr Kalorien enthält.

Kohlenhydrate dienen lediglich als Brennstoff, der nur in geringem Maß als Glykogen in Leber und Muskeln zu speichern ist und gerade einmal für eine Nacht ausreicht. Erst wenn das Glykogen verbraucht und verbrannt ist, beginnt der Organismus mit der Produktion des Wachstumshormons HGH, was sich als gute, aufgeräumte und zum Aufräumen anregende Stimmung bemerkbar macht.

Fett ist mit einem mehr als doppelt so hohen Kaloriengehalt pro Gramm gegenüber Kohlenhydraten der noch viel bessere

Brennstoff, was früher als enormer Vorteil galt und heute meist als Nachteil betrachtet wird. Zusätzlich hat Fett auch noch eine Funktion als Füll- und Isolierstoff im Körper. Runde Wangen etwa sind dem Fett geschuldet, und so trägt es natürlich in vielen Bereichen zu unserem Aussehen bei – bis hin zu den bekannten und unerwünschten (Fett-)Polstern. Diese wurden aber, wie wir prähistorischen Darstellungen der großen Göttin wie der Venus von Willendorf noch ansehen, offenbar seinerzeit sehr geschätzt. In Gestalt der weiblichen Brüste und Hüften, überhaupt runder Körperformen, wird Fett durchaus immer noch gemocht und sogar begehrt und geliebt, wenn es auch immer weniger zugegeben wird.

Insofern ist von den Hauptbestandteilen der Nahrung Eiweiß heute in der Einschätzung der Bevölkerung an erste Stelle gerückt, Fett ist auf den letzten Platz abgestürzt, und Kohlenhydrate sind in Gestalt von Zucker sehr ins Gerede gekommen.

Der Kohlenhydrat- oder Zuckerstoffwechsel

Neben dem Überfluss an Kohlenhydraten hat vor allem deren immer raffinierterer Zustand zu Problemen geführt. Letzterer steigert den glykämischen Index, das heißt, er treibt den Glukosespiegel im Blut so rasch in die Höhe, dass die Bauchspeicheldrüse, die solche Anstiege aus Hunderttausenden von Jahren der Evolution nicht gewohnt ist, mit enormen Kohlenhydratmengen rechnet und Insulin produziert, was das Zeug hält. Diese Insulin-Spitzen transportieren anfangs den Zucker sehr rasch in die Zellen, was im Blut zu baldiger Unterzuckerung führt. Diese fühlt sich so unangenehm an mit Reizbarkeit, Energiemangel und Heißhunger, dass Betroffene intuitiv sofort wieder essen, um diesen Zustand zu bessern. Wird – wie heute üblich – sogleich wieder zu raffinierten Kohlenhydraten gegriffen, geht der Prozess der überschießenden Insulinausschüttung gleich weiter und schaukelt sich über den Tag noch auf: Nach dem ersten *Breakfast* braucht es dann bald ein zweites Frühstück – s'Nüni oder zweite Jause, wie die Schweizer bzw. Österreicher sagen. Danach kommt der Hunger aufgrund desselben Mechanismus rasch und schon vor dem Mittagessen zurück, das in der Regel ebenfalls qualitativ nicht besser, sondern für den Stoffwechsel eine ähnliche Qual ist. Insofern wird das Mittagessen, was die Sättigung angeht, nicht sehr lange vorhalten. Schon am Nachmittag wird folglich bei einer Kaffeepause und süßen »Stücklen«, wie die Alemannen dieses süße Elend nennen, nachgelegt, um so lange vor dem Abendessen schon wieder hungrig zu sein. Daran anschließend geht es dann mit hochraffinierten süßen oder salzigen Knabbersachen beim Fernsehen weiter. So kommt der Stoffwechsel erstens nie zur Ruhe und entwickelt sich zweitens zu einer Insulin-Schaukel mit beängstigenden Resultaten.

Der Organismus streikt beizeiten gegen die Flut von Glukose und entwickelt die sogenannte Insulinresistenz. Das bedeutet, dass sich die Zellen in des Wortes Doppelsinn gegen weiteren Zucker *sperren.* Darauf reagiert der Organismus mit noch mehr Insulinproduktion und driftet in das sogenannte metabolische Syndrom, den Übergang zu Diabetes Typ 2. Dieses heute so übliche Krankheitsbild lernten wir als Studenten noch als Altersdiabetes kennen. Heute trifft es bei uns schon Jugendliche und in den USA bereits Kinder. Diese frühe Diagnose kostet unsere Kinder und Jugendlichen – statistisch gesehen – 19 Lebensjahre.

Die US-Ärzte Neale Barnard und Garth Davis gehen davon aus, dass sich schlimmer noch als die Zuckerflut das Übermaß an tierischen Fetten auf die Stoffwechselsituation auswirkt. Aber wie dem auch sei, der gut erprobte Therapievorschlag bleibt derselbe: Fasten als Einstieg in den Umstieg und anschließend ein Wechsel zu pflanzlich-vollwertiger *Peace-Food*-Kost, die frei von raffiniertem Zucker und tierischen Produkten wie Fett und Protein ist.

Da unser Körper über lange Zeiten seiner Entwicklung darauf geeicht wurde, so lange Hunger zu entwickeln, bis er alles bekommen hat, was er braucht, wird die moderne raffinierte Kost nochmals zur Falle. Sie enthält bei einem Überfluss an Kalorien ein krasses Defizit vor allem an sekundären Pflanzenstoffen, die zum Beispiel Krebs entgegenwirken.

Außerdem ist unsere moderne Ernährung oft durch einen Mangel an den genauso lebensnotwendigen Vitaminen und Spurenelementen wie Selen und Zink gekennzeichnet. Wer hingegen vollwertig isst und alles Notwendige mit seiner Nahrung aufnimmt, wird rascher satt und beugt auf diese Weise nochmals Übergewicht vor.

Kohlenhydrate sind also nicht an sich ein Problem, sondern lediglich in ihrer (hoch)raffinierten Form mit hohem glykämischem Index. Als Bestandteile von *bio*logisch gewachsenem Gemüse wie Stärke oder Ballaststoffe sind sie sogar entscheidend wichtig für unsere Gesundheit. Aus oben genannten Gründen bekommen sie aber einen immer schlechteren Ruf und werden etwa in den typischen Low-Carb- und ketogenen Diäten möglichst gemieden. Hier wird oft das Kind mit dem Bade ausgeschüttet, denn wenn wir Gemüse und Obst generell meiden, fehlen uns lebenswichtige sekundäre Pflanzenstoffe, Vitamine und Ballaststoffe. Insofern wäre auch bei einer ketogenen Kur, wie sie zum Beispiel bei Krebs, neurodegenerativen Erkrankungen wie MS, Epilepsie, Parkinson, Alzheimer, aber auch bei den verschiedenen Diabetes-Typen zu empfehlen ist, unbedingt darauf zu achten etwa genug Vitamine, Ballaststoffe und sekundäre Pflanzenstoffe zu erhalten aus komplexen Kohlenhydraten aus Pflanzen. Auch wer nur konsequent abnehmen will, ist damit gut beraten.

Eine Keto-Diät kann heute bei der allgemeinen Überladung mit Kohlenhydraten durchaus Vorteile ins Spiel (des Lebens) bringen, wie wir gerade am Fasten sehen, das dem Organismus ja im Wesentlichen Keto-Kost liefert, nämlich Ketone, die aus dem Abbau des körpereigenen Fetts stammen. Die *Peace-Food*-Keto-Kur ist eine gesunde Variante dieser Ernährungsweise, die die angedeuteten Fehler vermeidet. Bei den erwähnten Krankheitsbildern ist sie sogar deutlich strenger anzuwenden als im gleichnamigen Buch beschrieben, wie etwa in den Keto-Wochen in TamanGa mit den Rezepten von Christin Brockmann.

Das (Tier-)Fett-Problem

Auch tierische Fette machen uns inzwischen riesige Probleme, wie die beiden erwähnten US-Ärzte Neale Barnard und Garth Davis erklären, aber auch Dr. Caldwell Esselstyn, einer der US-Väter der pflanzlich-vollwertigen Bewegung. In der EPIC-Studie, die insgesamt über 500 000 Teilnehmer umfasste, korrelierte Diabetes Typ 2 deutlich mit dem Konsum von Tierfett, und zwar sogar überproportional stärker als im Vergleich zu Kohlenhydraten.

Moderne Fette sind heute überhaupt zu einem Problem geworden. Für unsere Vorfahren war Fett mit Abstand der wichtigste Nahrungsbestandteil. Aber diese Zeiten sind längst vorbei. Mit ihren Light-Produkten bekämpft die Lebensmittelindustrie auf gesundheitsschädliche Art und Weise das Fettübergewicht moderner Nahrung. Gesättigte Fette werden seit Jahrzehnten als große Gefahr hingestellt; dabei ist das gesättigte Öl der Kokosnuss sehr gesund und eine entscheidende Hilfe bei Alzheimer-Demenz.

Tatsächlich ist– unserer Gesundheit zuliebe – ein umfassender »Ölwechsel« angesagt und überfällig. Warum wohl hätte die Evolution unser Körperfett in Form von gesättigtem Fett gespeichert, wenn dieses so schlecht für uns wäre? Beim Fasten leben wir doch sehr gut und gesund davon.

Der »Ölwechsel«

Wir brauchen also auch gutes gesättigtes Fett, und diesbezüglich ist die Kokosnuss ein großes Geschenk. Kokosfett ist kalt, warm und heiß zu genießen und bleibt dabei gesund. Olivenöl ist nur einfach ungesättigt und kann kalt und warm und sogar zum Kochen genutzt werden, aber nicht zum Braten. Da sein Rauchpunkt bei 180 °C liegt, darf diese Temperatur nie überschritten werden, da sich jenseits davon krebserregende Stoffe bilden.

Die genauso wichtigen hochungesättigten Omega-3-Fettsäuren, wie sie in Lein- und Hanfsamen sowie Walnüssen vorkommen, sind überhaupt nur kalt zu genießen, da sonst auch von ihnen Gefahr droht. Sie sollten im richtigen Verhältnis zu den ebenfalls hochungesättigten Omega-6-Fettsäuren verzehrt werden, die zunehmend das Feld beherrschen. Denn ein Zuviel an Omega-6-Fettsäuren blockiert die Umwandlung der Omega-3-Fettsäuren in ihre entzündungshemmende Wirkungsform und fördert so Infektionen.

Die gehärteten Fette aus industrieller Produktion sind konsequent zu meiden, auch wenn sie als hochungesättigte Fette von der Werbung weiterhin angepriesen werden. Tatsächlich gehören sie aus gesundheitlichen Gründen angeprangert. In einigen Ländern sind sie schon völlig zu Recht verboten.

Der gesündeste Umgang mit Fett ist, auf gute Qualität und die richtige Menge zu achten, es in Maßen statt in Massen zu speichern und regelmäßig wieder zu verbrauchen. Immerhin besteht unser Gehirn zu 70 % aus Fett, davon sind zwei Drittel Cholesterin, das heute fälschlicherweise zum Buhmann abgestempelt wird.

Sein vermehrter Anfall im Blut ist zwar tatsächlich ein schlechtes Zeichen, allerdings nur, weil es ungesunden Lebensstil anzeigt. Aber Zeichen vordergründig zu korrigieren, anstatt den Missstand in der Tiefe zu verändern, ist immer ein Zeichen von Dummheit. Das ist die Ebene, auf der zur Beruhigung aufleuchtende Kontrollleuchten herausgedreht werden. Eine Senkung des Cholesterins, das im Blut als Reparaturmaterial transportiert wird, macht es dem Organismus insgesamt schwerer und schadet dem Gehirn, wie US-Neurologe David Perlmutter mit Studien belegt. Der Arte-Film »Die Cholesterin-Lüge« kann hier mit Vorurteilen aufräumen.

Beim Fett kommt wiederum Fasten ins Spiel, denn Fastenstoffwechsel ist Fettstoffwechsel. Das eigene Speicherfett durch Fasten – am besten täglich mittels Kurzzeitfasten – wieder auf natürliche Mengen zu begrenzen, ist ausgesprochen gesund. Und auch die jährliche Fettrevision mittels einer Frühjahrs- und Herbst-Fasten-Kur ist im Hinblick auf Gesundheit und Figur ist sehr empfehlenswert.

Eiweiß und Gluten

(Tierisches) Eiweiß ist uns – trotz seines immer noch guten Rufes – heute zur größten und gefährlichsten Falle geworden. Tierfleisch und auch alles andere Tierprotein ist inzwischen nachweislich als ein in fast jeder Hinsicht lebensbeschränkender Stoff überführt, der moderne Menschen ganz nebenbei noch mit (Tier-) Fett überschwemmt. Über Tierprotein nehmen wir nicht nur 93 % aller Giftstoffe aus Nahrung zu uns. Milch und Milchprodukte verschleimen uns zusätzlich, und Gluten, der Weizenkleber, der auch in anderen Getreiden wie Roggen und Gerste vorkommt, verklebt unser Nervensystem und Gehirn. Wie gefährlich, giftig und schädlich Tierprotein ist, habe ich ausführlich in *Peace Food* beschrieben, und auf die Probleme, zu denen Gluten führt, bin ich in *Das Geheimnis der Lebensenergie in unserer Nahrung* eingegangen. Insofern muss ich als Arzt nach Kenntnis der Studienlage heute generell zu pflanzlich-vollwertiger Kost raten, und ca. 80 % der Patienten werden auch mit Glutenverzicht ungleich besser leben.

Welche Lebensmittel sind notwendig?

Natürlich brauchen wir alle drei Nahrungsbestandteile in ausreichender Menge, aber das ist auch wiederum (Lebens-)zeitabhängig. In jungen Jahren benötigen wir zum Aufbau unserer Körperstrukturen mehr Protein, später dann viel weniger und auch nur so viel Fett und Kohlenhydrate, wie wir jeweils verbrennen. Der notwendige Brennstoff und die geringe Menge zum Erhalt unserer Körperstrukturen durch den Austausch von Molekülen sollten pflanzlich und vollwertig sein, wie viele Studien belegen.

Die ältesten und wohl auch gesündesten Menschen dieser Erde sind die Siebenten-Tags-Adventisten in Südkalifornien um die Stadt Loma Linda, wo – laut Prof. Claus Leitzmann (ehemals Universität Gießen) – die Männer bei guter Gesundheit durchschnittlich 89 Jahre und die Frauen 91 Jahre alt werden. Sie leben ihrer Religion entsprechend in jeder Phase des Lebens von frischer pflanzlich-vollwertiger Kost – und das seit vielen Generationen. Im Vergleich zu ihren Glaubensgenossen, die nur noch vegetarisch leben, und erst recht zu denen, die auf Mischkost zurückgefallen sind, belegen ihnen Studien große Vorteile, was Gesundheit und Lebenslänge angeht. Sowohl in Bezug auf Quantität und vor allem Qualität des Lebens schneiden die sich pflanzlich-vollwertig ernährenden Siebenten-Tags-Adventisten deutlich besser ab.

Lebens*mitte*l sollten uns wie Heil*mitte*l in unsere Mitte bringen und uns helfen, ein rundes, erfülltes Leben zu führen. Das ermöglichen die allermeisten Angebote in den Regalen der Supermärkte heute nicht mehr. Rückstände von Pesti-, Herbi- und Fungiziden finden sich in der modernen Nahrung ebenso wie Hormonrückstände in Milch und Milchprodukten. Gefährliche Bakterien wie Salmonellen bevölkern massenweise das Geflügel. Hinzu kommt eine solche Flut von Konservierungsstoffen, dass in den USA die Gräber der Friedhöfe nicht mehr im 20-Jahre-Takt beschickt werden können, weil ein Leben lang mit Konservierungsmitteln ernährte Körper sich als Leichen viel länger halten.

Chips sind kein Lebensmittel

Viele Kinder wachsen heute mit einer Nahrung auf, die so gut wie keinen Lebens*mittel*charakter mehr hat. Chips sind tatsächlich keine Lebensmittel. Ihr Kartoffelanteil ist meist im Verhältnis zu minderwertigem Fett, Industriesalz und künstlichen Geschmacksstoffen gering. Auch in Burger-Restaurants finden sich keine Lebensmittel, die diesen Namen verdienten. Schon der Name »Restaurant« ist für sie unangemessen, weder findet man hier Ruhe (»restaurer«, frz. »stärken«), noch lässt sich der Körper in solchen Etablissements restaurieren. Hier billig verkaufte Mangelprodukte enthalten zwar Nährstoffe und an Kalorien meist sogar einen enormen Überfluss, aber für die Versorgung mit Mikronährstoffen und Spurenelementen sind sie ein Desaster. Und das gilt für die ganze Fast-Food-Versorgung von Burger-Schuppen bis Döner-Buden.

Essen mit Freude und Genuss

Entscheidend beim Essen ist aber nicht nur, was wir wann zu uns nehmen, sondern auch wie und mit welcher Einstellung wir es tun. Je langsamer und desto mehr wir kauen, desto besser, entsprechend der Kau-Schule des österreichischen Fastenarztes F. X. Mayr. Wenn wir uns pflanzlich-vollwertig ernähren und alles so gut kauen, dass wir es praktisch erst als Gemüse- und Fruchtsaft schlucken, leisten wir unserem Organismus wundervolle Dienste, die ihn weiter und rascher regenerieren und heilen lassen. Läuft Kurzzeitfasten nicht nur auf weniger und selteneres Essen hinaus, sondern auch darauf, länger zu speisen und besser zu kauen, ist das noch wundervoller.

Wer obendrein noch mit Bewusstheit, Freude, Dankbarkeit und Genuss is(s)t, kann an seinen Essensritualen wirklich genesen. Bewusstheit fürs Essen ließe sich durch die Beschäftigung mit seiner Herkunft schulen, den Fragen etwa, inwieweit die Herkunft durchschaubar ist und nicht nur von guter Qualität, sondern auch von fairem Handel zeugt.

Unsere Freude am Essen entsteht natürlich ganz wesentlich durch die Ästhetik, mit der die Dinge zubereitet und angerichtet sind, aber auch durch Aromen und Duft der Speisen, die sie verströmen und uns entgegenbringen, und durch ihre Farben und die Frische ihrer Ausstrahlung. Je bunter wir es beim Essen treiben, desto sicherer ist es ausgewogen und enthält, was wir brauchen.

Dankbarkeit ist eine Haltung, die sich aus der Bewusstheit ergibt, wie wenig selbstverständlich genug gutes Essen auch heutzutage ist und wie froh wir darüber sein können. Unsere Dankbarkeit könnte auch Mutter Erde gelten, die die Nahrung wachsen lässt, sowie denjenigen, die die Feldfrüchte gepflanzt, geerntet und zu kostbaren Gerichten zubereitet haben.

Aus all diesen Aspekten ergeben sich Ess- und Lebenskultur wie auch Lebensgenuss. Voraussetzungen dafür sind genügend Zeit und Liebe zum Essen wie auch die schon erwähnte Bewusstheit. Dann kann es richtig gut schmecken, und das ist auf Dauer am wichtigsten. Sich auf jede Mahlzeit zu freuen, ist der beste Anzeiger fürs richtige Essen.

Was tun, wenn: Die besten Strategien bei Hunger und Heißhunger.

Bei (Heiß-)Hungerattacken gibt es zwei Möglichkeiten: standhalten oder nachgeben. Selbst Letzteres ist beim Kurzzeitfasten noch kein Desaster, wenn es wirklich eine Ausnahme bleibt. Ob ich an einem Tag nach dem 16 : 8-Muster oder nach dem 12 : 12-Muster esse, ist gar nicht das Problem. Lediglich auf lange Sicht ist der 16 : 8-Rhythmus mehr zu empfehlen. Ich kann natürlich meine erkannte und akzeptierte, ja beschlossene Flexibilität nutzen, um solche Hungereinbrüche zu befriedigen, oder das vorgenommene Programm einfach um einen Tag verschieben. Auf Dauer liegt darin nur die Gefahr, das Programm völlig zu verwässern und allmählich nur noch vom Kurzzeitfasten zu reden, statt tatsächlich danach zu leben und zu essen.

Insofern hat Standhalten Vorteile gegenüber Nachgeben, aber beides hat seine Zeit und Qualität. Zum Standhalten sollte man seine Motivation nochmals prüfen, also die eigenen Motive und inneren Bilder. Außerdem ist es ratsam, der Auseinandersetzung mit den Ausreden nochmals Beachtung und Aufmerksamkeit zu schenken. Hunger ist in Zeiten des Fastens natürlich ein Angriff auf unsere Vorsätze und inneren Bilder. Werden diese gestärkt und neuerlich geladen, mag das schon reichen, um damit fertigzuwerden. Ansonsten ließe sich der Hunger auch nutzen, um herauszufinden, welcher Lebenshunger dahintersteckt. Eine Hungerattacke könnte auch zum besseren Kennenlernen des inneren Schweinehundes führen, der letztlich immer (in uns) lauert, solange er nicht allmählich durch Disziplin und Konsequenz domestiziert ist und seine Stimme in die eigene innere, die des inneren Arztes oder die der inneren Heilerin oder großen Göttin umgewandelt ist.

Bis dahin ist die Erkenntnis wichtig und manchmal entscheidend, dass der eigene Stoffwechsel diesem inneren Höllenhund oft noch mehr gehorcht als einem selbst beziehungsweise dem eigenen Selbst. Schließlich müssen wir uns immer da abholen, wo wir (wirklich) sind. Es hat keinen Sinn, sich vorzumachen, schon sehr weit in der Entwicklung fortgeschritten zu sein, wenn wir noch an der Kette des inneren Schweinehundes hängen, statt ihn umgekehrt an die Leine gelegt zu haben. Im Entwicklungs-System des Tarot mit seinen 22 Stationen findet sich an 4. Stelle der auf einem Würfel sitzende Kaiser, der Emperor im bekannten Rider-Deck. Dieses Bild zeigt, dass es bereits hier darum geht, Besitz und Materie wirklich zu besitzen, statt davon besessen zu sein. Der Körper soll also auf dem Entwicklungsweg recht früh lernen, dass er der Seele und dem Bewusstsein zu dienen hat. Oft weiß er das noch nicht, und der innere Schweinehund arbeitet an seiner Seite ebenfalls auf eigene Faust und dagegen. (Kurzzeit-)Fasten wird so zur wundervollen Trainingsmöglichkeit, was Disziplin und Durchhaltevermögen angeht, und kann enorm dabei helfen, den inneren Schweinehund zu dressieren beziehungsweise in eine verlässliche innere Stimme umzuwandeln.

Auf rein körperlicher Ebene kommt bei Hunger – wie schon erwähnt – viel Trinken von gutem Wasser infrage, da ein voller Magen keine Hungersignale aussendet.

Ein weiterer Trick ist es, beim Essen Proteine gegenüber Kohlenhydraten zu bevorzugen, weil sie keine Auswirkung auf den Insulinspiegel haben, dessen Anstieg nicht nur sofort die Fettverbrennung blockiert, sondern im Nachspann, in der Unterzuckerphase, auch noch Heißhunger auslösen kann. Darüber hinaus sättigen Proteine im Verhältnis zu ihrem Nährwert am nachhaltigsten. Insofern sind also Gerichte mit der Blauen Süßlupine ideal, die den höchsten Eiweißanteil überhaupt hat und kaum Kohlenhydrate und Fett enthält. Zum Abendessen eignet sich bei Abnehmwilligen ebenfalls eine solche ketogene Mahlzeit, weil die Fettverbrennung ungestört weitergeht und eine gute Sättigung dazu führt, dass die Zeit bis zum Einschlafen von Hunger ungestört bleibt. Das ist auch schon das ganze Geheimnis von Diäten wie *Schlank im Schlaf*.

Schlechte Laune durch Nahrungsverzicht

Der aktuell anfallende Brennstoff, den der Stoffwechsel beim Fasten bekommt, mag schlecht sein – je nach bisheriger Lebensführung – und dann entsprechende Aussetzer in Leistung und Stimmung verursachen. In der Analogie ist klar, dass schlechtes Benzin die Leistung eines Automotors entsprechend beeinträchtigt. Wer früher noch zu Ostblockzeiten in einem Wagen mit hochverdichtetem Motor in diese Länder fuhr, konnte dieses »Rupfen« spüren, das zum Ausdruck »Känguru-Benzin« führte. Wer sich also in der letzten Zeit schlecht ernährt oder über längere Zeit Medikamente und Genussgifte zu sich genommen hat, deren Rückstände sich im Fettgewebe, einem Teil des Bindegewebes, abgelagert haben, muss mit entsprechenden »Zwischenfällen« und »Aussetzern« rechnen. Mit dem allmählichen Gewebeabbau gelangen diese Ablagerungen wieder in den Stoffwechsel und machen sich auf verschiedenen Ebenen, darunter vor allem der Stimmung, unangenehm bemerkbar.

Es mag aber auch sein, dass der Fastenprozess noch ungewohnt ist und den Organismus stresst, was wiederum das körpereigene Wohlfühlhormon Serotonin schon früh am Tag erschöpft. Das wäre dann mit der bereits erwähnten Nahrungs-Ergänzung, der kleinen roten Pille Amorex zu beheben, die morgens und abends einzunehmen ist. Sie ist als Pille ungleich wertvoller als die vielen, sonst in diesem Bereich üblichen Kapseln. Aufgrund der sogenannten Galenik können entsprechende Pillen wie Amorex ihre Wirkstoffe über lange Zeiträume abgeben, während Kapseln nur sehr kurze Abgabespitzen ermöglichen.

Persönlich nehme ich Amorex seit vielen Jahren regelmäßig morgens nüchtern und 20 Minuten vor der ersten Mahlzeit ein. Letzteres ist notwendig, damit die Aminosäure L-Tryptophan ungestört die Blut-Hirn-Schranke passieren kann, um sich im Gehirn in Serotonin umzuwandeln. Das macht noch keine gute Stimmung, aber der Vorrat an dem Wohlfühlhormon Serotonin wird aufgefüllt. Falls sich dann später Gelegenheit für Wohlgefühl und gehobene Stimmung ergibt, kann der Organismus das mittels des einschlägigen Neurotransmitters Serotonin erleben lassen.

Kopfweh, Konzentrationsmangel & Co.

Nebenwirkungen des Fastens wie Kopfschmerzen sind meist dem Koffeinentzug geschuldet. Deshalb ist es – wie bereits gesagt – am besten, den Kaffeegenuss schon ein paar Tage vor dem ersten Fastentag zu beenden. Bei Intervall-Fasten an jedem zweiten Tag ist das natürlich nicht möglich, und dann kann ein Schluck Espresso dieses Kopfweh in der Regel rasch beenden. Insgesamt ist Kaffee beim Kurzzeitfasten in den Essensphasen und auch nach dem Essen, solange der Magen noch voll ist, problemlos.

Konzentrationsmangel ist eher selten und nur kurzfristig, denn eigentlich wird durch den Wegfall von Gluten die Konzentrationsfähigkeit sogar deutlich besser. Eine mögliche Ursache dafür kann – wie schon bei der schlechten Laune – schlechter Brennstoff aus der Vergangenheit sein, der in den Stoffwechsel gelangt. Da müssen wir dann durch und können andererseits froh sein, diese Ablagerungen und Altlasten in des Wortes Doppelsinn loszuwerden.

Gesündigt – und nun?

Das ist beim Kurzzeitfasten kein großes Problem, denn man kann ja jederzeit morgen weitermachen und wieder konsequent sein. Wenn ich meinen Vorsatz, im 16 : 8-Muster zu fasten, in das 12 : 12-Muster verwandelt oder – etwa durch nächtliches Essen – gänzlich konterkariert habe, bringt der nächste Tag einfach eine neue Chance. Wer dauernd sündigt, muss sich überlegen, ob er seinem inneren Schweinehund weiterhin die Zügel im gemeinsamen Leben überlässt. Oder sich bei nächster Gelegenheit weiter und wieder um Mitbestimmung bewirbt, um irgendwann die Zügel selbst in die Hand zu bekommen. Dazu muss er seinen persönlichen Höllenhund bei solchen Gelegenheiten natürlich in die Schranken weisen, und Kurzzeitfasten bietet dafür viele günstige Gelegenheiten.

Der Umgang mit Zweiflern und Saboteuren

Wir müssen zwischen inneren und äußeren Zweiflern unterscheiden, wobei die inneren viel ernster zu nehmen sind. Wer selbst nicht an sich und seinen Erfolg glaubt, sollte seine *Motiv*ation überdenken, vielleicht auch das Kapitel mit den medizinischen Studien (nochmals) lesen und weiteren wissenschaftlichen Ergebnissen nachgehen. Oder er sucht sich für den Einstieg eine

Gruppe, die ihn tragen und sogar mitreißen kann und so das Durchhalten erleichtert. In den Fastengruppen in TamanGa habe ich in den letzten Jahren keine Abbrüche mehr erlebt wegen Fastenproblemen. Eine gute Gelegenheit sind auch unsere Online-Fastenzeiten und die Idealgewicht- und Abnehm-Challenges bei dahlke4you.

Ein Ober-Saboteur ist natürlich der innere Schweinehund. Er ist, je nach der Freiheit, die er im Leben seines Halters genießt, für etliche Störungen bis hin zum totalen Schiffbruch gut. Für ihn bedeutet Fasten auch tatsächlich größte Gefahr, da er nach den ersten drei Tagen ziemlich abgemeldet wäre. Deswegen mag er in diesen ersten Tagen besonders laut bellen. Beim Kurzzeitfasten ist natürlich immer erster Tag, und insofern kann der innere Schweinehund ziemlich hereinfunken und eine verblüffende Fülle von Ausreden produzieren. Wer ihn kennt, kann aber über solche Versuche auch genüsslich schmunzeln.

Kurzzeitfasten im Alltag und in besonderen Situationen

Wer mit den verschiedenen Varianten des Kurzzeitfastens geschickt jongliert und einige Flexibilität mitbringt, wird gar keine Einbußen im Alltag erleben, im Gegenteil. Wenn Fastentag ist, kann man sich das in der Regel sowieso kaum genießbare Kantinenessen ersparen. Wer sich aus gesellschaftlichen und kommunikativen Gründen dazusetzen möchte, kann das tun und ein Glas Saft oder Wasser trinken. Inzwischen ist Fasten so populär, dass kaum noch jemand Anstoß daran nimmt. Höchstens einmal ein Übergewichtiger, der es selbst nicht schafft und lieber auf andere projiziert. Das gilt zunehmend auch für Unterarten wie Fasten-Wandern und nun auch Kurzzeitfasten. Beide haben sich auch durch diese gleichnamigen Bücher ihre Felder erobert, denn auch Fasten-Wandern bietet eine verblüffend erfolgreiche Möglichkeit, Fasten mit Fitness und guter Form und Figur zu kombinieren. Und genau diese Aspekte haben auch dem Kurzzeitfasten zu seinem Durchbruch verholfen.

Kurzzeitfasten am Arbeitsplatz

In der Arbeit stellt Kurzzeitfasten kein Problem dar, weil es etwa beim Intervall-Fasten nicht zu so gravierenden Entgiftungen kommt, dass Mundgeruch und dergleichen stören könnten. Solche »anrüchigen« Entgiftungsreaktionen beginnen frühestens nach zwei, drei aufeinanderfolgenden Fastentagen. Bei sehr nahem Kontakt etwa mit Patienten oder Publikum, wie als Zahnarzt oder Kosmetikerin, sind diese Nebeneffekte zu Beginn von Fastenzeiten zu berücksichtigen. Einzelne Fastentage sind diesbezüglich völlig unproblematisch und haben auch sonst keine negativen Begleiterscheinungen, sie fördern im Gegenteil die Konzentration und bringen Gefühle von Leichtigkeit und zunehmender Entspannung mit sich.

Wichtig ist eine gute und reichliche Versorgung mit Wasser am Arbeitsplatz. Am besten gehen Sie offensiv damit um, falls sich Ihre Kollegen oder Mitarbeiter darüber wundern, dass Sie plötzlich so viel Quellwasser trinken. Laden Sie die Büro-Belegschaft zum Beispiel dazu ein, an einem Geschmackstest für das Wasser teilzunehmen. Daraus mag sich sogar Solidarität und leichtere Beschaffung für die Zukunft ergeben, indem Autobesitzer zu Anlieferern für Tram-, Fahrradfahrer oder Spaziergänger werden. Vielleicht können Sie die anderen sogar dafür gewinnen mitzumachen. Gemeinsam gutes Wasser zu haben, ist für alle und selbst für die Arbeit nützlich. Und wenn jeder seine persönliche (reife) Quelle hat, wird das verbinden. Es zeigt und verdeutlicht das gemeinsame Thema und betont gleichzeitig die Individualität der einzelnen – die ideale Büro-Grundlage für gemeinsame Erfolge. Wenn diese Initiative nebenbei noch die Gesundheit fördert, ist das nur hilfreich, besonders, wenn es auch die Chefs einschließt. Und möglicherweise wächst so das Kurzzeitfasten-Feld auch am Arbeitsplatz. Gemeinsam zu fasten, ist sicher eine sehr verbindende Erfahrung und stärkt die Gruppe.

Die weitere Verpflegung für den Tag sollte auch kein Problem darstellen. Wer sich morgens einen großen Smoothie gönnt, kann die andere Hälfte einfach mit in die Arbeit nehmen. Würde dort statt einer Kaffee- eine Smoothie-Gemeinschaft entstehen, in die verschiedene Mitarbeiter ihre unterschiedlichen ganz individuellen Grünzeugspenden einbringen, käme da ein interessanter gemeinsamer Geschmack heraus. Frische Smoothies machen anders wach als Kaffee, und das eine muss das andere gar nicht einmal ausschließen.

SPECIAL: Weitere Formen des Kurzzeitfastens

Der Gedanke des Kurzzeitfastens lässt sich – weit über das Thema Ernährung hinaus – fortführen und ist insgesamt ein wundervolles Konzept, das Abwechslung und Impulse zur Entwicklung ins Leben bringt. Wer jeden Vormittag Handy-Fasten ansetzt, wird die bessere Hälfte seiner Tage zurückgewinnen. Wer Handy-Fasten auf 23 Stunden ausweitet, bekommt fast sein ganzes Leben zurück und macht sich reif für dauerhaftes Handy- und auch Mikrowellen-Fasten, wie ich es seit Jahrzehnten genieße. Und ich lebe damit besser, als ich es mir vorstellen konnte. Einfach einmal versuchen und die Früchte ernten! Denn all die Scheußlichkeiten von digitaler Verblödung bis zu Hirntumoren, die Mikrowellen-Felder – Studien zufolge – verursachen, kann man sich so einfach vom Hals und vor allem vom Gehirn und letztlich vom Leib halten.

Fernseh-Fasten ist ebenso gesund. Ein ganzer fernsehfreier Abend und damit Tag könnte sich als Segen für die Nerven erweisen. Oder man beschränkt sich auf maximal einen Film pro Abend, also tägliches Fernseh-Kurzzeitfasten. Auch das könnte erleichtern und obendrein bereichern, weil es dann wieder – wie früher – eine sorgfältige Auswahl bräuchte, die die Quantität beendet und die Qualität fördert.

Auto-Fasten ist eine Herausforderung, die enorm Zeit und Nerven sparen und obendrein noch reich beschenken kann. Ein Auto-Fastentag pro Woche wäre ein Beginn, der leicht ausufern kann, wenn man erst einmal auf den Geschmack gekommen ist.

Ich bin mit 50 Jahren durch einen schweren Unfall darauf gekommen. Seitdem fahre ich selbst nur notfalls. Ich lasse mich von meinem Assistenten und von öffentlichen Verkehrsmitteln fahren. Es ist erstaunlich, wie viel länger man mit Bus, Bahn & Co. in Ländern wie Deutschland und Österreich immer noch braucht, von Verspätungen und verpassten Anschlüssen ganz zu schweigen. Meine Wahlheimat Schweiz zeigt, wie zeitsparend und pünktlich öffentlicher Verkehr funktionieren kann. Trotzdem gewinne ich viel Zeit, denn ich kann unterwegs lesen, schreiben und meditieren.

Rede-Fasten ist eine noch größere Herausforderung und würde doch so guttun, wie ich zweimal im Jahr in unseren Seminaren *Fasten – Schweigen – Meditieren* erleben darf. Einzelne Schweigetage lassen sich natürlich auch jederzeit einfach ausprobieren.

Sofort machbar ist das Geschwätz-Fasten. Das bedeutet, bei allen Sprechimpulsen immer zuerst den Wächter an den Sinnestoren zu befragen, ob das, was da herauswill, es auch wert ist. Kann es anderen helfen oder mir? Oder ist es nur akustische Umweltbelastung oder gar -verschmutzung? Ein englischer Vers mag dazu Anregungen liefern:

Great people talk about ideas,
Average people talk about events,
Stupid people talk about people.
Große Menschen sprechen über Ideen,
Durchschnittliche über Ereignisse,
Dumme über Menschen.

Kurzzeitfasten im Urlaub und auf Reisen

Auf Reisen ist Kurzzeitfasten nicht das geringste Problem, im Gegenteil bringt es mehr Zeit für neue Erfahrungen, Begegnungen und Eindrücke. Hier ist Flexibilität natürlich besonders gefragt und inspirierend, um unerwartete Einladungen nicht stur auszuschlagen, sondern spontan zu genießen und den Fastentag auch einmal zu verschieben. Beim Umherreisen spart Kurzzeitfasten außerdem Geld und viel Zeit.

In schönen Hotels mit ausgezeichneter Ernährung lässt sich Fasten im Übrigen für diese Zeit einfach aussetzen, oder aber man findet mit den Hoteliers eine Regelung. Auch sie werden – ein wenig Gutwilligkeit vorausgesetzt – nichts dagegen haben, jeden geraden Tag das Frühstück einzusparen und dafür jeden ungeraden Tag ihre Menus zu bieten. Das ist einen Versuch wert, und manchmal findet man – schlimmstenfalls – heraus, dass es eben doch nicht das beste oder auch nur richtige Hotel war.

Kurzzeitfasten bei Festen und Feiern

Bei Festen und Feiern würde ich immer dazu raten, das eigene Fastenprogramm flexibel zu schieben und mitzufeiern. Nach üppigen Gelagen und Buffet-Orgien ist ein darauffolgender Entlastungstag sogar besonders angenehm und fällt noch leichter. Bei Feiern und Festen den »Fastenapostel« zu geben, ist dagegen ziemlich spaßlos und insofern eher unpassend.

Das wird schon von Jesus Christus zu biblischen Zeiten als Fallstrick durchschaut. Er weist seine Apostel immer wieder darauf hin, sie mögen ihr Fasten nach außen gar nicht zeigen. Außerdem ermahnt er sie sogar dazu, zu feiern, statt zu fasten, solange er unter ihnen weile. Seine Botschaft ist eine frohe – das Wort »Evangelium« heißt überhaupt »frohe Botschaft«. Das ist bei der moralinsauren Sauce, die das kirchliche »Bodenpersonal« daraus gemacht hat, manchmal fast in Vergessenheit geraten. Der Meister selbst hat ja bei der Hochzeit zu Kana aus dem stillen Wasser Wein gemacht. Also bestehen seitens höchster

Stelle der christlichen Kultur und Religion gegen Feiern und Feste keinerlei Einwände – ganz im Gegenteil.

Hildegard von Bingen, die große Ahnfrau des Fastens und seit 2012 nun auch heiliggesprochen, sagte, mit Fasten ließen sich von den 35 ihr bekannten Lastern und Süchten 29 heilen. Sie sagt auch: *»Wenn Fasten, dann Fasten, wenn Rebhuhn, dann Rebhuhn.«* Möglicherweise würde sie angesichts der modernen Studien bezüglich Geflügelfleisch den Gedanken ausgelassenen Genusses anders formulieren. Jedenfalls ließ sie es ihren Mitschwestern und sich gut gehen und animierte sie zu Tanz und Feiern.

Im strengen Tragen des Ornats sah Hildegard von Bingen eher die Ausnahme, fast wie die Maryknoll-Schwestern bis heute, die ich in meinen US-Kursen erlebt habe. Also auch von dieser Seite sind wir sicher, wenn wir Kurzzeitfasten nicht zur Daueraskese, sondern zu einem erfüllten Leben nutzen, wozu Christus ausdrücklich rät.

Kurzzeitfasten bei Krankheit

Ob Fasten bei Krankheit angeraten ist, hängt vom Krankheitsbild und seiner Schwere ab. Oft hilft Fasten sehr nachhaltig – wie gerade von Hildegard von Bingen gehört –, und zwar meist längeres durchgehendes Fasten. Tiere und Kinder tendieren bei Krankheit meist von sich aus zum Fasten und fahren damit sehr gut, jedenfalls viel besser als mit sogenanntem gutem Essen. Kurzzeitfasten bringt bei den meisten Krankheitsbildern auch Entlastung ins Spiel und ist von daher bei Krankheitsereignissen mindestens beizubehalten, wenn nicht sogar in längeres Fasten auszudehnen, das dem Körper helfen kann, mit der Symptomatik besser fertigzuwerden.

Das ist ja gerade ein großer Vorteil für Kurzzeitfastende: Sie werden nicht nur unabhängiger und freier, sondern können auch jederzeit auf Fasten umschalten. Diese Flexibilität gilt auch für einzelne Fastentage: Wer zum Beispiel merkt, dass das Angebot an einem Essenstag alle Wünsche offenlässt, kann einfach den Fastentag vorziehen und dem kulinarischen Elend so leicht entkommen.

Kurzzeitfasten in Schwangerschaft und Stillzeit

Längere Fastenzeiten sind weder in der Schwangerschaft noch in der Stillzeit angebracht, weil das Kind aus dem Blut der Mutter versorgt wird und dieses durch die Entgiftung beim Fasten mit Schadstoffen belastet sein kann.

Beim Kurzzeitfasten ist das aber nicht annähernd so der Fall, und insofern lässt es sich einfach beibehalten. Allerdings ist jetzt natürlich besonders und unbedingt darauf zu achten, dass Mutter und Kind alle Nährstoffe, die sie für Aufbau und Entwicklung brauchen, in ausreichender Menge bekommen. Heute ist die moderne Gynäkologie der Meinung, es sei am besten, wenn die Mutter nur etwa das Gewicht des Kindes und des Fruchtwassers zunimmt. Eine Mutter, die sich in den Essenszeiten ausreichend und obendrein pflanzlich-vollwertig ernährt, erweist ihrem Kind in dieser Zeit – neben der Versorgung mit Zuwendung – einen optimalen Liebesdienst.

Für eine Zeit des Aufbaus – wie die der Schwangerschaft – würde ich also kein längeres Fasten empfehlen, und auch beim Kurzzeitfasten nur zu den moderaten Formen wie dem 12 : 12- oder maximal dem 16 : 8-Muster raten. Ganze Fastentage halte ich gefühlsmäßig nicht für sinnvoll. Eine ausgewogene pflanzlich-vollwertige Kost, wie sie übrigens auch die größte Ernährungsorganisation der Welt, die ANA oder American Nutrition Association, für alle Phasen des menschlichen Lebens empfiehlt, kann ich während Schwangerschaft und Stillzeit dagegen unbedingt befürworten.

Bewegung als Begleitprogramm

Bewegung ist immer gesund, sagt man gerne so dahin, aber das stimmt natürlich nicht uneingeschränkt. Es müsste schon die richtige Art von Bewegung sein. Aktivitäten im Sauerstoff-Gleichgewicht, die das Herz-Kreislauf-System trainieren und stärken, sind aber wirklich für fast alle Menschen gut.

Kräftigungsübungen sind besonders für die Bauchmuskeln zu empfehlen und haben den großen Vorteil, durch deren Aufbau auch viel für die Verdauung zu tun. Denn wer atmet und seinen Verdauungstrakt nicht nach vorn in einen Großtrommelbauch »outgesourct« hat, massiert bei festen Bauchdecken mit seinem Zwerchfell die Därme und fördert so deren Verdauungsaktivität.

Zu dehnen wären all die nebenbei überstrapazierten Muskeln wie die der Beine bei allen, die viel herumrennen. Das heute immer populärer werdende Yin-Yoga erfüllt vielfältige Dehnungsfunktionen auf besonders angenehme Weise. Immerhin läuft der Durchschnittsdeutsche heute nur noch 4,5 km am Tag; die Hausfrau natürlich viel mehr als der Manager. Aber beide hätten sie Dehnungsübungen nötig, um die Beweglichkeit zu verbessern und zu erhalten.

Bewegung tut auch immer dann gut, wenn sie gut zu einem passt, was wiederum daran deutlich wird, dass sie Spaß macht und keinen Widerstand auslöst – dass man diese sportliche Aktivität also gerne regelmäßig ausübt.

Eine andere besonders gut zum Kurzzeitfasten passende Übungsart ist auch die Bewusstseins-Gymnastik, weil sie – wie das Fasten – den Körper und das Bewusstsein miteinander verbindet. So wie beim Fasten nicht nur der Hosenbund lockerer, sondern auch das Bewusstsein weiter werden sollte, dehnt die Bewusstseins-Gymnastik mithilfe des Körpers das Bewusstsein aus. Dazu dienen einfache Übungen (siehe Kasten), die unser Nervensystem anfangs überfordern, die es aber lernen kann. Auf dahlke-4you sind mehrere solche Übungen wie die folgende zu finden:

ÜBUNG: ACHTERN

Eine Übung, die sich hervorragend für die notwendige Unterbrechung nach jeweils 90 Minuten konzentrierter Schreibtischaktivität eignet, ist das »Achtern«: Malen Sie zuerst mit der rechten Hand eine stehende Acht in die Luft, zeichnen Sie anschließend mit der linken Hand eine liegende Acht, und tun Sie dann beides gleichzeitig. Das wird vielleicht nicht gleich richtig funktionieren. Aber solange Sie es üben, ist Ihr Gehirn gefordert, neue Nervenverbindungen und Synapsen zu schaffen, um der gestellten Aufgabe gerecht zu werden.

Sobald Ihnen die beiden Achter gleichzeitig gelingen, ist es Zeit, sich eine neue Aufgabe zu suchen: zum Beispiel gleichzeitig mit der rechten Hand einen Kreis und mit der linken Hand ein Dreieck in die Luft zu malen. Wichtig dabei ist, nicht irgendwelche Fantasieformen zu zeichnen, sondern sich wirklich an die vorgenommenen Vorlagen zu halten und sein Gehirn zu fordern und so zu fördern.

Bewegung im Alltag

Idealerweise lässt sich Bewegung wie von selbst in den Alltag einbauen – es muss ja nicht gleich die Bergtour oder der Marathon sein. Alles, was über den Ruhezustand hinausgeht, zählt schon für unser Bewegungskonto und wirkt sich positiv auf den Körper aus. Alltägliche Bewegung findet – wie das Wort schon verrät – jeden und also alle Tage statt und hat den großen Vorteil, dass sie meist ganz nebenbei ab*läuft,* also nicht nach anschließender Belohnung durch Essen schreit. Wer etwa zu Fuß zur Arbeit geht oder mit dem Fahrrad fährt, wird das regelmäßig tun, dabei einige Kalorien verbrennen und obendrein seine Fitness verbessern.

Selbst wer schon nur Lifte und Rolltreppen meidet, wird – wenn auch nicht schnell und nicht sofort – über ein Jahr betrachtet ein paar Kilos abnehmen und fitter werden. Im Alltag selbstverständlich integrierte Bewegung wird zwar immer seltener, hat aber weitgehend unterschätzte positive Effekte.

Die letzten der immer weniger werdenden Handwerker bewegen sich oft noch viel im Arbeitsalltag, allerdings fordern sie meist die immer gleichen Muskelgruppen. Diese sollten sie unbedingt dehnen und andere vernachlässigte Muskeln ausgleichend fordern und fördern. Je nach Arbeit kann ein gut zusammengestelltes Programm helfen, und Kurzzeitfasten wird dabei sehr gut unterstützen.

Yoga und andere sanfte Bewegungsarten

Yoga ist wieder stark im Kommen, nachdem es um diese wundervolle indische Bewegungskunst lange still geworden war. Inzwischen sind viele (Ab-)Arten des Yoga im Umlauf, und es werden ständig noch mehr. Hier ist vor allem darauf zu achten, ob die »Asanas« genannten Übungen Freude bereiten und der Körper sich dabei und danach gut fühlt. Kurzzeitfasten kann gut unterstützen, weil der fastende Organismus beweglicher und dehnbarer ist. Das dürfte daran liegen, weil er beim Fasten tendenziell entsäuert, insbesondere wenn man in den Zwischenzeiten pflanzlich-vollwertige Kost zu sich nimmt, die ihrerseits ebenfalls entsäuernd wirkt. Ein nicht übersäuerter Körper schmerzt wenig, bei anspruchsvollen Übungen wird das noch deutlicher. So ergänzen sich Kurzzeitfasten und Yoga fabelhaft, und können wundervolle Synergie bewirken.

Im weiten Yoga-Reich sind inzwischen allerdings auch auf westliches Ehrgeiz-Niveau angepasste Formen wie Ashtanga-Yoga zu finden. Von ihrer archetypisch männlichen Art her passen diese weniger zum Fasten, das sehr vom archetypisch weiblichen Pol des Los- und Geschehenlassens geprägt ist. Yoga-Spielarten, die eher an Kraftsport erinnern und vielen – vor allem auch Männern – zum Muskelaufbau dienen, mögen auch ihren Sinn und Zweck haben; in unseren Zusammenhang passen sie allerdings wenig.

Andere östliche Bewegungsübungen wie Tai-Chi und Qigong bringen dem Herz-Kreislauf-System genauso wenig wie Yoga, sind aber sehr gut für die Gelenke und fördern sogar die Produktion von Gelenkschmiere, sogenannter »Synovialflüssigkeit«, was die hier im Vordergrund stehenden fließend geschmeidigen Bewegungsabläufe entsprechend gut gelingen lässt. Der amerikanische Spruch *Use it or lose it – benutze es oder verliere es* gilt offenbar auch hier. Wenn wir vom Organismus fließende Bewegung fordern, wird er seine »Maschinerie« auch entsprechend schmieren und ölen.

Ausdauersport

Bewegung im Sauerstoff-Gleichgewicht ist die Königsdisziplin unter den westlichen Sportarten, was Gesundheit anbelangt. Damit lassen sich kaum Wettkämpfe und folglich auch keine Medaillen gewinnen, aber zur Herz-Kreislauf-Stärkung und zum Fitwerden ist diese Bewegungsform ideal. Und natürlich ist sie das auch beim Fasten, insbesondere wenn sie obendrein Freude bereitet. Die meisten Bewegungsarten, die dafür infrage kommen, bringen konkurrenzorientierten Männern leider wenig bis keinen Spaß wie etwa Waldlaufen, Joggen, Schwimmen, Inlinern, Rudern, Tanzen oder Fahrradfahren. Diese Sportarten helfen außerdem dabei, den Atem stark anzuregen und gerade noch genug Luft durch die Nase zu bekommen.

(Wett-)Kampfsportarten sind für die Förderung der Ausdauer nicht geeignet. Golfen reicht zum Beispiel nicht, böse Zungen behaupten sogar, es käme knapp nach Nasenbohren. Und Reiten ist zwar guter Ausdauersport, aber nur für Pferde. Die Reiter müssten sich, nachdem sie ihr Pferd bewegt haben, auch selbst noch bewegen.

Fasten-Wandern

Eine wundervolle Kombination von Fasten und Ausdauerbewegung ist Fasten-Wandern, und das gilt auch fürs Kurzzeitfasten. Denn natürlich lässt sich an einem Fastentag eine – auch längere – Wanderung unternehmen. Die wissenschaftlich belegten Gesundheitsvorteile aus der Kombination von Fasten und Ausdauerbewegung sind im gleichnamigen Buch *Fasten-Wandern* beschrieben wie noch viele weitere Vorteile dieser Fasten-Spiel-Art.

Die verblüffende Synergie von Fasten und Bewegung ist auch eine gute Vorbeugung gegen und Behandlung von Alzheimer-Demenz und überhaupt von Alterskrankheiten und -symptomen wie in *Altern als Geschenk* und *Gesund und glücklich älter werden* dargestellt.

KURZZEITFASTEN FÜR JEDEN

Tatsächlich ist Fasten – wie das englische Wort für »Frühstück«, *breakfast,* also »Fastenbrechen«, uns schon zu Beginn enthüllte – für jeden von uns täglich angesagt und überaus gesund. Es entspricht den alten Rhythmen, mit denen sich Menschen im Laufe der Evolution entwickeln konnten. Es versorgt jeden Tag mit einem Überfluss an stimmungsaufhellendem Wachstumshormon HGH und hält Aktivität und Ruhe in Balance – jedenfalls, was das Verdauungssystem betrifft.

Essenspläne für Fastenzeiten

Fastenpläne mögen noch Sinn machen, Essenspläne aber scheren alle Menschen über einen Kamm, was nach meinen Erfahrungen Einzelnen nicht gerecht wird und vielfach sogar schadet. Wir sind viel zu individuell, um mit festgelegten Plänen etwas zu erreichen. Trotzdem sind Pläne überaus beliebt, wohl weil sie eigenes Denken ersparen. Insofern sind Illustrierte und auch Bücher voll davon. Unser Hirn hat als wahrer Energiefresser über die Jahrtausende bei ständigem Nahrungsmangel gelernt zu sparen und vermeidet insofern – wann immer möglich – zu denken. Die gute Nachricht, die sich leider nur so langsam herumspricht: Was Jahrtausende so sinnvoll war, ist heute überflüssig. Denn wir haben genug Brennstoff, auch für das anspruchsvollste Gehirn, und können jederzeit selbst denken. Es reduziert sogar Übergewicht und beugt also dem metabolischen Syndrom und Diabetes 2 vor und passt von daher wundervoll in die moderne Zeit.

Tatsächlich ist es gerade eine der Chancen des Kurzzeitfastens, sich individuell und frei durch diese Zeit führen zu lassen und mit entsprechender Flexibilität alle etwaigen Härten zu entschärfen. Kurzzeitfasten ist in seiner einfachsten Form sogar unabhängig von Art und Qualität der aufgenommenen Nahrung – wie etwa beim Intervall-Fasten oder »10 in 2«-Programm von Bernhard Ludwig auch propagiert. Was für einen Sinn könnte es da haben, für die Essensphasen wieder strikte Vorgaben für alle zu machen?

Viel wichtiger und nützlicher ist es, seinen persönlichen Ernährungstyp herauszufinden und das Essen in den Tagen zwischen dem Fasten diesem Typ anzupassen. Der kühle oder neudeutsch coole Typ braucht wärmende Kost und Getränke wie Currysuppen oder Ingwertee. Auch mit wärmendem Wurzelgemüse kann ein kalter Typ seine Betriebstemperatur anheben.

Genau diese Dinge wären aber für einen heißen Typ falsch. Der sollte sein Mütchen mit Pfefferminztee oder auch mit einem kühlen(den) Pils kühlen und seine überschießende Hitze mit reichlich Zitrusfrüchten und Rohkost ableiten. Dieses einfache Beispiel kann schon aufzeigen, wie verkehrt einheitliche Essenspläne für alle sind. Sie lenken zu leicht auf falsche, weil nicht typgerechte Spuren und verstellen damit eher den Weg zum eigenen individuellen Speiseplan.

In *Das Geheimnis der Lebensenergie in unserer Nahrung* finden Sie einen einfachen Test zur Bestimmung Ihres individuellen Ernährungstyps, und das zugehörige *Lebensenergie-Kochbuch* bringt entsprechende Gerichte.

Pläne sind natürlich trotzdem besser als planloses Vorgehen, aber sie sollten individuell sein und die jeweilige Wärme-Situation berücksichtigen. Insgesamt sind wir heute – im Vergleich zu unseren Vorfahren vor fünfzig Jahren – deutlich abgekühlter: um bis zu einem halben Grad. Die klassischen 37 Grad normale Körpertemperatur erreichen nur noch die wenigsten. Diese Temperatur ist aber durchaus wichtig.

Mit jedem Grad Fieber verdoppeln wir unsere Abwehrkraft, mit jedem Grad Untertemperatur halbieren wir sie folglich. Hier sehe ich eine weitere Ursache für viele chronische Entzündungen – zusätzlich zu ungelöst vor sich hin schwelenden Konflikten.

Insofern sind wir fast alle gut beraten, uns wieder mehr aufzuwärmen, und Ernährung ist dabei ein entscheidender Faktor. Vieles spricht heute zum Beispiel für mehr Wurzelgemüse, mehr wärmende, also scharfe, Gewürze *(hot spices)* und entsprechende Kräuter. Das ist natürlich nur ein Aspekt der Wärmezufuhr. Passive Wärmezufuhr wie in Infrarotkabinen, Saunen und im Tepidarium, einem Wärmeraum, helfen ebenso. Auch mehr Bewegung bringt zusätzliche Wärme ins Spiel und verhindert das heute schon fast übliche verfrorene Lebensgefühl. Psychologisch gesprochen: Viele sind einfach nicht mehr heiß aufs eigene Leben.

Am besten ist es natürlich, neuerlich das Feuer der Begeisterung in sich zu entfachen, für Wesentliches zu brennen oder – noch schöner – sein Herz in Liebe zu einem Menschen zu entflammen. Beim Fasten ist das Wärmebedürfnis sogar noch größer, denn ohne Energiezufuhr von außen fühlen wir uns noch kälter.

Aber es kommt noch komplexer – und auch das spricht gegen Pläne. Wärme ist tatsächlich nicht der einzige Faktor einer typgerechten Ernährung. Vielmehr gibt es noch weitere Kriterien, in denen wir uns zum Teil deutlich unterscheiden.

Trockene Typen etwa brauchen mehr Feuchtigkeit, feuchte mehr trockene Nahrung. Verschleimte Menschen wie im Extremfall Mukoviszidose-Patienten benötigen keinerlei zusätzlichen Schleim in der Kost. Insgesamt sind wir heute durch die Flut an Milch und Milchprodukten fast alle zu verschleimt und sollten diese Produkte auch aus vielen anderen Gesundheitsgründen völlig meiden.

Bitterstoffe sind nicht für jeden gleich wichtig, aber für fast jede Leber ein Geschenk. Da wir mehr auf Süß stehen und keinesfalls auf bittere Erfahrungen, sind Bitterstoffe aus unserer Nahrung weitgehend verbannt und durch Züchtung entsorgt – sehr zum Schaden von Leber und Verdauung. Bei einem Salat wie Rucola ist fast alles Bittere auf der Strecke geblieben. Das von einem deutschen Gärtner in Niederbayern gezüchtete bittere Original hat längst der italienischen, von Bitterstoffen freien Variante Platz gemacht.

Es ist einfach und sehr lohnend, durch Geschmackstests herauszufinden, was uns individuell am besten bekommt. Nach einer Fastenzeit von einer Woche sind unsere Geschmacksknospen erholt und dazu ungleich besser in der Lage. So wachsen die Chancen, dass was uns schmeckt, auch bekömmlich ist. Tatsächlich entwickelt sich ja auch die innere Stimme mit dem Fasten immer besser und kann uns dabei helfen herauszufinden, was uns gesundheitlich nützt und obendrein am besten schmeckt.

Kurzzeitfasten für Abnehmwillige

Wer konsequent abnehmen möchte, ist gut beraten, auf beiden Ebenen, also bei Fasten und Ernährung, anzusetzen. Ideal zum Abnehmen ist das Intervall-Fasten, das heißt, im Wechsel je einen Tag zu essen und zu fasten. Unterm Strich folgen so auf 12 Stunden Essenszeit 36 Stunden Fastenzeit. Wer seine Essenszeit auf 8 Stunden begrenzt, erhöht die Fastenzeit entsprechend auf 40 Stunden, was natürlich noch wirksamer und gar nicht einmal so schwer umsetzbar ist. Auch wer nur zwei oder drei feste Tage in der Woche fastet, ist auf gutem Weg zu seinem Idealgewicht. Drei Tage haben den Vorteil, dass man den 7-Tage-Rhythmus wahren kann.

Genauso wichtig und für nachhaltigen Erfolg wesentlich ist die Umstellung auf pflanzlich-vollwertige Nahrung, wie sie im Ratgeber *Vegan schlank* auch mit vielen leckeren Rezept-Vorschlägen dargestellt ist. Das ist ein nur noch im Heilkundeshop bei uns erhältlicher GU-Ratgeber.

Wenn das einige Wochen gut funktioniert hat und das Abnehmprogramm in Richtung Idealgewicht noch intensiviert werden soll, liegt als nächster Schritt nahe, nach dem Tierprotein im Sinne von *Peace Food* auch den Getreidekleber Gluten wegzulassen, der nicht nur schwer verdaulich, sondern auch ungesund ist. Die gute Nachricht: Es bleibt uns noch viel übrig wie Reis und Hirse, (glutenfreier) Hafer, aber auch Quinoa und Amarant wie auch Buchweizen. Ich habe nie so gutes Brot gegessen wie das glutenfreie Brot in TamanGa.

Für die Nachhaltigkeit des Weges zur Idealfigur empfehle ich parallel, dem eigenen seelischen Muster, das dem Übergewicht zugrunde liegt, auf die Schliche zu kommen. Diese Mechanismen habe ich im Taschenbuch *Mein Individualgewicht* beschrieben und ein Selbsthilfeprogramm auf CDs mit sieben geführten Meditationen entwickelt. Damit kann jeder sein Muster hinter dem Übergewicht durchschauen und konstruktive Alternativen finden, die zur eigenen Konstitution passende Idealfigur zu verwirklichen.

Mit diesem Dreierschritt aus Fasten, Ernährungsumstellung und Aufdecken der seelischen Komponente ist wirklich Bahnbrechendes und gerade durch den dritten Schritt auch Nachhaltiges möglich, um Individualgewicht und Idealfigur zu erreichen. Das wachsende Wohlbefinden und die bessere Gesundheit tun das Übrige dazu und motivieren zusätzlich. Bei unserer frühjährlichen und herbstlichen Online-Fasten- wie auch der Abnehm-Challenge ist das mit meiner persönlichen Begleitung möglich.

Kurzzeitfasten für Gesundheitsbewusste

In diesem Fall empfehle ich den Start mit einer Fastenwoche nach dem Taschenbuch *Das große Buch vom Fasten,* oder über die Teilnahme an einer Seminarwoche im Fastenzentrum TamanGa oder über das Online-Fasten-Angebot von uns.

Der Grund für die Empfehlung zu einem längeren Einstieg liegt darin, dass sich in einer ganzen Fastenwoche der Organismus komplett auf Fasten um- und einstellt und insofern erwünschte medizinische Regenerationsprozesse noch deutlich intensiver in Gang bringt. Da sich dabei große Teile des Immunsystems erneuern, wie Valter Longo wissenschaftlich belegen konnte, tauchen Fastende also in eine Art Jungbrunnen ein.

Diese tiefgehende Umstellung zeigt sich allerdings auch in den Fastenreaktionen während der ersten drei Tage und oft auch am siebten Tag, der geradezu als Krisentag bekannt ist. Solche Reaktionen erspart Kurzzeitfasten in der Regel.

Letztlich gilt für Gesundheitsbewusste dasselbe Programm wie für Abnehmwillige; die einzelnen Punkte sind lediglich entsprechend abzumildern. Wenn also das Körpergewicht schon in der Balance ist, kann auch ein Fastentag pro Woche ausreichen, wobei zwei Tage natürlich noch gesünder sind.

INFO: KURZZEITFASTEN – AUCH FÜR TIERE?

Viele Hundebesitzer legen für ihre Lieblinge einen Fastentag in der Woche ein, und zwar aus Zuneigung und um ihnen ein langes, gesundes Leben zu ermöglichen. Wenn Frauchen und Herrchen dabei gleich mitmachen, ergibt sich daraus eine spürbare Synergie. Allerdings stellt sich die Frage, wie freiwillig ein Hund fastet. Geschähe es unfreiwillig, wäre es Hungern und bei Weitem nicht so günstig. Wissenschaftlich betrachtet steht aber außer Zweifel, dass karge Ernährung und Hungerzeiten auch die Lebenserwartung von Tieren deutlich verlängern, und alles spricht für eine Übertragbarkeit dieser Ergebnisse auf den Menschen.

Jedenfalls bekommen solche Fress-Aussetzer Hunden bestens. Wird das Fastenprogramm allerdings ins Extrem getrieben, wie ich es in Grönland erleben musste, wo die Inuit ihre Schlittenhunde nur einmal pro Woche fütterten, halte ich es für Tierquälerei. Diese Schlittenhunde waren so ausgehungert, dass sie natürlich gute Jäger waren, aber auch eine gefährliche Bande, wenn sie sich befreien konnten. Sie wurden dann so gefährlich, dass die Inuit sie angeblich erschießen mussten.

Die tägliche Fastenzeit ist genauso wichtig für Abnehmwillige. Je länger man diese Fastenperiode ausdehnt, desto mehr nimmt man ab und desto besser ist sie für die Gesundheit. Ein Rhythmus von 16 : 8 ist also gesünder als ein Rhythmus von 12 : 12. Und selbst der letztere ist immer noch viel besser als das ständige, heute übliche und von einer verantwortungslosen Werbebranche schmackhaft gemachte Dauerfuttern.

Anschließend empfehle ich auch Gesundheitsbewussten, ihre eventuell noch verbliebenen Symptome und Krankheitsbilder mithilfe des Buchs *Krankheit als Symbol* aufzuarbeiten.

Fasten bei Krankheit

Im Kapitel *Vorteile des Kurzzeitfastens* bin ich ausführlich auf wissenschaftliche Studien und Forschungsergebnisse zu verschiedenen Krankheitsbildern eingegangen. Bei Krankheiten ist zum Start zu einer oder – je nach Ernährungszustand – auch zu zwei Fastenwochen zu raten. In dieser Zeit empfiehlt es sich, das jeweilige Krankheitsbild in dem Nachschlagewerk *Krankheit als Symbol* nachzulesen und mithilfe einer zu diesem Krankheitsbild verfügbaren speziellen CD oder der allgemeinen, für alle Krankheitssymptome geeigneten CD *Selbstheilung* (www.heilkundeinstitut.at) zu bearbeiten.

Eine solche Begleitung mit geführten Meditationen kann die einem Krankheitsbild gewidmete Fastenkur enorm unterstützen, indem sie – parallel zum Fasten – alle möglichen Ablagerungen aus den Tiefen und Abgründen des Bindegewebes zum Vorschein bringt und tiefe Erkenntnisse aus dem Unterbewusstsein heraufbefördert. Beides führt auf geistiger und körperlicher Ebene auftauchende Überraschungen neuerlicher Verarbeitung zu: wiederaufgetauchte Erinnerungen und Schattenaspekte dem Bewusstsein, Ablagerungen und Schlacken erneuter Verstoffwechselung.

Kurzzeitfasten für Paare und Familien

In einer Paarbeziehung gemeinsam auf Kurzzeitfasten zu setzen, ist natürlich praktisch, kann Vorbereitungen erleichtern, wird das Gemeinschaftsgefühl stärken, braucht aber natürlich auch Kompromisse. Denn Sinn macht das gemeinsame Fasten nur, wenn der Fastenrhythmus übereinstimmt, ansonsten könnte man etwa bei gegenläufigem Intervall-Fasten nie mehr gemeinsam essen. Wenn einer von beiden sehr erfahren im Fasten ist, kann er sich dem Neuling in geschickter Weise anpassen. Da wir fastend tiefer und klarer empfinden und fühlen, ergibt sich daraus eine Bereicherung der Partnerschaft.

Bei Familien mit Kindern wird gemeinsames Kurzzeitfasten schon schwieriger. Kinder sollten in den Aufbauphasen von Kindheit und Jugend die denkbar beste Ernährung bekommen. Beim derzeitigen Stand der Wissenschaft ist das pflanzlich-vollwertige *Peace-Food*-Kost. Und natürlich sollten sich Kinder und Jugendliche auch satt essen können. Das aber sagt noch längst nichts über die Essenszeiten aus. Wenn Eltern bei Kindern großzügig mit Ausnahmen umgehen, ist Kurzzeitfasten durchaus möglich und gesund. Hier geht es vor allem um Muster wie 12 : 12 oder maximal 13 : 11. Denn wenn Kinder etwa um 7 Uhr frühstücken und um 7.30 Uhr zur Schule aufbrechen müssen, können sie durchaus »normal« nach der Schule zu Mittag und um 18 Uhr zu Abend essen. Falls Kinder morgens überhaupt keine Lust auf Frühstück haben, wie es bei mir der Fall war, könnte es tatsächlich ausfallen und mit einem entsprechend vollwertigen Pausensnack auf 9.30 oder 10 Uhr verschoben werden, je nachdem wann die erste große Pause stattfindet. Dann ergeben sich sogar noch etwas günstigere Fastenmuster. Für immer mehr übergewichtige Kinder wäre das ein Segen.

Von strikteren Zeitregimen und von ganzen Fastentagen würde ich aus den oben genannten Gründen abraten – auch wegen des momentan noch zu großen sozialen Druckes. Solche Fastentage wären in Schulen oder gar Kindergärten sicher kaum zu vermitteln.

Wahrscheinlich ist es für Kinder auch schon schwer genug, gegen den Druck einer unverantwortlichen Nahrungsindustrie und ihrer Handlanger im Werbebereich nur die Zwischenmahlzeiten in Gestalt von Snacks, Power-Riegeln und Softdrinks zu streichen. Auch nur auf Tierprotein zu verzichten, fordert von Kindern schon einiges an Selbst- und Seelen-Bewusstsein.

Kindern muss gesundes Essen vor allem Spaß machen, damit sie auf Dauer dabeibleiben. Da ließe sich mit Gemüsesticks und überhaupt mit Fingerfood einiges erreichen. Für Rohkost – besonders natürlich in heißen Sommerzeiten – könnte man Kinder vielleicht mit Gemüse-Schnitzereien und Essensspielen begeistern. Italienische Gerichte sind bei ihnen auch beliebt, wie Spaghetti und Pizza offenbaren. Kinder mögen es eben gern lustig, wie lang und dünn oder groß, platt und rund.

Kurzzeitfasten ein Leben lang

Natürlich und ideal wäre, wenn wir einfach wieder zu ursprünglichen, über Jahrtausende eingespielten natürlichen Rhythmen und vollwertiger Nahrung mit einem gewissen Maß an Kargheit zurückfänden. Diese gesunden alten Lebensumstände ließen sich wundervoll mit den neuen Errungenschaften einer kalorisch ausreichenden und hygienisch einwandfreien pflanzlich-vollwertigen Kost verbinden und ließen uns länger und vor allem länger und gesünder leben.

Würden wir dazu die gesunden, das Gewicht auf leichte Art regulierenden Varianten des Kurzzeitfastens nutzen und zumindest zu einem 12 : 12-Muster übergehen, könnten wir das Fasten sehr leicht auf Dauer durchhalten und täten uns und unserer Gesundheit viel Gutes. Natürlich ist die 16 : 8-Variante noch besser. Manchen wird es sogar leichtfallen, nach dem 18 : 6-Muster zu fasten und eine Mahlzeit ganz auszulassen, zum Beispiel das Frühstück. Für mich ist das die beste Variante, die mir entspricht, da ich morgens keinen Hunger habe.

Erfahrungsgemäß fällt es viel leichter, sich selten und dafür richtig satt zu essen, als öfter (zu) wenig und dabei ständig un(ter)befriedigt zu bleiben. Letzteres wird von angeblichen Ernährungsspezialisten immer wieder empfohlen, hat aber weder wissenschaftliche Rückendeckung wie Kurzzeitfasten, noch spricht praktische Erfahrung dafür. Dennoch mag es Menschen –

allerdings wohl wenige – geben, die daran Freude haben. Die Gefahr bei häufigen kleinen Mahlzeiten besteht darin, zu viel zu essen und dann zuzunehmen und vor allem dem Verdauungstrakt die notwendigen Regenerationspausen zu verweigern.

Für Menschen, deren Vorfahren sich während der Jahrtausende der Evolution mehrheitlich zu Pyknikern, das heißt guten Futterverwertern, entwickelt haben, dürfte Intervall-Fasten eine gute, weil gesunde und bezüglich einer Gewichtszunahme unproblematische Variante sein. Aber natürlich nur, sofern sie zur eigenen Konstitution und Stimmungslage gut passt und – mit entsprechender Flexibilität gepaart – die schönsten Momente des Lebens ein- statt ausschließt.

Der Clou wäre natürlich, die Varianten des Kurzzeitfastens mit pflanzlich-vollwertiger Kost in den Essensphasen zu verbinden und zweimal pro Jahr zur tiefen Regeneration und Vorbeugung auf vielen Ebenen eine Fastenwoche einzuschieben. Gesundheitlich spricht alles für diese Variante, und ich durfte schon erleben, wie Menschen sich dabei von dramatischem Übergewicht und ernsthaften Erkrankungen befreiten.

VOM KURZZEIT- ZUM LÄNGEREN FASTEN

Es klang schon mehrfach an: Bei der Länge der Fastenzeiten geht es nicht um *Entweder-oder,* sondern um ein differenziertes *Sowohl-als-auch.* Jede und jeder ist aufgerufen, sein persönliches Optimum zu finden, das mit meinem, der ich ein leidenschaftlicher Fasten-Fan bin, durchaus nicht übereinstimmen muss.

Vorteile von Kurz- und Langzeitfasten

Kurzzeitfasten hat viele Vorteile, weil, in der Regel ohne Umstellungsprobleme und spezielle Darmreinigung, es locker neben der Arbeit durchführbar ist und über längere Zeit nachhaltiges Abnehmen ermöglicht.

Aber für die Gesundheit hat auch eine Fastenwoche entscheidende Vorteile. Die Umstellungsreaktionen sprechen dafür: Sie sind ein Zeichen, dass der Körper umschaltet und einen kompletten Neuanfang einläutet. Alle Organsysteme stellen sich auf den Fastenstoffwechsel um und ein, und es geht von Tag zu Tag tiefer ans Eingemachte. Dabei greift auch die von Valter Longo entdeckte und wissenschaftlich belegte weitgehende Regeneration des Immunsystems und Erbguts, die dem Effekt eines Jungbrunnens gleichkommt.

Bei einer Fastenwoche kommt auch auf psychischer Ebene viel in Bewegung. Zu jedem körperlichen Knoten gehört ein seelischer, der sich idealerweise gleich mit löst und verarbeitet wird. Insofern ist eine Fastenwoche also deutlich anspruchsvoller und herausfordernder, als viele vielleicht denken und auch viel intensiver.

Beim Kurzzeitfasten geht der Fastenprozess nicht so tief, weil man dabei immer wieder – und sei es auch erst nach 36 oder 40 Stunden – von Selbst- auf Außenversorgung umschaltet. Auf diese Weise wird ständig die Umstellung von Kohlenhydrat-

auf Fettstoffwechsel, also Fastenstoffwechsel, trainiert, was den Stoffwechsel flexibel und effektiv hält.

Kurzzeit- und Langzeitfasten ergänzen sich hervorragend und befruchten einander. Kombiniert man sie miteinander, kann man von den Vorteilen beider Fastenformen profitieren. Selbstverständlich ist ein versierter Kurzzeitfaster ungleich besser auf eine Fastenwoche vorbereitet, weil sein Gewebe bereits sauberer und der Stoffwechselumstieg x-fach erprobt ist. Und was – wie beim Intervall-Fasten – einen Tag lang möglich ist, funktioniert natürlich auch über zehn Tage hinweg. Kurzzeitfastende wissen, dass es geht, wie es geht und sogar wie leicht und beschwingt es geht. Fasten ist ihnen in Fleisch und Blut übergegangen – vom Bewusstsein bis in die Tiefen ihres Gewebes.

Wer umgekehrt längere Fastenzeiten kennt, dessen Organismus ist natürlich jederzeit bestens auf eine Umstellung von Zucker- auf Fastenstoffwechsel vorbereitet, sein Gewebe ist bis in größere Tiefen gereinigt, und sein Stoffwechsel wird von Anfang an im neuen Modus rundlaufen. Ein einzelner Fastentag ist ein Klacks für sie, nicht der Rede wert, aber auf Dauer und in schöner Regelmäßigkeit genutzt, dann doch eine verblüffende Maßnahme, endlich und obendrein entspannt Individualgewicht zu erreichen oder Krankheiten hinter sich zu lassen.

Die Kombination von längerem Fasten für die Gesundheit und von Kurzzeitfasten für Figur und Aussehen ist tatsächlich ein Geschenk des Himmels. Längere Fastenzeiten wurden traditionell immer mit Abnehmen in Verbindung gebracht, waren aber nie eine befriedigende Lösung dafür. Grund dafür ist der berüchtigte Jo-Jo-Effekt, der beim Kurzzeitfasten nicht eintritt, weil der Grundumsatz währenddessen nicht sinkt. Das geschieht erst bei längeren Fastenzeiten, also solchen ganz ohne Nahrung, von mehr als drei Tagen am Stück. Darin liegt heute für eine immer übergewichtiger werdende Bevölkerung ein entscheidender Pluspunkt des Kurzzeitfastens.

Allerdings kommt der Ernährung bei alldem eine nicht zu unterschätzende Bedeutung zu. Selbst Intervall-Fasten bringt – auch wenn es beim Abnehmen meist hilft – für die Gesundheit zu wenig, ohne Ernährungsumstellung.

Verbindet man nun diese beiden und eigentlich drei Aspekte miteinander, sind wundervolle Ergebnisse so gut wie sicher:

1. Je eine Fastenwoche im Frühjahr und Herbst sind eine Wohltat für Körper, Geist und Seele. In TamanGa bieten wir dazu ein breitgefächertes Angebot, zum Beispiel die Seminare *Unser Körper – Tempel der Seele, Fasten-Wandern,* sowie *Detox*-Wochen, außerdem Seminare mit dem Schwerpunkt auf seelischer Entwicklung und Meditations-Exerzitien wie *Fasten – Schweigen – Meditieren,* die sich an der Zen-Tradition orientieren. Natürlich kann man sich auch einer Fastengruppe anschließen oder von einem Fastenbuch inspirieren lassen.
2. Anschließendes Kurzzeitfasten hilft nicht nur dabei, die Gewichtsabnahme zu erhalten und sein Figurideal tatsächlich und nachhaltig zu verwirklichen, es wirkt sich auch insgesamt positiv auf die Gesundheit aus.
3. Wer das Kurzzeitfasten dann noch mit einer Umstellung seiner Ernährung im Sinn von *Peace Food* kombiniert oder oft noch sinnvoller »Peace-Food-Ketokur«, kann bald auf seinen inneren Arzt vertrauen und dafür vermehrt auf Ärzte im Außen verzichten.

Der Einstieg ins Fasten

Der Einstieg in längeres Fasten ist viel leichter als gedacht. Dazu können Sie zum Beispiel mit dem 12 : 12-Rhythmus beginnen und nach der Fastennacht einfach nicht essen, sondern – wie vielleicht schon öfter und ganz problemlos – den nächsten Tag zu einem Fastentag machen. Vielleicht ist es Ihnen auch schon vertraut, einen weiteren Fastentag daran anzuschließen. Wenn darauf dann der dritte Fastentag folgt und wir diesen hinter uns haben, sind wir schon im Langzeitfasten-Modus und haben die kritische Anfangsphase bereits gut überstanden. Den meisten Kurzzeitfastenden wird das nicht weiter schwerfallen. Insbesondere wer schon vorher auf Kaffee verzichtet, kann sich auf einen (kopf)schmerzfreien Fasteneinstieg einstellen.

Je nach konstitutioneller und gesundheitlicher Grundsituation können aber in den ersten drei Tagen auch einzelne Umstellungssymptome auftauchen, etwa Schwindel durch niedrigen Blutdruck. Auch der Magen-Darm-Trakt mag sich melden und eine gewisse Übelkeit verursachen. Beides kann – geschickt vom inneren Schweinehund »gemanagt« und funktionalisiert – auch zusammen auftreten, ist aber selbst dann gut mit Beharrlichkeit, Ausruhen und Teetrinken zu überstehen. Ab dem dritten Fastentag tritt der Organismus in tiefere Ebenen des archetypisch weiblichen Pols ein. Dann melden sich oft bisher konsequent unterdrückte Schwäche- und Ohnmachtsgefühle und bieten die Chance, sich ihnen versuchsweise ganz zu ergeben und Hingabe zu üben.

Hilfe bei Herz-Kreislauf-Problemen

Morgens im Bett mag das Schwächegefühl so groß sein, wie es will – die Kräfte werden immer noch reichen, um mit Daumen und Zeigefingern nach seinen Ohrläppchen zu greifen und sie im Liegen genüsslich so lange zu massieren, bis sie warm und sogar heiß sind. Stellt man sich ein Baby kurz vor der Geburt im Ohr abgebildet vor, liegt der Kopf im Ohrläppchen und ist durch die Massage jetzt schon richtig lebendig und vitalisiert. An die *Haupt*sache schließt sich die Halswirbelsäule am äußeren Knorpelrand des Ohres an, dann die Brust- und im oberen Ohrbereich die Lendenwirbelsäule. Wenn »Weltkugel« und »Weltachse« nun schön wach sind, können die Zeigefinger allein noch weiter in die Täler und Schluchten des Ohres vordringen und im oberen Ohrbereich die Organe des Brustkorbs und weiter unten die des Unterleibs lebendig kneten. In der Tiefe des Gehörgangs ist sogar meist ein wenig körpereigenes »Massageöl« zu finden.

Nach dieser Belebungseinheit im Liegen kann sich gleich ein isometrisches Training – ebenfalls liegend – anschließen. Dabei werden die verschiedenen Muskelgruppen der Reihe nach angespannt und wieder entspannt, ohne sichtbare Bewegungen. Auf diese Weise lässt sich – von außen praktisch unbemerkt – richtig trainieren. Ob man die Armmuskeln anspannt, die der Beine, des Bauches oder des Beckenbodens – immer wird Blut in Gang gesetzt und der Kreislauf dadurch stabilisiert.

Danach sind Sie in aller Regel so fit, dass sich die Unterschenkel aus dem Bett klappen lassen und der Weg ins Bad und zum Wechselduschen führt. Duschen Sie nicht zu lange heiß und enden Sie vor allem kalt, um das Blut aus der Haut, unserem größten Organ, zurück ins Zentrum, Richtung Herz zu bewegen.

Bei allen Herz-Kreislauf-Problemen beim Fasten ist es wichtig, nicht dagegen zu kämpfen und sich womöglich dazu zu zwingen, stehen zu bleiben, sondern einem Schwächegefühl lieber nachzugeben und sich relativ dekorativ und langsam niedersinken zu lassen. Wenn einem heiß wird und sich diese Hitze vom Rücken aufsteigend bemerkbar macht, muss das noch nicht die Erleuchtung sein, sondern es könnte sich tatsächlich um eine sich anbahnende Kreislaufschwäche handeln.

Wer gleich nachgibt und sich sofort hinlegt, kann die Beine meist noch selbst hochlagern. So kann man sich quasi in Eigenregie eine Art Bluttransfusion geben. Ist es dafür zu spät, können helfende Hände die Beine hochheben und auf einen Stuhl legen, sodass das Blut rasch aus ihnen heraus- und wieder zum Herz zurückfließen kann.

In TamanGa haben wir zu diesem Zweck ebenso praktische wie angenehme Schwebe-Wiegen, die sich beliebig verstellen lassen, sodass die Beine weit nach oben gelangen und das Blut – der Schwerkraft folgend – den Weg zurück ins Zentrum findet. Die Schwebe-Wiegen eignen sich bestens zum vorbeugenden Einsatz und helfen auch gegen Schwindel.

Wer den aufkommenden Schwindel noch rechtzeitig bemerkt, kann gegensteuern. Bei intensiven Schwindelattacken ist es auch möglich, dass der Organismus dieses Symptom im Sinn von *Krankheit als Symbol* inszeniert. Dann kann die Frage nach dem Schwindel(n) im eigenen Leben und seiner Geschichte hilfreich sein.

Natürlich können auch (Wald-)Läufe und Schwimmen, eben Bewegung im Ausdauerbereich, das Herz-Kreislauf-System aktivieren. Gleichzeitig regt Bewegung die Verdauung an und reduziert in moderater Form auch noch den Hunger.

Anregende Getränke

Am stärksten ist der anregende Effekt wohl bei Kaffee gegeben, der gesundheitlich viel besser als sein Ruf und in den Essensphasen auch erlaubt ist. Allerdings hat Kaffee während des Fastens natürlich noch eindrucksvollere Wirkungen als sonst. So kann er etwa eine Stunde nach der ersten Mahlzeit – etwa mittags – genossen, eine Art aufputschenden Rausch auslösen, der jedenfalls alle Kreislaufprobleme auf angenehme Weise verscheucht und uns in die Gänge bringt. Solange noch Essen im Magen ist, wird der Kaffee diesem auch nicht schaden. Man sollte den Kaffee also nicht zu lange nach einer Mahlzeit trinken.

Ähnliches gilt für Schwarz- und Grüntee und auch für weißen und roten Tee. Von diesen echten Tees aus der Camellia-Pflanze, einer Art aus der Gattung der Kamelien, ist belegt, dass sie nicht nur das Herz-Kreislauf-System anregen, sondern auch die Fettverbrennung fördern. Verantwortlich dafür sind Catechine, die zu den sekundären Pflanzenstoffen gehören. Die in grünem und weißem Tee enthaltenen Catechine sind dabei für den Gewichtsverlust am wichtigsten.

Hilfe bei Übelkeit

Zur Beruhigung eines rebellierenden Magens wird naturheilkundlich Kartoffelsaft empfohlen. Nach meinen Erfahrungen wirken hier ein paar Schlucke Coca-Cola noch besser. Keinesfalls eine ganze Flasche wegen des hohen Koffein- und Zuckergehalts, sondern wirklich nur wenige Schlucke. Diese können oft eine Besserung bewirken, womit der einzige gesundheitlich vertretbare Einsatzbereich dieser braunen Zuckermischung bereits umschrieben ist. Ansonsten ist Coca-Cola – wegen ihrer aggressiven Wirkung – nur noch bei verstopften Abflussrohren im Haus nützlich.

Keinesfalls dürfen Sie eine sich anbahnende Brechneigung mit chemischen Mitteln unterbinden. Was hinausdrängt, muss auch hinaus. Das gilt für Eiter, wo es sogar die Schulmedizin einsieht, aber auch für Durchfälle und Erbrechen. Die alte Medizin baute sogar vornehmlich darauf. Man führte ab, leitete Erbrechen ein und ließ zur Ader, wobei Letzteres aber oft auf eine Art von Euthanasie hinauslief.

Ständig kurz vor dem Erbrechen, tun wir sogar gut daran, es bewusst auszulösen und das Zäpfchen im Gaumen mit dem Finger zu reizen. Wer den Mund weit aufmacht, sieht das Zäpfchen schon am Rachengrund herunterhängen. Wer es kitzelt, löst einen Würgereflex aus, kann erbrechen und wird sich anschließend besser fühlen – wenn er ehrlich ist. Die zusätzliche Frage, was einem da aufstößt und hochkommt, kann im Seelischen einiges hervorbringen und klären helfen.

Die Darmreinigung

Die Darmreinigung mittels Einlauf oder Glaubersalz hat früher viele Menschen vom Fasten abgehalten, weil beide Methoden einen denkbar schlechten Ruf haben. Glaubersalz weckt eher unangenehme Assoziationen, wird es doch bei Kindern ziemlich erfolgreich als Brechmittel verwendet. Und wer Glaubersalz schon einmal genommen hat, weiß, wie unangenehm es schmeckt. Trotzdem hat das Glaubern gerade bei Umstellungsproblemen oft eine umstimmende und so mittel- bis langfristig auch stimmungsaufhellende Wirkung.

Einläufe sind bei Frauen, die ihn oft kurz vor Geburten verordnet bekamen, denkbar und auch zu Recht unbeliebt. Dennoch bestehen die Vorbehalte gegenüber Einläufen weitgehend zu Unrecht. Auch ein Einlauf kann umstimmende Wirkung haben.

Einlauf und Glaubern sind aber heute gar nicht mehr notwendig, denn es gibt inzwischen bessere Methoden, die viel angenehmer und sanfter sind.

Die chinesische Share-Aprikose

Der eleganteste Ersatz, den wird seit Langem in TamanGa bevorzugen, ist eine speziell fermentierte kleinen Frucht aus China. Sie schmeckt obendrein gut und setzt eine tiefgehende Reinigung des Darmes und seiner Schleimhaut in Gang, sodass ich sie sogar bei Kurzzeitfasten-Kuren empfehlen würde (www.

heilkundeinstitut.at). Man staunt angesichts der zutage geförderten Menge Stuhl, was alles im eigenen Darm zurückgehalten war. Wegen ihrer gründlichen Reinigungs- und Regenerations-Effekte ist diese Aprikose einer konventionellen Darmreinigung überlegen.

Bei manchen Menschen reicht nach einem morgendlichen Smoothie auch schon eine ordentliche Menge an gutem Wasser, um Stuhlgang – wenigstens jeden zweiten Tag – in Gang zu bringen. Wenn ich morgens nüchtern meine Flasche *Lichtquelle* oder inzwischen die Ichbin-Quelle getrunken habe, ist wenig so sicher wie Stuhlgang.

Beides lässt sich aber auch sehr gut kombinieren: Eine tiefgehende Reinigungskur mit der Aprikose tut dem Darm gut, und reichliches Trinken von gutem reifem Quellwasser ist für die Nieren, das Gehirn und überhaupt den ganzen Organismus sehr zu empfehlen. Hinzu kommt, dass ein zuvor gereinigter Darm noch besser auf die Regeneration der Milliarden von Symbionten in seinem Inneren reagiert. Das gelingt am besten mittels »Rechtsregulat®« oder Fylla (www.heilkundeinstitut.at). Diese Vorbehandlung unterstützt auch eine anschließende Vermehrung der »guten« Darmbakterien, die zum Beispiel Vitamine herstellen und Giftstoffe abbauen.

Die richtige Fastendauer

Die richtige Fastendauer hängt sehr von der Absicht ab. Ist eine Rheuma-Erkrankung der Grund, ist an eine längere initiale Fastenzeit von zwei bis drei Wochen zu denken, um dann mit reichlich pflanzlich-vollwertiger Kost fortzufahren, um – wenn gewünscht – das verlorene Gewicht zurückzugewinnen.

Bei einer einwöchigen Frühjahrs-Fastenkur ist ein Gewichtsverlust in aller Regel überhaupt kein Problem, geht es hier doch »nur« um einen gründlichen Hausputz im Körper.

Wer einmal die biblischen vierzig Tage aus religiös-spirituellen Beweggründen fasten möchte, ist gut beraten, solch ein Projekt mit sich steigernden Fastenwochen vorzubereiten und mit ausreichend Bewegung zu begleiten, um Muskelabbau vorzubeugen. Das gilt aber für jede längere Fastenzeit. Ich habe bisher zweimal in meinem Leben eine sechswöchige Fastenzeit absolviert und einmal sogar neuneinhalb Wochen auf Nahrung verzichtet und im Hinblick auf spirituelle Erfahrungen viel daraus gewonnen. Vor übertriebenem Ehrgeiz, auch gerade spirituellem, sei hier aber gewarnt.

Das Fastenbrechen

Breakfast ist für Kurzzeitfastende gar kein Problem, denn sie sind es erstens gewohnt und verfügen zweitens über wundervolle Muster des Weiterfastens. Menschen, denen das Kurzzeitfasten weniger vertraut ist, kann eine Fastenwoche natürlich als idealer Einstieg ins Intervall-Fasten oder einen täglichen 16 : 8-Rhythmus dienen.

Bei längeren Fastenzeiten gilt grundsätzlich: Aufbauzeit ist halbe Fastenzeit. Nach einer Woche Fasten sollte die Aufbauzeit also drei Tage dauern, nach drei Wochen sind aber schon zehn Aufbautage einzuplanen.

Wer eine längere Fastenzeit für eine Ernährungsumstellung im Sinn von *Peace Food* nutzen möchte, hat mit dem Aufbau sowieso keine Probleme. Zu Saft gekautes Obst und Gemüse gehen sofort wieder und schmecken nach dem Fasten entsprechend gut. Alle Sorten an Obst und Gemüse kommen von Anfang an infrage. Lediglich bei den Mengen braucht es anfangs eine gewisse Zurückhaltung, etwa beim Öl. Auch bei Gebratenem ist Vorsicht geboten. In Bezug auf den Verzehr von Fetten ist, wie schon mehrfach erwähnt, sowieso ein einmaliger »Ölwechsel« von tierischen zu pflanzlichen Fetten angebracht (siehe Seite 195).

Wer bei aus ärztlicher Sicht keinesfalls empfehlenswerter Mischkost bleiben möchte, sollte in der ersten Woche jedenfalls auf Fleisch und Fisch sowie Milch(produkte) verzichten.

Ernährung nach dem Fasten

Der natürliche Gegenpol zum Fasten ist Ernährung. Und die sollte selbstverständlich möglichst gesund sein und schädliche und giftige Stoffe wie künstliche Konservierungsmittel, Geschmacksverstärker oder gar Pestizide außen vor lassen. Wer weiß – wie in einer Schweizer Studie bewiesen –, dass 93 % des mit Nahrung aufgenommenen Giftes aus Tierprotein stammt, hat vernünftigerweise keine Wahl mehr. Wer außerdem weiß, dass die ältesten und gesündesten Menschen dieser Erde die Siebenten-Tags-Adventisten in Südkalifornien sind, die seit Generationen in jeder Phase des Lebens pflanzlich-vollwertig und frisch essen, könnte den Wunsch haben, es ihnen ernährungsmäßig gleichzutun. Die berühmte, nun schon ins dritte Jahrzehnt gehende Studie des amerikanischen Arztes Dr. Caldwell Esselstyn besagt, dass niemand mehr an Herztod, der bis zur Pandemie Todesursache Nr. 1 in allen Industrienationen war, zu sterben braucht – wenn er pflanzlich-vollwertig und fettarm is(s)t. Wissenschaftliche Arbeiten des Ernährungswissenschaftlers T. Colin Campbell belegen in der *China Study,* dass wir auch Krebs mit ganz ähnlichen Maßnahmen minimieren können. Inzwischen gibt es unzählige Studien, die belegen, dass pflanzlich-vollwertige frische Kost die in jeder Hinsicht beste Ernährung für uns ist. Mit weitem Abstand am gesündesten, hat sie auch ökologisch den geringsten Schatten und ist ein Segen für die Hungernden dieser Welt und natürlich auch für die Tiere.

In diesem Augenblick hungern auf unserer Erde immer noch eine Milliarde Menschen, und über zwei Milliarden sind massiv übergewichtig. Wir könnten kollektiv mit einer entsprechenden Ernährungsumstellung den Hunger lindern und mit Kurzzeitfasten viel durch Übergewicht verursachtes Elend wie gesundheitliche Probleme im wahrsten Sinne des Wortes erleichtern.

Mein Beitrag zur Besserung dieser Misere ist unter anderem *Peace Food,* ein Plädoyer für pflanzlich-vollwertige Kost. Ein verlässlicher einführender Ratgeber und Brückenbauer ist *Vegan für Einsteiger,* das – auch mittels Ersatzprodukten – einen besonders sanften Übergang in die vegane Welt vermittelt. Nur Weglassen ist keine Lösung, es soll auch richtig gut schmecken. *Peace Food – das vegane Kochbuch* bringt die schmackhaftesten Rezepte dazu. Essen ist wichtig, aber es sollte nicht zu viel Zeit verschlingen, da es noch so viele andere Dinge von Bedeutung im Leben gibt. *Peace Food – vegan einfach schnell* zeigt, wie sich in kurzer Zeit einfache, aber sehr schmackhafte Gerichte – mehrheitlich glutenfrei – zaubern lassen.

In *Das Geheimnis der Lebensenergie in unserer Nahrung* ist die Ernährungslehre im Sinne einer individuellen typgerechten Kost weiter ausdifferenziert und berücksichtigt dabei auch die Gluten-Problematik und verschiedene große Krankheitsbilder-Gruppen, die jeweils spezieller Kost bedürfen. *Das Lebensenergie-Kochbuch* stellt die dazu passenden, ausnahmslos glutenfreien Rezepte vor.

Für uns alle sind ketogene Ernährungsphasen, wie wir sie beim Kurzzeitfasten und bei längerem Fasten erleben, ein entscheidender Aspekt für unser Wohlbefinden und unsere körperliche und geistige Fitness, und wir können gesundheitlich sehr davon profitieren. Für an Krebs, Alzheimer-Demenz und überhaupt an allen neurodegenerativen Krankheitsbildern wie multiple Sklerose, Parkinson und Amyotrophe Lateralsklerose (ALS) leidende Patienten ist es wichtig, auch nach dem Fasten oder zwischen den Phasen des Kurzzeitfastens weiterhin ketogen zu essen, das heißt, hauptsächlich von Fett und Eiweiß und nur in geringem Maß von vollwertigen Kohlenhydraten aus Gemüse und althergebrachten Früchten zu leben. Die Theorie dazu, vor allem aber viele schmackhafte Rezepte finden sich in *Peace Food – Die Keto-Kur.* Gerade auch zwischen den Fastenperioden tut diese Ernährung immer wieder gut, da sie nicht nur dazu in der Lage ist, sämtliche angeführten Krankheitsbilder zu lindern oder zu heilen, sondern ihnen auch vorzubeugen. Insgesamt lässt ketogene Kost – dem Neurologen David Perlmutter zufolge – Herz und Hirn um 25 % besser arbeiten. Unsere beiden wichtigsten Organe, Herz und Hirn, jeweils um ein ganzes Viertel besser leben zu lassen, bedeutet einen Riesenschritt nach vorn im Leben, der unvorstellbare Synergien schafft. Er ist obendrein so ausgesprochen leicht zu bewältigen. Nach meinen ärztlichen und persönlichen Erfahrungen gibt es nichts vergleichbar Wirksames, obendrein so Leichtes und Erleichterndes.

DIE TRADITION DES FASTENS

Fasten und Religion hängen traditionell eng zusammen. Man könnte sagen: »Da kommt es her, da führt es hin« – gleichsam als Gegenpol und Ergänzung zur modernen Wissenschaft. Persönlich habe ich mich als Fastenarzt mit den Gründern der Religionen im Rücken immer abgesichert gefühlt. Mit der modernen Wissenschaft nun zusätzlich an meiner Seite ist dieses Gefühl noch tragender und vollkommener geworden.

Wir finden in vielen Religionen deutliche Hinweise auf das Fasten. Der Prophet Mohammed etwa sagt: »Beten führt auf halbem Weg zum Himmel, Fasten aber führt an die Schwelle des Himmels.« Aus dem islamischen bis heute so lebendigen Ramadan-Fasten stammen inzwischen auch einige das Kurzzeitfasten unterstützende wissenschaftliche Studien.

Die Wurzeln des Fastens finden sich auch in unserer eigenen, für uns natürlich wichtigsten Kultur. Aber traditionell in fast allen Kulturen verankert, ist Fasten natürlich nichts typisch Christliches und reicht bis in alttestamentarische Zeiten lange vor dem Christentum zurück. Andererseits hat es sich gerade auch in der christlichen, unseren Kulturkreis prägenden Religion tief verwurzelt. Es mag Angst auflösen, festzustellen, wie lange Fasten schon mit Erfolg bei uns praktiziert wird. Zum anderen kann es auch mehr Verständnis für seine tieferen spirituellen

Möglichkeiten vermitteln. Vielleicht weckt es sogar Interesse für eine fast vergessene religiöse Praxis – zu einer Zeit, in der unsere Religion fast alle praktischen Erfahrungsmöglichkeiten aufgegeben hat.

Andererseits ist religiöses Verständnis für eine erfolgreiche Fastenkur nicht zwingend. So können Sie dieses Kapitel auch auslassen. Das Eintauchen in die eigene religiös-kulturelle Vergangenheit mag zwar nicht nötig sein, kann aber für viele, die vorurteilsfrei mitgehen, durchaus hilfreich sein. Es mag auch beruhigen zu erkennen, wie altehrwürdig und verlässlich diese Tradition ist und wie viel unsere Vorfahren schon von dem wussten, was wir gerade jetzt erst wissenschaftlich herausfinden.

Fasten in biblischer Tradition

Weit zurückgehend finden wir ganz am Anfang der Bibel, im 3. Buch Mose, eine Stelle, wo Gott Fasten als Sühne und Reinigung zum ewig gültigen Gesetz erhebt: »Und folgendes soll euch als ewige Satzung gelten: Am 10. Tag des 7. Monats sollt ihr fasten und keinerlei Arbeit verrichten. (...) Denn an diesem Tag schafft man euch Sühne, indem man euch reinigt; von allen euren Sünden sollt ihr rein werden vor dem Herrn. Ein hoher Festtag soll es für euch sein, und ihr sollt fasten; das ist ewig gültige Satzung« (3. Mose 16,29). Auch später gibt es viele Stellen, wo Gott Jahwe Fasten entweder als Sühne und Reinigung fordert oder aber die Israeliten es von sich aus zur Buße durchführen (1. Samuel 7,6), etwa nachdem sie sich den fremden Göttern Baal und Astarte zugewandt haben. Als Daniel für sich und sein Volk um Vergebung bittet, spricht er: »Da wandte ich mein Angesicht zu Gott, dem Herrn, um unter Fasten in Sack und Asche zu beten und zu flehen« (Daniel 9,3).

Eine wichtige Rolle spielt Fasten für die Israeliten auch in Zeiten der Trauer. Hier kommt tiefes archetypisches Verständnis zum Ausdruck, denn sowohl Fasten als auch Trauer gehören zum gleichen 10. Lebensprinzip. Als Saul und seine Söhne von den Philistern besiegt waren, holten die Männer von Jabes die Leichen, verbrannten sie und »dann nahmen sie ihre Gebeine und begruben sie unter der Tamariske in Jabes und fasteten sieben Tage lang« (1. Samuel 31,13). Und an anderer Stelle: »Da fasste David seine Kleider und zerriss sie, und ebenso alle Männer, die bei ihm waren, und sie hielten die Totenklage und weinten und fasteten bis zum Abend um Saul« (2. Samuel 11). Im Buch Esther heißt es: »Auch in jeder einzelnen Provinz, wohin immer des Königs Wort und Gesetz gelangte, war große Trauer bei den Juden und Fasten und Weinen und Klagen« (Esther 4,3).

Schließlich war Fasten den Israeliten auch bewährtes Mittel, um Gott ihre Demut zu zeigen und seine Gnade und Hilfe zu erbitten: »Und David suchte den Herrn auf, um des Kindes willen und fastete« (2. Samuel 12,16). Als aber Ahab fastet, um den Herrn zu versöhnen, spricht dieser zu Elia: »Hast du gesehen, wie sich Ahab vor mir gedemütigt hat? Weil er sich nun vor mir demütigt, will ich das Unglück nicht schon zu seinen Lebzeiten herbeiführen« (1. Könige 29).

Der Schriftgelehrte Esra beschreibt seinen Aufbruch mit einer Schar Israeliten von Babel nach Jerusalem: »Dann ließ ich daselbst am Ahawaflusse ein Fasten ausrufen, damit wir uns vor unserem Gott demütigten, um von ihm eine glückliche Reise für uns und unsere Familien und alle unsere Habe zu erbitten« (Esra 8,12). Und weiter: »Also fasteten wir und erflehten uns die Hilfe unseres Gottes in dieser Sache, und er ließ sich erbitten« (Esra 8,23).

Vor dem Kampf der Juden gegen den König Antiochus Eupator riefen sie den Herrn auf Judas' Rat hin Tag und Nacht an: »Nachdem sie dies alle einmütig getan und den barmherzigen Herrn mit Weinen, Fasten und Niederfallen drei Tage lang unablässig angefleht hatten, rief sie Judas auf und befahl ihnen, sich bereitzuhalten.« Nach dieser Vorbereitung gewannen sie den scheinbar aussichtslosen Kampf (2. Makkabäer 13,12).

In ihrer Angst beim Nahen der Heere des Assyrerkönigs Nebukadnezar wandten sich die Israeliten dem Herrn zu und baten um Hilfe: »Und der Herr hörte auf ihr Rufen und hatte ein Einsehen mit ihrer Not. Das Volk aber fastete mehrere Tage in ganz Judäa und in Jerusalem vor dem Heiligtum des allmächtigen Herrn« (Judith 4,13). Weiter heißt es: »Alle Männer Israels aber riefen Gott mit großer Inbrunst und demütigten sich mit strengem Fasten.«

Nun war aber der Gott der Bibel mit dieser menschlichen Auffassung des Fastens und der darin mitschwingenden Berechnung durchaus nicht immer zufrieden. Wir finden schon im Alten Testament Stellen, wo Er seine eigene Vorstellung zum Ausdruck bringt, etwa bei Jesaja, und den Fastenerfolg ganz entschieden von der inneren Einstellung abhängig macht. Nichtessen allein reicht Ihm nicht, Er verlangt mehr und vor allem eine andere innere Haltung. »Warum, so sprechen sie, fasten wir, und du siehst es nicht? Warum kasteien wir uns, und du beachtest es nicht?« Seine harte Antwort: »Siehe, an eurem Fasttag geht ihr dem Geschäfte nach, und alle eure Arbeiter drängt ihr. Siehe, ihr fastet zu Zank und Streit und zum Schlagen mit ruchloser Faust. Ihr fastet zurzeit nicht so, dass eure Stimme in der Höhe gehört würde. Ist das ein Fasten, das mir gefällt: ein Tag, da der Mensch sich kasteit? Dass man den Kopf hängen lässt wie die Birne und in Sack und Asche sich bettet – soll das ein Fasten heißen und ein Tag, der dem Herrn gefällt? Ist nicht das ein Fasten, wie ich es liebe: dass du ungerechte Fesseln öffnest, die Stricke des Joches lösest? Dass du Misshandelte ledig lässest und jedes Joch zerbrichst? Dass du dem Hungrigen dein Brot brichst und Arme, Obdachlose in dein Haus führst? Wenn du einen Nackten siehst, dass du ihn kleidest und dich den Brüdern nicht entziehst? Dann wird dein Licht hervorbrechen wie die Morgenröte und deine Heilung eilends sprossen« (Jesaja 58,3–9).

Bei Sacharja (7,3) wird Er noch deutlicher, als die Propheten in der Not vom Volk befragt wurden: »Sollen wir auch fernerhin im fünften Monat trauern und fasten, wie wir es nun schon so viele Jahre getan haben?« Die Antwort ist klar und kompromisslos: »Wenn ihr nun schon siebzig Jahre lang im fünften und siebten Monat gefastet und geklagt habt, habt ihr da für mich gefastet? Und wenn ihr esst und wenn ihr trinkt, esst ihr da nicht für euch, und trinkt ihr nicht für euch?«

Das klingt fast schon wie eine Aussage über das, was wir heute als funktionales Fasten bezeichnen: Die Regeln werden äußerlich befolgt, innerlich aber geschieht nichts. Mit diesem Fasten ist Gott weder zufrieden noch einverstanden. Auch heute ist es relativ wenig, verglichen mit einem Fasten, das auch das innere Wesen einbezieht. Später wird Christus formulieren: »Das Himmelreich Gottes ist in Euch«, und jedes Fasten, das diese Wahrheit außer Acht lässt, lässt damals wie heute das Wesentliche des Fastens beiseite.

Auch der Gott des Alten Testaments legt schon keinen großen Wert auf äußerliche Demuts- und Klagegebärden, Er will innerliche Veränderungen sehen, Fasten soll nicht zu Griesgrämigkeit und Kasteiung führen, sondern zur Freiheit, das Joch soll gelöst werden, das eigene sowohl wie das der Mitmenschen.

Bei Sacharja (8,18) heißt es in der Verheißung der neuen Segenszeit: »So spricht der Herr der Heerscharen: ›Das Fasten im 4. und 5. und 7. und im 10. Monat soll dem Hause Juda zur Freude und zur Wonne und zu fröhlichen Festen werden. So liebet nun die Wahrheit und den Frieden!‹ Im Buch Jesus Sirach (34,30) wird ausdrücklich auf die Wichtigkeit der Bewusstseinserweiterung während des Fastens hingewiesen und auch festgestellt, wo sie ausbleibe, sei das Fasten umsonst: ›Wer sich wegen der Berührung einer Leiche wäscht und sie dann wieder berührt – was hilft ihm die Waschung? So ist es mit einem Menschen, der seiner Sünden wegen fastet und dann hingeht und sich gleicherweise verfehlt. Wer wird sein Gebet erhören, und was hilft ihm seine Bußübung?‹.«

Wer das Wort »Sünde« in diesem Spruch genauer betrachtet, kommt tatsächlich schon im Alten Testament zu einer sehr modern anmutenden Aufforderung zur Bewusstseinserweiterung durch Fasten. Wörtlich aus dem Urtext übersetzt, bedeutet »hamartanein« im Deutschen »sich absondern« oder »den Punkt verfehlen«. Der Punkt aber ist als dimensionsloses Ideengebilde in allen Kulturen Symbol der Einheit, wie es sich am schönsten im Mitte-l-Punkt des Kreises, des Mandalas, ausdrückt. Diese Mitte der Einheit zu verfehlen, bedeutet, sich abzusondern, eben: zu sündigen. Wenn die Israeliten also wegen ihrer Sünden, ihrer Absonderung von der Einheit oder Gott fasten sollen, heißt das, dass im Fasten eine Möglichkeit liegt, zur Einheit und damit zu Gott zurückzukehren.

Hier klingt schon eine Möglichkeit an, die im Alten Testament vom Volk noch nicht verstanden, später aber von Christus ganz in den Vordergrund gerückt wird. So wie er das Gesetz von

Grund auf erneuert und neu auslegt, hebt er auch Fasten auf eine neue Ebene. Das alte Fasten als Sühne und Bußübung lehnt er für die Zeit seiner Anwesenheit auf Erden sogar ausdrücklich ab: »Und die Leute kamen und sagten zu ihm: ›Warum fasten die Jünger des Johannes und die Jünger der Pharisäer, deine Jünger aber fasten nicht?‹ Da sprach Jesus zu ihnen: ›Können etwa die Hochzeitsleute fasten, während der Bräutigam bei ihnen ist? Solange sie den Bräutigam bei sich haben, können sie nicht fasten. Doch es werden Tage kommen, wo der Bräutigam von ihnen genommen sein wird, und dann werden sie fasten an jenem Tage‹« (Markus 2,18–20). Hier verweist er schon auf das Karfreitagsfasten.

Tatsächlich wendet sich Christus nur gegen das alte, starre Fasten als Regel und Gewohnheit, um es neu als lebendiges Ritual zu geben, eng verbunden mit dem Gebet. Er selbst hat ja eine lange Fastenzeit hinter sich, als er seine Aufgabe antritt – eine Fasten- und Gebetszeit, die ihm hilft, allen Versuchungen dieser Welt zu widerstehen. »Dann wurde Jesus vom Geist in die Wüste geführt, um vom Teufel versucht zu werden. Und als er vierzig Tage und vierzig Nächte gefastet hatte, hungerte ihn nachher. Da trat der Versucher zu ihm und sagte: ›Bist du Gottes Sohn, so gebiete, dass diese Steine zu Brot werden!‹ Er aber antwortete und sprach: ›Es steht geschrieben: Nicht vom Brot allein wird der Mensch leben, sondern von jedem Wort, das aus dem Munde Gottes hervorgeht‹« (Matthäus 4,1–4).

Und gleich nachdem er uns in der Bergpredigt ein neues Verständnis des Betens und anschließend das »Vaterunser« gegeben hat, wendet er sich dem Fasten zu, wie um dessen Wichtigkeit hervorzuheben: »Wenn ihr aber fastet, sollt ihr nicht finster dreinsehen wie die Heuchler; denn sie verstellen ihr Angesicht, um sich mit ihrem Fasten vor den Leuten sehen zu lassen. Wahrlich, ich sage euch: Sie haben ihren Lohn dahin. Du aber salbe, wenn du fastest, dein Haupt und wasche dein Angesicht, damit du mit deinem Fasten dich nicht den Leuten zeigst, sondern deinem Vater, der im Verborgenen ist; und dein Vater, der ins Verborgene sieht, wird es dir vergelten« (Matthäus 6,16–18).

Nicht nur in der Bergpredigt folgt Fasten direkt auf Beten, von jetzt an gibt es zwischen beidem stets eine enge Verbindung. Fasten wird zum Gottesdienst, zur Vertiefung des Gebets. »Als sie nun dem Herrn Gottesdienst hielten und fasteten, sprach der Heilige Geist: ›Sondert mir doch den Barnabas und Saulus zu dem Werke aus, zu dem ich sie herbeigerufen habe!‹ Da fasteten sie und beteten, legten ihnen die Hände auf und verabschiedeten sie« (Apostelgeschichte 13,2).

Welche große Bedeutung Christus der Verbindung von Gebet und Fasten gibt, zeigt sich auch bei der Heilung des epileptischen Knaben (Markus 9,14–29). Als die Jünger Christus nach vollbrachter Heilung fragen, warum es ihnen vorher nicht gelungen war, den bösen Geist auszutreiben, antwortet er (Markus 9,29): »Diese Art kann durch nichts ausgetrieben werden, außer durch Gebet und Fasten.«

In verschiedenen modernen Bibelübersetzungen wird hier bezeichnenderweise das »Fasten« schon weggelassen. Mit solchen Modernisierungen wird die Kraft der biblischen Aussage ähnlich gemindert wie durch das bei modernen Ärzten übliche umgekehrte Vorgehen, wenn sie das Gebet der Betonung des körperlichen Fastens opfern.

Alle Anbiederungen an moderne Zeiten und ihre Sitten und alles scheinbare Erleichtern des Weges erschweren im Gegenteil das Wesentliche. Christus sagt das in starken und kompromisslosen Worten, und nicht nur er. Schon im Buch Tobias (12,7–8) des Alten Testaments hören wir Gottes Engel sagen: »Tut Gutes, so wird euch nichts Böses treffen! Gut aber ist Gebet mit Fasten, Almosen geben und Rechtschaffenheit. Lieber weniges mit Recht besitzen als vieles mit Unrecht.« Wie erleichternd wäre dieser Satz für viele Reiche, würde er befolgt. Und wie klar hier Fasten vom Engel nicht erst als Behandlungs-, sondern ganz deutlich als Vorbeugungskunst gesehen wird!

Fasten bei den Essenern

Die Sekte der Essener war zu Jesu Christi Zeiten eine starke Bewegung, und es gibt Spekulationen, er sei einer der ihren gewesen – besonders nach Entdeckung der Qumran-Schriften, mehr als 900 Schriftrollen, die nahe der gleichnamigen Ruinenstadt am Westufer des Toten Meeres, die die Essener einer These zufolge bewohnten, in Höhlen gefunden wurden. Wie dem auch sei, sind die in diesem Essener Evangelium formulierten Gedanken im spirituellen Sinne erhebend. Sie schlagen Brücken zu den heute wieder immer populärer werdenden Engeln und enthalten ein Wissen über den Brauch des Fastens, das mit den neuesten Erkenntnissen der wissenschaftlichen Forschung mithalten kann.

So antiquiert die Form der Texte und so idealisiert die darin enthaltenen Vorstellungen auch für uns sein mögen – die Qumran-Schriftrollen transportieren ein Wissen, das wir gerade erst wieder mithilfe moderner Forschung entdecken. Auch wenn die Übernahme der Qumran-Schriften im Essener Evangelium sehr frei und poetisch ist, können uns die Texte doch helfen, wieder Zugang zu dieser altbewährten Heilungsmethode aus unserer eigenen Tradition zu finden. Insofern sei hier allen wissenschaftlichen Zweifeln an der Übersetzungstreue zum Trotz darauf verwiesen.

Die Essener baten Christus, ihnen von den Gesetzen zu sprechen, durch die sie geheilt werden könnten. Jesus antwortete: »Ihr versteht die Wörter des Lebens nicht mehr, weil ihr im Tode seid. Dunkelheit trübt eure Augen, eure Ohren sind mit Taubheit verstopft, denn ich sage euch, es nützt euch nichts, über toten

Schriften zu brüten, wenn ihr mit euren Taten jenen verneint, der euch die Schriften gab. Wahrlich, ich sage euch, Gott und seine Gesetze finden sich nicht in euren Taten, sie finden sich nicht in Schlemmerei und Trunkenheit, noch in liederlichem Leben oder Lüsternheit, noch in der Suche nach Reichtümern, noch im Hass auf eure Feinde. Denn alle diese Dinge sind vom wahren Gott und seinen Engeln weit entfernt. Diese Dinge kommen alle aus dem Reich der Dunkelheit und vom Herrn allen Übels. Und alle diese Dinge tragt ihr in euch selbst, und so dringen das Wort und die Macht Gottes nicht in euch ein, weil alle möglichen Übel und Abscheulichkeiten ihre Wohnung in eurem Körper und eurem Geist haben. Wenn ihr wollt, dass das lebendige Wort Gottes und Seine Macht in euch eindringen können, dann beschmutzt nicht euren Körper und euren Geist; denn der Körper ist der Tempel des Geistes, und der Geist ist der Tempel Gottes. Darum reinigt den Tempel, damit der Herr des Tempels darin wohnen kann und einen Platz einnehmen kann, der Seiner wert ist. Und von allen Versuchungen eures Körpers und Geistes, die von Satan kommen, zieht euch zurück unter den Schatten von Gottes Himmel. Erneuert euch und fastet. Denn ich sage euch wirklich, dass der Satan und seine Plagen nur durch Fasten und Beten ausgetrieben werden können. Bleibt allein und fastet und zeigt euer Fasten keinem Menschen. Der lebendige Gott wird es sehen, und groß wird die Belohnung sein. Und fastet, bis Beelzebub und alle seine Übel euch verlassen und all die Engel eurer Erdenmutter kommen und euch dienen. Wahrlich, ich sage euch, wenn ihr nicht fastet, werdet ihr euch nie aus der Macht des Satans befreien können und von allen Krankheiten, die Satan verursacht. Fastet und betet inbrünstig und sucht die Macht des lebendigen Gottes für eure Heilung. Meidet die Menschenseele während des Fastens und sucht die Erdenmutter, denn der Suchende wird finden.«

Diesen Anweisungen sind zu Christi Zeiten offensichtlich viele Menschen gefolgt, und daraus erklärt sich wohl auch die heute fast unvorstellbare Kraft, welche die frühen Christen erfüllte und sie in den schweren Zeiten der Verfolgung aufrecht bleiben ließ.

Auch wir könnten heute aus diesen Worten Kraft und Orientierung ziehen, genauso gut, wie wir sie wegen ihrer altertümlichen, poetischen und ungewohnten Sprache beiseiteschieben können. Machen wir uns aber die Mühe, diese Worte in die Gegenwart zu übertragen und auf unsere heutige Situation anzuwenden, so können sie uns immer noch leiten und verlieren nichts von ihrer Bedeutung. Und wie aktuell ist diese Aufforderung, sich durch Fasten zu erneuern, angesichts von Prof. Valter Longos Entdeckung, dass Fasten des Immunsystem regeneriert.

Dieses erste Zitat aus dem Essener-Evangelium heißt, dass Christus die Essener vor einem Leben warnt, das sich auf Dauer in der polaren Welt einrichtet und nicht auf die Erlösung und die Einheit mit Gott zielt. »Tod«, »Dunkelheit« und »tote Schriften« sind Begriffe für das Unbewusste, wie auch später das Wort »Satan« für die Unbewusstheit und den »Herrn dieser Welt« steht. Christus betont die Wichtigkeit des »lebendigen Wortes«, der »Wörter des Lebens«, die in den Taten der Menschen zu Leben erwachen sollen, und hebt damit den Moment, das Hier und Jetzt, hervor. Die toten Schriften sind nie im Augenblick, und die Taten wie Schlemmerei und Trunkenheit geschehen unbewusst; das Bewusstsein von der Einheit alles Geschaffenen (Gottes) ist nicht in ihnen. All diese Dinge seien von der Einheit, also »vom wahren Gott«, weit entfernt und kämen aus der unbewusst erlebten Polarität, der »Dunkelheit«, dem »Herr allen Übels« oder dem »Satan«. Weil die Essener aber von den unbewussten Kräften der Polarität beherrscht seien, könne die Einheit – »das Wort und die Macht Gottes« – nicht in sie einziehen.

Wenn sie heil werden wollten, dann müssten sie Körper und Geist durch Abwendung von der Unbewusstheit (»beschmutzt nicht euren Körper und euren Geist«) und Hinwendung zur Einheit (»reinigt den Tempel«) vorbereiten. Von all den Versuchungen der Polarität oder des »Satans« sollen sie sich in die Nähe der Einheit zurückziehen, »den Schatten von Gottes Himmel«. Außerdem sollen sie fasten, bis die Polarität und das unbewusste Leben in ihr die Macht über die Essener verliert (»bis Beelzebub und alle seine Übel euch verlassen«) und ihnen die Kräfte der großen Göttin dienen (»die Engel eurer Erdenmutter kommen«). Die Kraft des Augenblicks, der Einheit (»die Macht des lebendigen Gottes«) sollen sie für ihre Heilung suchen. Dagegen sollen sie das unbewusste Leben in der Polarität (»die Menschenseele«) während des Fastens meiden und die große Göttin (»die Erdenmutter«) suchen.

Wenn wir uns auf diese Weise bemühen, den Gehalt der Texte, also die Ideen dahinter, zu erspüren, werden wir auf viele vordergründig erstaunliche Erkenntnisse stoßen. Die Texte klingen dann plötzlich zeitgemäß, und das liegt daran, dass sie in Wirklichkeit zeitlos sind. Selbst das Verständnis der Polarität finden wir dann in ihnen, obwohl die Worte auf den ersten Blick eher moralisch und wertend klingen mögen. Tatsächlich haben wir aber in der »Erdenmutter« wohl jenen – ansonsten im Christentum nachhaltig verdrängten – weiblichen Pol vor uns, jene Mond- und Muttergöttin, die in dieser Welt die Polarität verkörpert und der unmanifestierten Einheit (dem Sonnen-Geist) gegenübersteht. Als Symbol der Polarität repräsentiert die große Muttergöttin den Aspekt des bewussten Lebens in der polaren Welt, während Satan für den dunklen, unbewussten Polaritätsaspekt steht.

Christus rät den Essenern folglich, nach der Einheit (Gottvater) zu streben, indem sie sich bewusst der Polarität (der Muttergöttin) ergeben, oder – anders gesagt – bewusst (»rein«) zu werden und sich der Kräfte der polaren Welt (»Engel der Erdenmutter«) bewusst zu bedienen. Vielleicht könnte man sogar sagen, dass Christus dazu anregen möchte, durch Beten und Fasten so bewusst zu werden, dass die Einheit (Gott) in der Polarität (Erdenmutter und Satan) erkannt werden kann, damit bewusst und licht wird, was vorher unbewusst und dunkel war. »Wahrlich, ich sage euch, wenn ihr nicht fastet, werdet ihr euch nie aus der Macht des Satans (des Unbewussten) befreien können und von allen Krankheiten, die Satan verursacht.«

In der Bibel finden wir viele Hinweise auf das Fasten. So heißt es bei Lukas (2,37) über die Prophetin Hanna, sie sei nicht vom Tempel gewichen und habe Gott bei Tag und Nacht mit Fasten und Beten gedient. Aber auch schon im Alten Testament wird über Judith, die die Israeliten vor den feindlichen Heeren rettete, gesagt: »Zudem fastete sie alltäglich, seit sie Witwe war, außer an den Sabbaten und am Tage vorher, an den Neumonden und am Tage vorher und an den Festen und Freudentagen des Volkes Israel. Sie war von schöner Gestalt und sehr blühendem Aussehen; auch hatte ihr Mann ihr Gold und Silber (…) hinterlassen« (Buch Judith 8,6). Wohl nicht zufällig beschreibt dieses Zitat das Bild einer Fastenden, die schön ist, blühend aussieht, reich ist und Gott (der Einheit) dient.

Die Kraft der Elemente-Engel

Die Gedanken über die Engel der Elemente stammen aus dem Essener-Evangelium in der freien Interpretation der Qumran-Schriften von E. B. Székely.

Jesus über den Engel der Luft

Darin sagt Jesus über den Engel der Luft: »Sucht die frische Luft der Wälder und Felder, und dort in ihrer Mitte werdet ihr den Engel der Luft finden. Zieht eure Schuhe und Kleider aus, und erlaubt dem Engel der Luft, euren ganzen Körper zu umarmen. Dann atmet lange und tief, damit der Engel der Luft in euch hineingelangen kann. Wahrlich, ich sage euch, der Engel der Luft wird alle Unreinheiten aus eurem Körper ausscheiden, die ihn innerlich und äußerlich verschmutzen. Und so werden alle unsauberen Dinge aus euch aufsteigen, wie der Rauch des Feuers sich aufwärtsschlängelt und sich im Meer der Luft verliert. Wahrlich, ich sage euch, heilig ist der Engel der Luft, der alles Unreine reinigt und allem Übelriechenden seinen süßen Duft gibt. Kein Mensch wird vor das Antlitz Gottes treten, der nicht vom Engel der Luft durchgelassen wurde. Wahrlich, alles muss durch die Luft und die Wahrheit wiedergeboren werden, denn euer Körper atmet die Luft der

Erdenmutter, und euer Geist atmet die Wahrheit des Himmelsvaters.«

Dieser Text könnte geradezu auf die Macht des *Verbundenen Atems* verweisen, den ich am Ende unserer Fastenwochen in TamanGa zu einer gemeinsamen Atem-Sitzung nutze.

Die Aufforderung, die frische Luft der Wälder und Felder zu suchen, klingt angesichts neuer Forschungsergebnisse, die der Biologe Clemens G. Arvay in seinem Buch *Der Biophilia-Effekt* zusammengetragen hat, überraschend modern. Waldbesuche tun uns wissenschaftlich nachweisbar gut und sind über die Maßen gesund. Luft enthält mehr als nur Sauerstoff, und die Lebenskraft Prana, die den Indern so selbstverständlich bewusst ist, stirbt in unseren Klimaanlagen. Desto wichtiger ist es, diese Frische der Luft beim Fasten zu atmen.

Jesus über den Engel des Wassers

»Nach dem Engel der Luft sucht den Engel des Wassers. Zieht eure Schuhe und Kleider aus und erlaubt dem Engel des Wassers, euch zu umarmen. Werft euch ganz in Seine umfassenden Arme, und so oft ihr die Luft mit eurem Atem bewegt, bewegt mit eurem Körper das Wasser. Ich sage euch wahrlich, der Engel des Wassers wird alle Unreinheiten aus eurem Körper auswaschen, die euch innerlich und äußerlich verschmutzen, und alle unsauberen und stinkenden Dinge werden aus euch fließen, wie die Unsauberkeit eurer Kleider vom Wasser weggespült wird und im Strom des Flusses sich verliert. Wahrlich, ich sage euch, heilig ist der Engel des Wassers, der alles Unreine säubert und allen übel riechenden Dingen einen süßen Duft verleiht. Kein Mensch kann vor das Gesicht Gottes treten, den der Engel des Wassers nicht vorbeilässt. Wahrlich, alles muss durch das Wasser und die Wahrheit wiedergeboren werden, denn euer Körper badet im Fluss des Erdenlebens, und euer Geist badet im Fluss des ewigen Lebens, denn ihr erhaltet euer Blut von eurer Erdenmutter und die Wahrheit von eurem Himmlischen Vater. Denkt nicht, dass es ausreicht, wenn euch der Engel des Wassers nur äußerlich umarmt. Wahrlich, ich sage euch, die innere Unreinheit ist um vieles größer als die äußere Unreinheit. Und derjenige, der sich äußerlich reinigt, aber innen unrein bleibt, ist wie die Grabstätten, die außen ansehnlich gestrichen sind, aber innen voller grauenerregender Unsauberkeit und Abscheulichkeit stecken. So sage ich euch wahrhaftig, lasst den Engel des Wassers euch auch innerlich taufen, damit ihr von den vergangenen Sünden frei werdet und innen genauso rein werdet wie das Sprudeln des Flusses im Sonnenlicht. Und diese heilige Taufe durch den Engel des Wassers ist: Wiedergeburt zu einem neuen Leben, denn eure Augen werden dann sehen, und eure Ohren werden hören. Darum sündigt nicht mehr nach der Taufe, sodass die Engel der Luft und des Wassers ewig in euch wohnen und euch für immer dienen werden.«

Wenn dieser Text auch etwas antiquiert klingt, birgt er doch den Hinweis, sich nicht nur äußerlich, sondern auch innerlich vom Wasser befreien zu lassen. Sich gutes Wasser aus reifen Quellen vor allem auch beim Fasten zu gönnen und die Entgiftung in Gang zu bringen, war allen Fastenärzten immer wichtig – gleichgültig, ob das trinkend von oben oder per Einlauf von unten geschieht. Und wenn ich an die Erfahrungen des freien »Schwebens« im Thermalwasser oder des sogenannten Delfinschwimmens, bei dem wir die Bewegung der Delfine unter Wasser imitieren, denke, wird mir der ganze Zauber des Wasserelements und seines Engels bewusst.

Jesus über den Engel des Sonnenfeuers

»Und wenn danach (nach der Begegnung mit den Engeln der Luft und des Wassers) etwas von euren vergangenen Sünden und Unreinheiten übrig bleibt, sucht den Engel des Sonnenlichts. Nehmt eure Schuhe ab und eure Kleidung, und lasst den Engel des Sonnenlichts euren ganzen Körper umarmen. Dann atmet lang und tief, damit der Engel des Sonnenlichts in euch hineingelangen kann. Und der Engel des Sonnenlichts wird alle stinkenden und unreinen Dinge hinaustreiben, die ihn innen wie außen verschmutzen. Und alle stinkenden und unreinen Dinge werden von euch weichen, wie auch die Dunkelheit der Nacht vor der Helligkeit der aufgehenden Sonne schwindet. Denn wahrlich, ich sage euch, heilig ist der Engel des Sonnenlichts, der alle Unreinheiten säubert und Stinkendes in süße Düfte umwandelt. Niemand kann vor das Antlitz Gottes treten, den der Engel des Sonnenlichts nicht vorbeilässt. Wahrlich, alle müssen von der Sonne und der Wahrheit wiedergeboren werden, denn euer Körper wärmt sich im Sonnenlicht der Erdenmutter, und euer Geist wärmt sich im Sonnenlicht der Wahrheit des Himmelsvaters.

Die Engel der Luft und des Wassers und des Sonnenlichts sind Brüder. Sie wurden dem Menschen gegeben, um ihm zu dienen und damit er immer von einem zum anderen gehen kann. Genauso heilig ist ihre Umarmung. Sie sind unteilbare Kinder der Erdenmutter, und darum entzweit jene nicht, die Erde und Himmel eins gemacht haben. Lasst euch von diesen drei Engelsbrüdern jeden Tag einhüllen, und lasst sie das ganze Fasten hindurch bei euch bleiben. Denn wahrlich, ich sage euch, die Macht der Teufel, alle Sünden und Unreinheiten werden hastig den Körper verlassen, den diese drei Engel umarmen. So wie Diebe aus einem verlassenen Haus fliehen, wenn der Herr des Hauses kommt, einer durch die Tür, einer durch das Fenster und der dritte übers Dach, jeder da, wo er sich aufhält und wie er kann. Genauso werden alle Teufel des Übels, alle vergangenen Sünden und alle Unreinheiten und Krankheiten entfliehen, die den Tempel eures Körpers verschmutzen.

Wenn die Engel der Erdenmutter euren Körper betreten, in der Weise, wie sie ihn als Herrn des Tempels wieder in Besitz nehmen, dann werden alle üblen Gerüche hastig mit eurem Atem und durch eure Haut weichen, das verschmutzte Wasser durch euren Mund und durch eure Haut, durch eure hinteren und eure intimen Teile.

Und alle diese Dinge werdet ihr mit euren Augen sehen und mit eurer Nase riechen und mit euren Händen befühlen können. Und wenn alle Sünden und Unreinheiten euren Körper verlassen haben, wird euer Blut so rein wie das Blut eurer Erdenmutter werden und wie das Schäumen des Flusses im Sonnenlicht. Und euer Atem wird so rein wie der Atem der duftenden Blumen werden, euer Fleisch so rein wie das Fleisch der Früchte, die unter dem Laub der Bäume reifen. Das Licht eurer Augen so klar und hell wie der Glanz der Sonne am blauen Himmel. Und jetzt werden die Engel der Erdenmutter euch dienen, und euer Atem, euer Blut und euer Fleisch werden mit dem Atem, dem Blut und dem Fleisch der Erdenmutter eins sein, dass euer Geist auch mit dem Geist eures Himmelsvaters eins werden kann. Denn wahrlich, niemand kann den Himmlischen Vater erreichen als durch die Erdenmutter.«

Diese wiederholten Aufforderungen, sich der Schuhe und der Kleider zu entledigen, den Engeln der Elemente nackt zu begegnen und sich von Mutter Erde erden zu lassen, kann ich so gut nachvollziehen. Und natürlich spielen sie in unserem Heilungs-Biotop TamanGa eine wichtige Rolle.

Jesus über das Fasten

Jesus schreibt dem Fasten dem Essener-Evangelium zufolge eine erlösende und erleichternde Kraft zu, die wir modernen Menschen zum Teil gerade erst wissenschaftlich wieder neu entdecken: »Wahrlich, ich sage euch, groß und vielfältig sind eure Sünden. Viele Jahre habt ihr den Verlockungen Satans nachgegeben. Ihr wart gefräßig, versoffen, habt gehurt, und eure alten Schulden vervielfältigten sich. Und nun müsst ihr sie zurückbezahlen, und die Zahlung ist schwierig und hart. Seid darum nicht schon nach dem dritten (Fasten-)Tage ungeduldig wie der verlorene Sohn, sondern geduldig bis zum siebten Tag, der von Gott geheiligt ist, und geht dann mit demütigem und gehorsamem Herz vor das Antlitz eures Himmlischen Vaters, dass er euch all eure alten Schulden vergibt. Wahrlich, ich sage euch, euer Himmlischer Vater liebt euch ohne Ende, denn er erlaubt euch, in sieben Tagen eure Schulden von sieben Jahren zurückzuzahlen. Jenen, die für sieben Jahre Sünden und Krankheit schulden, aber ehrlich bezahlen und bis zum siebten Tag durchhalten, wird unser Himmelsvater die Schulden aller sieben Jahre vergeben.«

Wann und wie oft essen

Jesus empfiehlt den Essenern, nur zweimal am Tag zu essen, und zwar wenn die Sonne am höchsten steht und wenn sie untergegangen ist, also mittags und abends. Damit ist er in vollkommener Übereinstimmung mit der Organuhr des alten China. Unterm Strich läuft dieser Essensrhythmus auf das mir so liebe und bekömmliche Auslassen des Frühstücks hinaus. Wird die richtige Kost dann noch – wie empfohlen – zu Saft gekaut, verlängert sich die tägliche Fastenphase noch einmal beträchtlich.

An anderer Stelle ergänzt Jesus zum richtigen Zeitpunkt, dass man immer nur dann essen solle, wenn man wirklich Hunger habe. Daran kann man sich natürlich nur halten, wenn man seinen Körper – etwa durch Fasten – wieder in einen natürlichen Rhythmus eingegliedert hat, der zu einem persönlich passt.

Außerdem spricht sich Jesus ganz klar für einen Fastentag pro Woche aus: »Und vergesst nicht, dass jeder siebte Tag heilig ist und Gott geweiht. An sechs Tagen nährt eure Körper mit den Geschenken der Erdenmutter, aber am siebten Tag weiht eure Körper eurem Himmlischen Vater. Und am siebten Tag esst keine Erdenspeise, sondern lebt nur vom Worte Gottes. Und seid den ganzen Tag mit den Engeln des Herrn im Reiche des Himmlischen Vaters. Und am siebten Tag lasst die Engel Gottes das Königreich des Himmels in euren Körper bauen, so wie ihr sechs Tage im Königreich der Erdenmutter arbeitet. Und lasst keine Nahrung die Arbeit der Engel in eurem Körper am siebten Tag erschweren. Und Gott wird euch ein langes Leben auf Erden geben, damit ihr ein ewiges Leben im Reich der Himmel haben werdet. Denn wahrlich, ich sage euch, wenn ihr keine Krankheiten auf Erden mehr sehen werdet, werdet ihr für immer im Königreich der Himmel leben.«

Dieses starke Plädoyer für einen Fastentag pro Woche, um die geistig-seelische Entwicklung in Richtung Einheit nicht zu stören, kennen wir auch in profanerer Form: »Voller Bauch studiert nicht gern.« Ein voller Bauch hindert aber auch an Meditation und Gebet.

Was und wie viel essen

»Satan und seine Macht verführt euch, immer mehr und mehr zu essen. Lebt aus dem Geist und widersteht den Begierden des Körpers. Und euer Fasten wird immer eine Freude in den Augen der Engel Gottes sein. So beachtet, wie viel ihr gegessen habt, wenn ihr satt seid, und esst immer ein Drittel weniger.«

In seinen Erläuterungen zum Essen fährt Jesus fort: »Gehorcht darum den Worten Gottes: ›Seht, ich habe euch alle Pflanzen der ganzen Erde, die Samen tragen, gegeben und alle Bäume mit Früchten, die Samen bringen zu eurer Speise. Und jedem Tier der Erde und jedem Vogel in der Luft und allem Gewürm, das auf der Erde kriecht, das mit dem Atem des Lebens belebt ist, habe ich jenes grüne Kraut zur Nahrung gegeben. Auch die Milch von allem, was sich bewegt und auf der Erde lebt, soll Speise für euch sein, so wie ich die grünen Kräuter ihnen gegeben habe, gebe ich euch ihre Milch. Aber Fleisch und Blut, das es belebt, sollt ihr nicht essen. Und gewiss werde ich euer fließendes Blut fordern, euer Blut, worin eure Seele ist. Ich werde alle geschlachteten Tiere fordern und die Seelen aller getöteten Menschen.‹«

Die Milch zu Jesus Lebzeiten ist allerdings genauso wenig mit unserer heutigen Milch zu vergleichen wie das Brot dieser frühen Jahre. Milch hat sich inzwischen – pasteurisiert und homogenisiert – wissenschaftlich belegt als schwere Gesundheitsbedrohung erwiesen. Brot ist ebenfalls zu Recht ins Gerede gekommen. Heute ist das allermeiste Brot aus modernem Hartweizen, der 42 Chromosomen hat. Einkorn, das Getreide, aus dem das Brot war, das Jesus brach, hatte noch zwölf Chromosomen. Menschen unterscheiden sich, was das Erbgut angeht, nicht einmal in zwei % von Schimpansen oder Bonobos. Schon daran mag deutlich werden, welche Welten das Getreide der frühen Jahre von unserem trennen.

Jesus gibt den Essenern noch weitere Hinweise zum Essen: »Tötet weder Mensch noch Tier noch die Nahrung, die euer Mund aufnimmt. Denn wenn ihr lebendige Nahrung esst, wird sie euch beleben, aber wenn ihr eure Nahrung tötet, wird euch die tote Nahrung ebenfalls töten. Denn Leben kommt nur vom Leben, und vom Tod kommt immer nur Tod. Denn alles, was eure Nahrung tötet, tötet auch euren Körper. Und alles, was eure Körper tötet, tötet auch eure Seelen. Und eure Körper werden, was eure Nahrung ist, so wie euer Geist das wird, was eure Gedanken sind. Esst darum nichts, was Feuer, Frost oder Wasser zerstört hat. Denn gekochte, erfrorene oder verfaulte Nahrung wird euren Körper ebenso verbrennen, erfrieren und verfaulen lassen. Seid nicht wie der dumme Bauer, der auf seinem Feld gekochten, erfrorenen und verfaulten Samen aussäte. Und der Herbst kam, und seine Felder trugen nichts. Und seine Not war groß. Sondern seid wie der Bauer, der lebendige Saat auf seine Felder säte und dessen Felder lebendige Weizenähren trugen, die ihn hundertfältig für den Samen belohnten, den er ausgesät hatte. Denn wahrlich, ich sage euch, lebt nur durch das Feuer des Lebens und bereitet eure Speisen nicht mit dem Feuer des Todes, das eure Nahrung tötet, eure Körper und eure Seelen auch.«

Ein klares und eindeutiges Bekenntnis zu frischer pflanzlich-vollwertiger roher Kost. In *Das Geheimnis der Lebensenergie in unserer Nahrung* werden viele dieser Empfehlungen – soweit heute schon möglich – wissenschaftlich begründet.

In Bezug auf die Zusammenstellung der Nahrung sprach sich Jesus für Einfachheit aus, die heute – angesichts dramatisch wachsender Unverträglichkeiten – zusammen mit Fasten unsere einzige Therapiechance ist. »Seid deshalb vorsichtig und verunreinigt euren Körper nicht mit allen Arten von Abscheulichkeiten. Seid mit zwei oder drei Nahrungsarten zufrieden, die ihr immer auf dem Tisch unserer Erdenmutter finden werdet. Und begehrt nicht, alle Dinge zu verzehren, die ihr überall seht. Denn wahrlich, ich sage euch, wenn ihr alle Arten von Nahrung in eurem Körper vermischt, dann wird der Friede eures Körpers aufhören, und ein endloser Krieg wird in euch wüten.«

Würden wir diesen Empfehlungen heute folgen, könnten wir uns nicht nur zunehmende Unverträglichkeiten, sondern auch Reizdarm und das noch modernere Leaky-Gut-Syndrom ersparen.

An anderer Stelle gibt Jesus einheimischer Nahrung gegenüber allem Exotischen den Vorzug und legt Wert auf die Anpassung der Ernährung an den Rhythmus der Jahreszeiten. Wer spürte da nicht unseren Slogan heraus: regional und saisonal! »Esst immer, wenn der Tisch Gottes vor euch gedeckt ist, und esst immer das, was ihr auf dem Tisch Gottes findet. Denn wahrlich, ich sage euch, Gott weiß genau, was euer Körper braucht und wann er es braucht.«

Essen und der Engel der Freude

Jesus erinnert uns auch daran, wie wichtig es ist, unsere Nahrung wertzuschätzen und sie mit Muße und Achtsamkeit zu uns zu nehmen. »Esst nicht wie die Heiden, die sich in Eile vollstopfen und ihre Körper mit allen Abscheulichkeiten verschmutzen. Denn die Macht der Engel Gottes kommt in euch mit der lebendigen Speise, die der Herr euch von seiner königlichen Tafel gibt. Und wenn ihr esst, habt über euch den Engel der Luft und unter euch den Engel des Wassers. Atmet tief und lang bei allen euren Mahlzeiten, dass der Engel der Luft eure Mahlzeiten segnet. Und kaut eure Nahrung gut mit euren Zähnen, dass sie Wasser wird und der Engel des Wassers sie in eurem Körper zu Blut umwandeln kann. Esst langsam, als ob es ein Gebet sei, das ihr dem Herrn widmet. Denn wahrlich, ich sage euch, die Macht Gottes kommt in euch, wenn ihr auf diese Art an seinem Tische esst. Aber Satan verwandelt den Körper desjenigen in einen dampfenden Sumpf, bei dem die Engel des Wassers und der Luft nicht während seiner Mahlzeiten anwesend sind. Und der Herr duldet ihn nicht mehr an seinem Tisch. Denn der Tisch des Herrn ist wie ein Altar, und der, der am Tische Gottes ist, ist in einem Tempel. Denn ich sage euch wahrlich, die Körper der Menschen werden zu einem Tempel umgewandelt und ihre inneren Teile zu einem Altar, wenn sie die Gebote Gottes halten. Legt deshalb nichts auf den Altar Gottes, wenn euer Geist verdrossen ist, noch denkt schlecht über andere im Tempel Gottes. Und betretet das Allerheiligste des Herrn nur, wenn ihr den Ruf seiner Engel fühlt, denn alles, was ihr in Traurigkeit oder in Ärger oder ohne Wunsch esst, wird Gift in eurem Körper. Denn der Atem Satans beschmutzt alles. Legt eure Gaben mit Freude auf den Altar eures Körpers, und lasst alle bösen Gedanken von euch weichen, wenn ihr in eurem Körper die Macht Gottes von seinem Tisch empfangt. Und setzt euch nie an den Tisch Gottes, bevor er euch vom Engel des Appetits rufen ließ. Erfreut euch darum immer mit den Engeln Gottes an ihrem königlichen Tisch, denn dies erfreut das Herz des Herrn, und euer Leben auf Erden wird lang werden, denn der wertvollste von Gottes Dienern wird euch auch alle Tage dienen: der Engel der Freude.«

Auch diese Textstelle mutet sehr modern an: nur essen, wenn der Appetit uns zu Tisch ruft, und dann langsam, als sei es ein Gebet. Und das mit dem Segen der Engel der Elemente. Außerdem ruft Jesus dazu auf, die Kost so lange zu kauen, bis sie im Mund zu Wasser oder Saft wird und unser Körper zum Tempel der Seele. Im Bund mit Gottes wertvollstem Diener, dem Engel der (Lebens-)Freude, werde unser Leben auf Mutter Erde und unter Seinem Himmel dann lang werden.

Schlussgedanke aus dem Essener-Evangelium

Als Jesus die Essener verließ, sagte er ihnen zum Abschied: »Genauso wie euer Körper durch die Engel der Erdenmutter wiedergeboren wird, genauso möge euer Geist durch die Engel des Himmelsvaters wiedergeboren werden. Werdet darum wahre Söhne eures Vaters und eurer Mutter und die wahren Brüder der Menschensöhne. Bis jetzt wart ihr mit eurem Vater, mit eurer Mutter und euren Brüdern im Krieg. Und ihr habt Satan gedient. Von heute an lebt in Frieden mit eurem Himmelsvater und mit eurer Erdenmutter und mit euren Brüdern, den Menschensöhnen. Und kämpft nur gegen Satan, damit er euch nicht den Frieden raubt. Ich gebe eurem Körper den Frieden eurer Erdenmutter und eurem Geiste den Frieden eures Himmelsvaters. Und lasst den Frieden beider unter den Menschensöhnen regieren.

Kommt alle zu mir, die ihr müde seid und unter Streit und Bedrängnis leidet. Denn mein Friede wird euch stärken und erquicken. Denn mein Friede ist überquellend von Freude. Deshalb grüße ich euch immer auf diese Weise: ›Friede sei mit euch.‹ Grüßt euch darum auch so, dass sich auf euren Körper der Friede der Erdenmutter herabsenkt und in euren Geist der Friede eures Himmelsvaters. Und dann werdet ihr auch unter euch Frieden finden, denn das Reich Gottes ist in euch. Und geht nun zurück zu euren Brüdern, mit denen ihr bis jetzt im Krieg gelebt habt, und gebt ihnen euren Frieden. Denn glücklich sind die, die nach

Frieden streben, sie werden den Frieden Gottes finden. Geht und sündigt nicht mehr und gebt jedem euren Frieden, genauso wie ich euch meinen Frieden gab. Denn mein Friede ist von Gott. Friede sei mit euch.«

Zusammenfassend lässt sich sagen: Jesus plädiert im Essener-Evangelium grundsätzlich für Kurzzeitfasten nach dem anspruchsvollen 18 : 6-Muster und verzichtet dabei auf das Frühstück. Das ist auch mir – nach langer Erprobungszeit die liebste Variante. Zusätzlich fordert Jesus den siebten Wochentag ganz fürs Fasten ein und geht dabei über die 24-Stunden-Fastenregel hinaus, denn bei einem Fastentag ergibt sich ein 36 : 12-Muster. Da Jesus das Frühstück grundsätzlich gestrichen wissen will, läuft dieses Fasten sogar auf ein 42 : 6-Muster hinaus. Wer am Freitagabend um 18 Uhr zuletzt zu Abend isst und dann am Sonntag erst wieder ein Mittagessen zu sich nimmt, kommt auf dieses Maß.

Nach so viel wissenschaftlichem (Studien-)Wasser auf die Mühlen des Fastens und insbesondere des Kurzzeitfastens ergießt sich aus der Bibel und dem Essener-Evangelium nochmals so viel (christliches) Wasser des Lebens darauf.

Anhang

Häufig gestellte Fragen zum Kurzzeitfasten

1. **Für wen ist Kurzzeitfasten gut?**
   Für alle, denn schon die 12 : 12-Regel gehört dazu, und dieser Essrhythmus bekommt unserem Verdauungstrakt besser als permanentes Essen.
2. **Warum ist das Wann des Essens so wichtig, unterm Strich zählen doch die gegessenen Kalorien?**
   Tatsächlich ist das Wann mindestens so wichtig wie das Was und das Wie. Viele Studien belegen es, auch wenn wir die zugrunde liegenden biochemischen und physiologischen Ursachen noch nicht kennen. Manches aber wissen wir doch: Dass abendliches Kohlenhydrat-Fasten und das Bevorzugen von Eiweiß zum Abnehmen führt, liegt daran, dass Kohlenhydrate die Fettverbrennung stoppen.
3. **Was ist zum Abnehmen geeigneter: Kurzzeitfasten oder längeres Fasten?**
   Kurzzeitfasten hat hier entscheidende Vorteile, allerdings ist die Kombination von beiden Fastenvarianten noch idealer dazu.
4. **Was ist gesünder: Kurzzeitfasten oder längeres Fasten?**
   Beides hat Vorteile für die Gesundheit. Bei chronischen Krankheitsbildern wie etwa Rheuma ist allerdings längeres Fasten deutlich wirksamer.

5. **Welche Fastenform ist für den Einstieg am einfachsten?**
   Das tägliche 12 : 12-Muster, bei dem nach dem möglichst frühen Abendessen nichts mehr genascht wird.
6. **Warum kommen Sie erst jetzt auf Kurzzeitfasten?**
   Tatsächlich mache ich das persönlich inzwischen schon seit über vier Jahrzehnten, habe aber erst durch die wissenschaftlichen Erkenntnisse aus den USA vor zehn Jahren verstanden, wie wichtig und gesund es für alle ist.
7. **Ist das nicht alles ein alter Hut? Haben doch schon unsere Mütter angeregt, möglichst früh zu Abend zu essen ...**
   Das stimmt, es ist letztlich nicht neu. Aber meist haben unsere Mütter nicht betont, dass nach dem Abendessen nichts mehr genascht werden darf. Vor allem aber haben wir jetzt die wissenschaftlichen Beweise dafür, wie wichtig Kurzzeitfasten zum Abnehmen und für die Gesundheit ist.
8. **Bei der Wahl zwischen Kurzzeit- und Langzeitfasten: Was würden Sie empfehlen?**
   Diese Wahl müssen wir zum Glück nicht treffen. Beides lässt sich wundervoll miteinander kombinieren, wie ich seit über vierzig Jahren persönlich (er)lebe.
9. **Was ist wichtiger: regelmäßiges Fasten oder pflanzlich-vollwertige Ernährung?**
   Beides ist ähnlich wichtig und auch ideal zu kombinieren.
10. **Warum sind Fastenwochen teuer?**
   Sind sie gar nicht, wir sparen sogar noch die Essensausgaben. Natürlich sind Fastenwochen in Seminarhotels aufwendiger, aber die meisten Menschen können gut zu Hause fasten. Unsere angeleiteten Online-Fastenzeiten sind sogar sehr günstig. Wer mag, kann sie über die Freundschaftswerbung

(Affiliate) auch gratis haben oder damit sogar noch verdienen (dahlke4you.com). Und außerdem vergrößert sich dabei das Fasten-Feld um uns herum.

11. **Können auch Familien Kurzzeitfasten durchführen?**
Im 12 : 12-Rhythmus in jedem Fall und mit großem Gewinn für die Gesundheit. Sogar die 16 : 8-Variante, die noch viel mehr bringt, kann Familien sehr entlasten – zeitlich, finanziell, aber vor allem gesundheitlich.

12. **Was für Seminare zum Kurzzeitfasten gibt es?**
Tatsächlich wird in allen meinen Kurswochen in TamanGa wenn nicht sogar komplett gefastet, so jedenfalls kurzzeitgefastet, und zwar nach dem 16 : 8-Muster, also 16 Stunden Fasten und 8 Stunden Essen. Eine direkte Einführung und Anleitung zum Kurzzeitfasten bringen die Gesundheitswochen *mit mir* in TamanGa. Bei der Online-Frühjahrs- wie auch Herbstkur folgt auf eine Detox- (mit *Kurzzeitfasten*) eine volle Fastenwoche – eine dritte Woche mit pflanzlich-vollwertigen Aufbau.

Quellennachweis

Eine ausführliche Studiensammlung zum Thema Kurzzeitfasten finden Sie unter: http://kurzzeit-fasten.dahlke.at/

1. Agorogiannis, E., G. Agorogiannis et al.: Protein misfolding in neurodegenerative diseases. *Neuropathol Appl Neurobiol* 2004, 30 (3): 215–224
2. Aimone, J. B., J. Wiles et al.: Potential role for adult neurogenesis in the encoding of time in new memories. *Nat Neurosci* 2006, 9 (6): 723–727
3. Anderson, S. C., J. F. Cryan, T. Dinan: The Psychobiotic Revolution: Mood, Food, and the New Science of the Gut-Brain Connection. *National Geographic*
4. Anson, R. M. et al.: Intermittent fasting dissociates beneficial effects of dietary restriction on glucose metabolism and neuronal resistance to injury from calorie intake. *PNAS* 100, 2003: S. 6216–6220
5. Baker, D. J., A. C. Betik et al.: No decline in skeletal muscle oxidative capacity with aging in long-term calorically restricted rats: effects are independent of mitochondrial DNA integrity. *J Gerontol A Biol Sci Med Sci* 2006, 61 (7): 675–684
6. Baumeier, Ch., D. Kaiser et al.: Caloric restriction and intermittent fasting alter hepatic lipid droplet proteome and diacylglycerol species and prevent diabetes in NZO mice. *Biochimica et Biophysica Acta* 2015, 1851 (5): 566–576
7. Baur, J. A., K. J. Pearson et al.: Resveratrol improves health and survival of mice on a high-calorie diet. *Nature* 2006, 444 (7117): 337–342
8. Bernal, G. M., D. A. Peterson: Neural stem cells as therapeutic agents for age-related brain repair. *Aging Cell* 2004, 3 (6): 345–351
9. Bordone, L., L. Guarente: Calorie restriction, SIRT1 and metabolism: understanding longevity. *Nat Rev Mol Cell Biol* 2005, 6 (4): 298–305
10. Bough, K. J., P. A. Schwartzkroin et al.: Calorie restriction and ketogenic diet diminish neuronal excitability in rat dentate gyrus in vivo. *Epilepsia* 2003, 44 (6): 752–760
11. Bough, K. J., J. Wetherington et al.: Mitochondrial biogenesis in the anticonvulsant mechanism of the ketogenic diet. *Ann Neurol* 2006, 60 (2): 223–235
12. Bramham, C. R., E. Messaoudi: BDNF function in adult synaptic plasticity: the synaptic consolidation hypothesis. *Prog Neurobiol* 2005, 76 (2): 99–125
13. Bruce-Keller, A. J., G. Umberger et al.: Food restriction reduces brain damage and improves behavioral outcome following excitotoxic and metabolic insults. *Ann Neurol* 1999, 45 (1): 8–15
14. Campbell, T. C., Th. M. Campbell: China Study – Die wissenschaftliche Begründung für eine vegane Ernährungsweise, Verlag systemische Medizin
15. Chaudhuri, T. K., S. Paul: Protein-misfolding diseases and chaperone-based therapeutic approaches. *Febs J* 2006, 273 (7): 1331–1349

16. Cheng, C.-W., V. Villani, R. Buono, M. Wei, V. Longo et al.: Fasting-Mimicking Diet Promotes Ngn3-Driven ⍰-Cell Regeneration to Reverse Diabetes. *Cell* 2017, 168 (5): 775–788
17. Chung, H. Y, H. J. Kim et al.: Molecular inflammation hypothesis of aging based on the anti-aging mechanism of calorie restriction. *Microsc Res Tech*, 2002, 59 (4): 264–272
18. Cohen, H. Y., C. Miller et al.: Calorie restriction promotes mammalian cell survival by inducing the SIRT1 deacetylase. *Science* 2004, 305 (5682): 390–392
19. de Lau, L. M., M. Bornebroek et al.: Dietary fatty acids and the risk of Parkinson disease: the Rotterdam study. *Neurology* 2005, 64 (12): 2040–2045
20. de Vivo, D. C., M. P. Leckie et al.: Chronic ketosis and cerebral metabolism. *Ann Neurol* 1978, 3 (4): 331–337
21. Dirks, A. J., C. Leeuwenburgh: Caloric Restriction in Humans: Potential Pitfalls and Health Concerns. *Mechanisms of Ageing and Development* 2006, 127 (1): 1–7
22. Duan, W., M. P. Mattson: Dietary restriction and 2-deoxyglucose administration improve behavioral outcome and reduce degeneration of dopaminergic neurons in models of Parkinson's disease. J Neurosci Res 1999, 57 (2): 195–206
23. Duan, W., Z. Guo et al.: Brain-derived neurotrophic factor mediates an excitoprotective effect of dietary restriction in mice. *J Neurochem* 2001 a, 76 (2): 619–626
24. Duan, W., J. Lee et al.: Dietary restriction stimulates BDNF production in the brain and thereby protects neurons against excitotoxic injury. *J Mol Neurosci* 2001 b, 16 (1): 1–12
25. Duan, W., Z. Guo et al.: Dietary restriction normalizes glucose metabolism and BDNF levels, slows disease progression, and increases survival in huntingtin mutant mice. *Proc Natl Acad Sci U S A* 2003, 100 (5): 2911–2916
26. Eagles, D. A., S. J. Boyd et al.: Calorie restriction of a high-carbohydrate diet elevates the threshold of PTZ-induced seizures to values equal to those seen with a ketogenic diet. *Epilepsy Res* 2003, 54 (1): 41–52
27. Eckles-Smith, K., D. Clayton et al.: Caloric restriction prevents age-related deficits in LTP and in NMDA receptor expression. *Brain Res Mol Brain Res* 2000, 78 (1–2): 154–162
28. Ehrenfried, J. A., B. M. Evers et al.: Caloric restriction increases the expression of heat shock protein in the gut. *Ann Surg* 1996, 223 (5): 592–597
29. Evangeliou, A., I. Vlachonikolis et al. Application of a ketogenic diet in children with autistic behavior: pilot study. *J Child Neurol* 2003, 18 (2): 113–118
30. Frier, B., M. Locke: Preservation of heat stress induced myocardial hsp 72 in aged animals following caloric restriction. *Exp Gerontol* 2005, 40 (7): 615–617

31. Gasior, M., M. A. Rogawski et al.: Neuroprotective and disease-modifying effects of the ketogenic diet. *Behav Pharmacol* 2006, 17 (5–6): 431–439
32. Greene, A. E., M. T. Todorova et al.: Caloric restriction inhibits seizure susceptibility in epileptic EL mice by reducing blood glucose. *Epilepsia* 2001, 42 (11): 1371–1378
33. Greene, A. E., M. T. Todorova et al.: Perspectives on the metabolic management of epilepsy through dietary reduction of glucose and elevation of ketone bodies. *J Neurochem* 2003, 86 (3): 529–537
34. Guarente, L., F. Picard: Calorie restriction – the SIR2 connection. *Cell* 2005, 120 (4): 473–482
35. Guo, Z., A. Ersoz et al.: Beneficial effects of dietary restriction on cerebral cortical synaptic terminals: preservation of glucose and glutamate transport and mitochondrial function after exposure to amyloid beta-peptide, iron, and 3-nitropropionic acid. *J Neurochem* 2000, 75 (1): 314–320
36. Guzman, M., C. Blazquez: Ketone body synthesis in the brain: possible neuroprotective effects. *Prostaglandins Leukot Essent Fatty Acids* 2004, 70 (3): 287–292
37. Halagappa, V. K., Z. Guo, M. Pearson, Y. Matsuoka, R. G. Cutler, F. M. LaFerla, M. P. Mattson: Intermittent fasting and caloric restriction ameliorate age-related behavioral deficits in the triple-transgenic mouse model of Alzheimer's disease. *Neurobiol Dis* 2007, 26 (1): 212–220
38. Hartl, F. U., M. Hayer-Hartl: Molecular chaperones in the cytosol: from nascent chain to folded protein. *Science* 2002, 295 (5561): 1852–1858
39. Hartman, A. L., E. P. Vining: Clinical aspects of the ketogenic diet. *Epilepsia* 2007, 48 (1): 31–42
40. Hashimoto, T., S. Watanabe: Chronic food restriction enhances memory in mice – analysis with matched drive levels. *Neuroreport* 2005, 16 (10): 1129–1133
41. Hatori, M., Ch. Vollmers, A. Zarrinpar, L. DiTacchio, E. A. Bushong, S. Gill, M. Leblanc, A. Chaix, M. Joens, J. A. J. Fitzpatrick, M. H. Ellisman, S. Panda: Time-Restricted Feeding without Reducing Caloric Intake Prevents Metabolic Diseases in Mice Fed a High-Fat Diet. *Cell Metabolism*, 2012
42. Haymond, M. W., I. E. Karl et al.: Differences in circulating gluconeogenic substrates during short-term fasting in men, women, and children. *Metabolism* 1982, 31 (1): 33–42
43. Heilbronn, L. K., A. E. Civitarese, I. Bogacka, S. R. Smith, M. Hulver und E. Ravussin: Glucose Tolerance and Skeletal Muscle Gene Expression in Response to Alternate Day Fasting. *Obesity Research* 2005, 13 (3): 574–581
44. Heilbronn, L. K., S. R. Smith, C. K. Martin, S. D. Anton und E. Ravussin: Alternate-Day Fasting in Nonobese Subjects: Effects on Body Weight, Body Composition, and Energy Metabolism. *The American Journal of Clinical Nutrition* 2005, 81 (1): 69–73

45. Heilbronn, L. K., L. de Jonge et al.: Effect of 6-month calorie restriction on biomarkers of longevity, metabolic adaptation, and oxidative stress in overweight individuals: a randomized controlled trial. *Jama* 2006, 295 (13): 1539–1548
46. Hepple, R. T., D. J. Baker et al.: Long-term caloric restriction abrogates the age-related decline in skeletal muscle aerobic function. *Faseb J* 2005, 19 (10): 1320–1322
47. Heydari, A. R., C. C. Conrad et al.: Expression of heat shock genes in hepatocytes is affected by age and food restriction in rats. *J Nutr* 1995, 125 (3): 410–418
48. Hori, N., I. Hirotsu et al.: Long-term potentiation is lost in aged rats but preserved by calorie restriction. *Neuroreport* 1992, 3 (12): 1085–1088
49. Horne, B. D., J. L. Anderson, J. F. Carlquist et al.: Routine periodic fasting is good for your health, and your heart, study suggests. *Science Daily* 2011
50. Hsieh, E. A., C. M. Chai, M. K. Hellerstein: Effects of caloric restriction on cell proliferation in several tissues in mice: role of intermittent feeding. *American Journal of Physiology, Endocrinology and Metabolism* 2005, 288: E965–972
51. Ingram, D. K., R. Weindruch et al.: Dietary restriction benefits learning and motor performance of aged mice. *J Gerontol* 1987, 42 (1): 78–81
52. Jagust, W., D. Harvey et al.: Central obesity and the aging brain. *Arch Neurol* 2005, 62 (10): 1545–1548
53. Johnson, J. B., D. R. Laub, S. John: The effect on health of alternate day calorie restriction: eating less and more than needed on alternate days prolongs life. *Med Hypotheses* 2006, 67 (2): 209–211
54. Kang, H. C., D. E. Chung et al.: Early- and late-onset complications of the ketogenic diet for intractable epilepsy. *Epilepsia* 2004, 45 (9): 1116–1123
55. Kivipelto, M., T. Ngandu et al.: Obesity and vascular risk factors at midlife and the risk of dementia and Alzheimer disease. *Arch Neurol* 2005, 62 (10): 1556–1560
56. Kossoff, E. H.: More fat and fewer seizures: dietary therapies for epilepsy. *Lancet Neurol* 2004, 3 (7): 415–420
57. Kwiterovich, P. O., E. P. Vining et al.: Effect of a high-fat ketogenic diet on plasma levels of lipids, lipoproteins, and apolipoproteins in children. *Jama* 2003, 290 (7): 912–920
58. Laffel, L.: Ketone bodies: a review of physiology, pathophysiology and application of monitoring to diabetes. *Diabetes Metab Res Rev* 1999, 15 (6): 412–426
59. Lamers, K. J., F. J. Gabreels et al.: Fasting studies in cerebrospinal fluid and blood in children with epilepsy of unknown origin. *Epilepsy Res* 1995, 21 (1): 59–63
60. Lebrun, B., B. Bariohay et al.: Brain-derived neurotrophic factor (BDNF) and food intake regulation: a minireview. *Auton Neurosci* 2006, 126–127: 30–38

61. Lee, J., W. Duan et al.: Dietary restriction increases the number of newly generated neural cells, and induces BDNF expression, in the dentate gyrus of rats. *J Mol Neurosci* 2000, 15 (2): 99–108
62. Lee, J., W. Duan et al.: Evidence that brain-derived neurotrophic factor is required for basal neurogenesis and mediates, in part, the enhancement of neurogenesis by dietary restriction in the hippocampus of adult mice. *J Neurochem* 2002 a, 82 (6): 1367–1375
63. Lee, J., K. B. Seroogy et al.: Dietary restriction enhances neurotrophin expression and neurogenesis in the hippocampus of adult mice. *J Neurochem* 2002 b, 80 (3): 539–547
64. Lin, S. J., P. A. Defossez et al.: Requirement of NAD and SIR2 for life-span extension by calorie restriction in Saccharomyces cerevisiae. *Science* 2000, 289 (5487): 2126–2128
65. Lin, S. J., E. Ford et al.: Calorie restriction extends yeast life span by lowering the level of NADH. *Genes Dev* 2004, 18 (1): 12–16
66. Lledo, P. M., M. Alonso et al.: Adult neurogenesis and functional plasticity in neuronal circuits. *Nat Rev Neurosci* 2006, 7 (3): 179–193
67. Lopez-Lluch, G., N. Hunt et al.: Calorie restriction induces mitochondrial biogenesis and bioenergetic efficiency. *Proc Natl Acad Sci U S A* 2006, 103 (6): 1768–1773
68. Luchsinger, J. A., M. X. Tang et al.: Caloric intake and the risk of Alzheimer disease. *Arch Neurol* 2002, 59 (8): 1258–1263
69. Maalouf, M. A., J. M. Rho, M. P. Mattson: The neuroprotective properties of calorie restriction, the ketogenic diet, and ketone bodies. *Brain Res Rev* 2009, 59 (2): 293–315
70. Mantis, J. G., N. A. Centeno et al.: Management of multifactorial idiopathic epilepsy in EL mice with caloric restriction and the ketogenic diet: role of glucose and ketone bodies. *Nutr Metab* (Lond) 2004, 1 (1): 11
71. Marie, C., A. M. Bralet et al.: Fasting prior to transient cerebral ischemia reduces delayed neuronal necrosis. *Metab Brain Dis* 1990, 5 (2): 65–75
72. Marinac, C. R., A. H. Nelson, C. I. Breen, R. E. Patterson et al.: prolonged Nightly Fasting and Breast Cancer Prognosis. *JAMA Oncol.* 2016, 2 (8): 1049–1055
73. Masoro, E. J.: Dietary restriction and aging. *J Am Geriatr Soc* 1993, 41 (9): 994–999
74. Masoro, E. J., B. P. Yu et al.: Action of food restriction in delaying the aging process. *Proc Natl Acad Sci U S A* 1982, 79 (13): 4239–4241
75. Maswood, N., J. Young et al.: Caloric restriction increases neurotrophic factor levels and attenuates neurochemical and behavioral deficits in a primate model of Parkinson's disease. *Proc Natl Acad Sci U S A* 2004, 101 (52): 18171–18176
76. Mattson, M. P.: Gene-diet interactions in brain aging and neurodegenerative disorders. *Ann Intern Med* 2003, 139 (5 Pt 2): 441–444

77. Mattson, M. P.: Energy intake, meal frequency, and health: a neurobiological perspective. *Annu Rev Nutr* 2005, 25: 237–260
78. Mattson, M. P., R. Wan: Beneficial effects of intermittent fasting and caloric restriction on the cardiovascular and cerebrovascular systems. *J Nutr Biochem* 2005, 16 (3): 129–137
79. Mattson, M. P., A. Cheng: Neurohormetic phytochemicals: Low-dose toxins that induce adaptive neuronal stress responses. *Trends Neurosci* 2006, 29 (11): 632–639
80. Mattson, M. P., T. Magnus: Ageing and neuronal vulnerability. *Nat Rev Neurosci* 2006, 7 (4): 278–294
81. Mattson, M. P., W. Duan et al.: Meal size and frequency affect neuronal plasticity and vulnerability to disease: cellular and molecular mechanisms. *J Neurochem* 2003, 84 (3): 417–431
82. McCarter, R., E. J. Masoro et al.: Does food restriction retard aging by reducing the metabolic rate? *Am J Physiol* 1985, 248 (4 Pt 1): E488–E490
83. Means, L. W., J. L. Higgins et al.: Mid-life onset of dietary restriction extends life and prolongs cognitive functioning. *Physiol Behav* 1993, 54 (3): 503–508
84. Molteni, R., R. J. Barnard et al.: A high-fat, refined sugar diet reduces hippocampal brain-derived neurotrophic factor, neuronal plasticity, and learning. *Neuroscience* 2002, 112 (4): 803–814
85. Moore, S. A., A. Lopez et al.: Effect of age and dietary restriction on expression of heat shock protein 70 in rat alveolar macrophages. *Mech Ageing Dev* 1998, 104 (1): v59–73
86. Morris, A. A.: Cerebral ketone body metabolism. *J Inherit Metab Dis* 2005, 28 (2): 109–121
87. Nehlig, A.: Brain uptake and metabolism of ketone bodies in animal models. *Prostaglandins Leukot Essent Fatty Acids* 2004, 70 (3): 265–275
88. Noh, H. S., Y. S. Kim et al.: The protective effect of a ketogenic diet on kainic acid-induced hippocampal cell death in the male ICR mice. *Epilepsy Res* 2003, 53 (1–2): 119–128
89. Noh, H. S., S. S. Kang et al.: Ketogenic diet increases calbindin-D28k in the hippocampi of male ICR mice with kainic acid seizures. *Epilepsy Res* 2005 a, 65 (3): 153–159
90. Noh, H. S., D. W. Kim et al.: Ketogenic diet prevents clusterin accumulation induced by kainic acid in the hippocampus of male ICR mice. Brain Res 2005 b, 1042 (1): 114–118
91. Nordli, D. R., M. M. Kuroda et al.: Experience with the ketogenic diet in infants. *Pediatrics* 2001, 108 (1): 129–133
92. Okada, M., H. Nakanishi et al.: How does prolonged caloric restriction ameliorate age-related impairment of long-term potentiation in the hippocampus? *Brain Res Mol Brain Res* 2003, 111 (1–2): 175–181
93. Patel, A. C., N. P. Nunez et al.: Effects of energy balance on cancer in genetically altered mice. *J Nutr* 2004, 134 (12 Suppl): 3394S–3398S

94. Pitsikas, N., M. Carli et al.: Effect of life-long hypocaloric diet on age-related changes in motor and cognitive behavior in a rat population. *Neurobiol Aging* 1990, 11 (4): 417–423
95. Prins, M. L., L. S. Fujima et al.: Age-dependent reduction of cortical contusion volume by ketones after traumatic brain injury. *J Neurosci Res* 2005, 82 (3): 413–420
96. Pulsifer, M. B., J. M. Gordon et al.: Effects of ketogenic diet on development and behavior: preliminary report of a prospective study. *Dev Med Child Neurol* 2001, 43 (5): 301–306
97. Qin, W., M. Chachich et al.: Calorie restriction attenuates Alzheimer's disease type brain amyloidosis in Squirrel monkeys (Saimiri sciureus). J *Alzheimers Dis* 2006 a, 10 (4): 417–422
98. Qin, W., T. Yang et al.: Neuronal SIRT1 activation as a novel mechanism underlying the prevention of Alzheimer disease amyloid neuropathology by calorie restriction. *J Biol Chem* 2006 b, 281 (31): 21745–21754
99. Rasmussen, M. H., A. Juul et al.: Effects of short-term caloric restriction on circulating free IGF-I, acid-labile subunit, IGF-binding proteins (IGFBPs)-1–4, and IGFBPs-1–3 protease activity in obese subjects. *Eur J Endocrinol* 2006, 155 (4): 575–581
100. Reger, M. A., S. T. Henderson et al.: Effects of beta-hydroxybutyrate on cognition in memory-impaired adults. *Neurobiol Aging* 2004, 25 (3): 311–314
101. Rincon, M., E. Rudin et al.: The insulin/IGF-1 signaling in mammals and its relevance to human longevity. *Exp Gerontol* 2005, 40 (11): 873–877
102. Rocha, N. S., L. F. Barbisan, M. L. de Oliveira, J. L. de Camargo: Effects of fasting and intermittent fasting on rat hepatocarcinogenesis induced by diethylnitrosamine. *Teratog Carcinog Mutagen* 2002, 22 (2): 129–138
103. Rogina, B., S. L. Helfand: Sir2 mediates longevity in the fly through a pathway related to calorie restriction. *Proc Natl Acad Sci U S A* 2004, 101 (45): 15998–16003
104. Sarkar, D., P. B. Fisher: Molecular mechanisms of aging-associated inflammation. *Cancer Lett* 2006, 236 (1): 13–23
105. Selsby, J. T., A. R. Judge et al.: Life long calorie restriction increases heat shock proteins and proteasome activity in soleus muscles of Fisher 344 rats. *Exp Gerontol* 2005, 40 (1–2): 37–42
106. Seymour, K. J., S. Bluml et al.: Identification of cerebral acetone by 1H-MRS in patients with epilepsy controlled by ketogenic diet. *Magma* 1999, 8 (1): 33–42
107. Sharma, S., G. Kaur: Neuroprotective potential of dietary restriction against kainite-induced excitotoxicity in adult male Wistar rats. *Brain Res Bull* 2005, 67 (6): 482–491
108. Siegel, I., T. L. Liu, N. Nepomuceno, N. Gleicher: Effects of short-term dietary restriction on survival of mammary ascites tumor-bearing rats. *Cancer investigation* 1988, 6 (6): 677–680

109. Silva, M. C., J. Rocha et al.: Transitory gliosis in the CA3 hippocampal region in rats fed on a ketogenic diet. *Nutr Neurosci* 2005, 8 (4): 259–264
110. Smith, W. J., L. E. Underwood et al.: Effects of caloric or protein restriction on insulin-like growth factor-I (IGF-I) and IGF-binding proteins in children and adults. *J Clin Endocrinol Metab* 1995, 80 (2): 443–449
111. Stote, K. S., D. J. Baer, K. Spears, D. R. Paul, G. K. Harris, W. V. Rumpler, P. Strycula et al.: Controlled Trial of Reduced Meal Frequency without Caloric Restriction in Healthy, Normal-Weight, Middle-Aged Adults. *The American Journal of Clinical Nutrition* 2007, 85 (4): 981–988
112. Sullivan, P. G., N. A. Rippy et al.: The ketogenic diet increases mitochondrial uncoupling protein levels and activity. *Ann Neurol* 2004 b, 55 (4): 576–580
113. Thavendiranathan, P., A. Mendonca et al.: The MCT ketogenic diet: effects on animal seizure models. *Exp Neurol* 2000, 161 (2): 696–703
114. Tissenbaum, H. A., L. Guarente: Increased dosage of a sir-2 gene extends lifespan in Caenorhabditis elegans. *Nature* 2001, 410 (6825): 227–230
115. Vanitallie, T. B., C. Nonas et al.: Treatment of Parkinson disease with diet-induced hyperketonemia: a feasibility study. *Neurology* 2005, 64 (4): 728–730
116. Wan, R., S. Camandola, M. Mattson: Intermittent fasting and dietary supplementation with 2-deoxy-D-glucose improve functional and metabolic cardiovascular risk factors in rats. *FASEB Journal* 2003, S. 1133–1134
117. Wei, M. et al.: Fasting-mimicking diet and markers/risk factors for aging, diabetes, cancer, and cardiovascular disease. *Science Translational Medicine* 2017, 9 (377)
118. Wing, R. R., M. D. Marcus et al.: Psychological responses of obese type II diabetic subjects to very-low-calorie diet. *Diabetes Care* 1991, 14 (7): 596–599
119. Yamada, K. A., N. Rensing et al.: Ketogenic diet reduces hypoglycemia-induced neuronal death in young rats. *Neurosci Lett* 2005, 385 (3): 210–214
120. Young, J. C., V. R. Agashe et al.: Pathways of chaperone-mediated protein folding in the cytosol. *Nat Rev Mol Cell Biol* 2004, 5 (10): 781–791
121. Yu, Z. F., M. P. Mattson: Dietary restriction and 2-deoxyglucose administration reduce focal ischemic brain damage and improve behavioral outcome: evidence for a preconditioning mechanism. *J Neurosci Res* 1999, 57 (6): 830–839
122. Zangarelli, A., E. Chanseaume et al.: Synergistic effects of caloric restriction with maintained protein intake on skeletal muscle performance in 21-month-old rats: a mitochondria-mediated pathway. *Faseb J* 2006, 20 (14): 2439–2450
123. Zhao, Z., D. J. Lange et al.: A ketogenic diet as a potential novel therapeutic intervention in amyotrophic lateral sclerosis. *BMC Neurosci* 2006, 7: 29
124. Ziegler, D. R., L. C. Ribeiro et al.: Ketogenic diet increases glutathione peroxidase activity in rat hippocampus. *Neurochem Res* 2003, 28 (12): 1793–1797

Veröffentlichungen von Ruediger Dahlke

Mein Weg-Weiser

Einladung zum Gratis-Buch *Mein Weg-Weiser*, der erklärt, wie es zu so vielen Büchern kam, die Schatten davon und warum ich so gern schreibe. Er enthält Tipps von meinem Weg und ich freue mich, wenn ihr dieses Buch lest und mich besser versteht.
(www.dahlke4you.com/wegweiser)

BÜCHER

Neuerscheinungen 2024

Es kommt besser, Pionier Verlag · *Voller Energie – statt müde und erschöpft*[1]
Neuerscheinungen 2023 *Konflikte lösen und Krisen meistern*[2]

Basiswissen, Grundlagenwerke

Die Schicksalsgesetze. Spielregeln fürs Leben, 2009[1] · *Das Schattenprinzip: Die Aussöhnung mit unserer verborgenen Seite,* 2010[1] · *Die Lebensprinzipien: Wege zu Selbsterkenntnis, Vorbeugung und Heilung* (mit Margit Dahlke) 2011[1]

Krankheitsbilder-Deutung

Krankheit als Symbol, überarbeitete Neuausgabe 2023[3] · *Krankheit als Weg* (mit Thorwald Dethlefsen), 1983[1] · *Krankheit als Sprache der Seele,* 2008[1] · *Gesund und glücklich älter werden,* 2022[1] · *Das Alter als Geschenk,* 2018[1] · *Krebs – Wachstum auf Abwegen,* 2020[1] · *Wenn wir gegen uns selbst kämpfen,* 2015[1] · *Hör auf gegen die Wand zu laufen,* 2017[1] · *Krankheit als Sprache der Kinderseele* (mit V. Kaesemann), 2010[1] · *Frauen-Heil-Kunde* (mit Margit Dahlke u. Volker Zahn), 2003[1] · *Herz(ens)probleme,* 2011[1] · *Das Raucherbuch,* 2011[1] · *Verdauungsprobleme,* 2001[4]

Burnout, Depression, Angst

Angst frisst Seele, 2022[2] · *Die Schattenreise ins Licht: Depressionen überwinden,* 2014[1] · *Seeleninfarkt. Zwischen Burn-out und Bore-out,* 2013[2] · *Das Licht- und Schatten-Tagebuch,* 2013[1] · *Angstfrei leben,* 2013[1]

Ernährung

Peace Food – wie Verzicht auf Fleisch und Milch Körper und Seele heilt, 2010[5] · *Vegan für Einsteiger,* 2014[5] · *Peace Food – das vegane Kochbuch,* 2011[5] · *Peace Food – vegan einfach schnell,* 2015[5] · *Peace Food – Keto-Kur,* 2018[5] · *Das Ge-*

heimnis der Lebensenergie, 2015[1] · *Das Lebensenergie-Kochbuch*, 2016[1] · *Vegan schlank*, 2015 (www.heilkundeinstitut.at) · *Richtig essen* (nur als ebook[6]) · *Immunbooster vegan*, 2021[4]

Fasten

Das große Buch vom Fasten, 2019[1], · *Kurzzeit-Fasten, 2018*[7] · *Fasten-Wandern, 2017*[4] · *Jetzt einfach Fasten*, 2017[8] · *Bewusst Fasten*, 2016[9]

Gewicht und Figur

Abnehmen – das Buch der Erleichterung 2023 (E-Book bei dahlke4you.com) · *Mein Individualgewicht*, 2020[1] · *Körper-Geist-Seele-Detox*, 2015[1] · *Mein Idealgewicht*[1]

Filmdeutung

Die Spielfilm-Therapie – was Filme über Krankheit und Heilung verraten, 2022 · *Die Hollywood-Therapie – was Filme über uns verraten*, 2018 (Edition Einblick, www.heilkundeinstitut.at)

Verbundener Atem

Jetzt einfach atmen, 2019[8] · *Die wunderbare Heilkraft des Atems* (mit A. Neumann), 2009[10]

Liebe, Partnerschaft

Voller Energie – statt müde und erschöpft, 2024[1] · *Wie Sex und Liebe sich wieder finden*, 2017[1]· *Glücklich mit mir selbst*, 2021[11]

Meditation, Mandala und Aphorismen

Jetzt einfach meditieren, 2018[8] · *Weisheitsworte der Seele*, 2012[12] · *Worte der Heilung* (www.heilkundeinstitut.at) · *Die Kraft der vier Elemente* (mit Bruno Blum), 2011[12] · *Mandala-Malblock* (www.heilkundeinstitut.at) · *Reisen nach innen*, 2017[6] (nur als ebook)

Gesellschaftskritik

Corona als Weckruf, 2021[5] · *Mind Food, 2022*[2]

Roman

Habakuck und Hibbelig – das Märchen von der Welt, 2004[13]

Weitere

Mein Buch der Selbstheilung, 2022[5] · *Heilsame Tugenden*, 2022[5] · *Die Notfallapotheke für die Seele*, 2020[14] · *Die Liste vor der Kiste*, 2014[11] · *Schutz vor Infektionen*, 2020[11] · *Meine besten Gesundheits-Tipps 2.0*, 2020[11] · *Von der großen Verwandlung*, 2011[12] · *Störfelder und Kraftplätze*, 2013[12] · *Medizin und Menschlichkeit*, 2020[12] · *Der Körper als Spiegel der Seele*, 2009[5] · *Die Spuren der Seele* (mit R. Fasel), 2010[5] · *Das Tier als Spiegel der menschlichen Seele* (mit Irmgard Baumgartner), 2016[1] · *Endlich wieder richtig schlafen*, 2014[1] · *Ganzheitliche Wege zu ansteckender Gesundheit*, 2011 (www.heilkundeinstitut.at) · *Omega – im inneren Reichtum ankommen* (mit V. Lindau), 2017[1] · *Psychologie des Geldes*, 2011[1] · *Die 4 Seiten der Medaille* (mit C. Hornik), 2015 (nur mehr als ebook)

Geführte Meditationen

- Download/Stream: div. mp3 Anbieter-Plattformen
- Neue, themenbezogene Meditationen im Rahmen der Mitgliedschaft bei Dahlke4you (https://www.dahlke4you.com/)
- CDs erhältlich bei www.heilkundeinstitut.at

Grundlagen

Das Gesetz der Polarität · Das Gesetz der Anziehung · Das Bewusstseinsfeld · Die Lebensprinzipien – 12 CD-Set · Die 4 Elemente · Elemente-Rituale · Schattenarbeit

Krankheitsbilder

Allergien · Angstfrei leben · Ärger und Wut · Depression · Die Wege des Weiblichen · Hautprobleme · Herzensprobleme · Kopfschmerzen · Krebs · Leberprobleme · Mein Idealgewicht · Niedriger Blutdruck · Rauchen · Rückenprobleme · Schlafprobleme · Sucht und Suche · Tinnitus und Gehörschäden · Verdauungsprobleme · Vom Stress zur Lebensfreude

Allgemeine Themen

Der innere Arzt · Heilungsrituale · Ganz entspannt · Tiefenentspannung · Energie-Arbeit · Entgiften-Entschlacken-Loslassen · Lebenskrisen als Entwicklungschancen · Bewusst fasten · Den Tag beginnen · Partnerbeziehungen · Schwangerschaft und Geburt · Selbstliebe · Selbstheilung · Traumreisen · Mandalas · Naturmeditation · Die Lebensaufgabe finden · 7 Morgenmeditationen · Die Leichtigkeit des Schwebens · Die Heilkraft des Verzeihens · Eine Reise nach innen · Erquickendes Abschalten mittags und abends

1 Goldmann / Arkana Verlag
2 Scorpio Verlag
3 Bertelsmann Verlag
4 Knaur Verlag
5 Gräfe und Unzer Verlag
6 dotbooks
7 Südwest Verlag
8 ZS Verlag
9 Königsfurt-Urania Verlag
10 Heyne Verlag
11 Terzium Verlag
12 Crotona Verlag
13 Ullstein Verlag
14 Nymphenburger Verlag

Adressen

Informationen zu Dr. Ruediger Dahlke (Events uvm.)
Heilkundeinstitut Dahlke, A-8462 Gamlitz, Labitschberg 4,
Tel.: 0043 3453 33600, E-Mail: office@dahlke.at
www.dahlke.at

Seminar- und Gesundheits-Zentrum TamanGa
Seminarwochen mit Ruediger Dahlke, TamanGa-Natur-Kur, Regenerationsferien für (Seminar)gruppen und Einzelgäste
A-8462 Gamlitz, Labitschberg 4, (ca. 25 Minuten <> Airport Graz),
Tel.: 0043 3453 33600, E-Mail: office@dahlke.at
www.tamanga.at

Psychotherapien
Heilkunde-Zentrum Johanniskirchen, D-84381 Johanniskirchen, Schornbach 22,
Tel.: 0049 8564 819, E-Mail: info@dahlke-heilkundezentrum.de
www.dahlke-heilkundezentrum.de

Online-Shop
von Ruediger Dahlke empfohlene Gesundheits-Produkte, Bücher uvm.
Tel.: 0043 316 719 888, E-Mail: shop@heilkundeinstitut.at
www.heilkundeinstitut.at

Internet-Community
Online-Events, geführte Meditationen, Gesundheits-Challenges, Integrale Medizin-Ausbildung
www.dahlke4you.com

Online-Ausbildungen
Ganzheitlicher Gesundheitsberater (15 Monate), Atem-Ausbildung
www.younity.com

Register